居家
小儿推拿
图解手册

臧俊岐◎主　编
臧东方　孔令玉◎副主编
何基安　田冲　李梅◎编　者

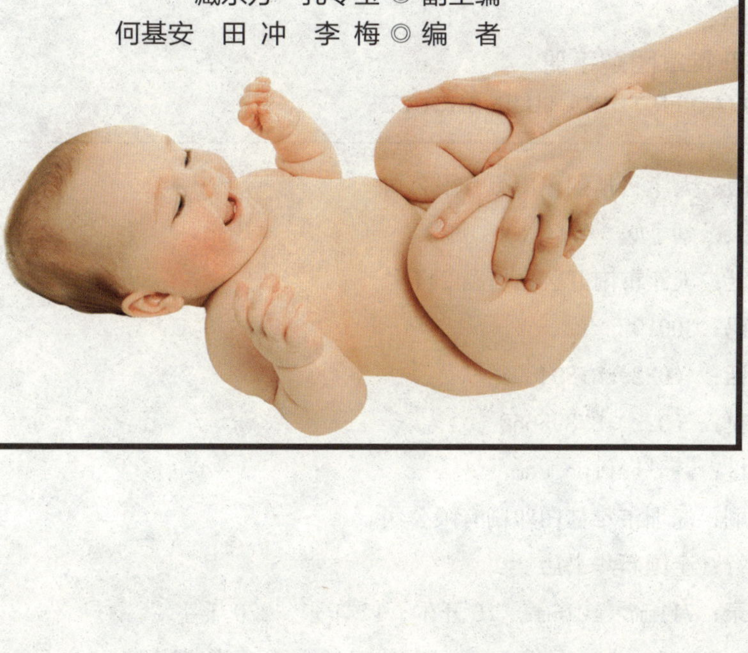

天津出版传媒集团
天津科技翻译出版有限公司

图书在版编目（CIP）数据

居家小儿推拿图解手册 / 臧俊岐主编．— 天津：天津科技翻译出版有限公司，2021.10
ISBN 978-7-5433-4105-0

Ⅰ．①居… Ⅱ．①臧… Ⅲ．①小儿疾病—推拿—图解 Ⅳ．①R244.1-64

中国版本图书馆 CIP 数据核字（2021）第 018291 号

居家小儿推拿图解手册
JUJIA XIAO'ER TUINA TUJIE SHOUCE

出　　版：天津科技翻译出版有限公司
出 版 人：刘子媛
地　　址：天津市南开区白堤路 244 号
邮政编码：300192
电　　话：（022）87894896
传　　真：（022）87895650
网　　址：www.tsttpc.com
印　　刷：深圳市雅佳图印刷有限公司
发　　行：全国新华书店
版本记录：711mm×1016mm　16 开本　12 印张　220 千字
2021 年 10 月第 1 版　2021 年 10 月第 1 次印刷
定价：49.80 元

前言

如今是一个全民学习的新时代，新的观念不断地刷新着人们的认知，在这样的时代背景下，家长们的育儿观也在逐渐发生变化。科学育儿的观念受到众多家长的认同，越来越多的家长开始接触并认识了小儿推拿这一古老而又与时俱进的自然疗法。

小儿推拿是以中医学的整体观念为基础，以脏腑经络等学说为指导，运用各种手法刺激穴位，使经络通畅、气血流通，以达到调整脏腑功能、治病保健目的的一种经络疗法。小儿推拿在2013年正式被列入“国家基本公共卫生服务项目”，是中医药项目第一次进入“公卫”的项目，也是进入“公卫”项目中仅有的两个中医药项目之一。2015年，国务院发布《中医药健康服务发展规划（2015—2020年）》，明确提出，所有妇幼及儿童医院必须开展中医健康服务，其中就包括小儿推拿。由此可见，小儿推拿符合现代医学的发展方向，其因安全、方便、依从性好等优势得到越来越多人的信任。

为了方便更多家长深入了解、学习和运用小儿推拿，我们推出了这本《居家小儿推拿图解手册》。本书详细介绍了小儿推拿的好处及注意事项、小儿推拿常用穴位及手法、小儿日常小问题及常见病的推拿方法，以经络学说为主导理论，用深入浅出的语言平实阐述。书中附有大量穴位图及推拿操作的二维码，并配以清晰标注小儿穴位及推拿手法的示意图，方便家长随看随学。家长可以直接扫描书中的二维码来观看完整视频进行同步学习。

由于篇幅有限，书中未能将所有推拿操作通过二维码一一展现。希望本书能成为家长的健康小助手，给孩子带去健康的福音。

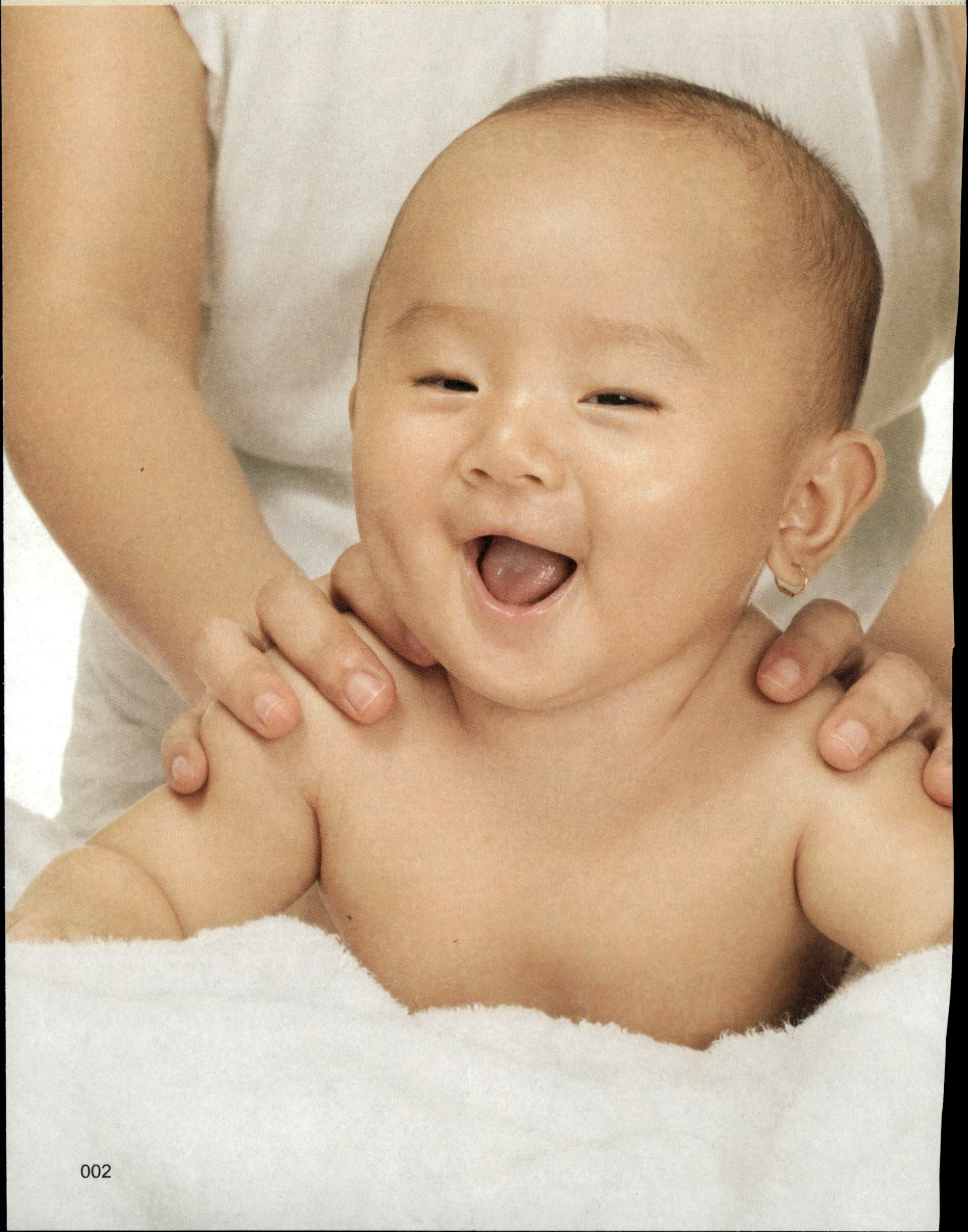

目录

第1章 用推拿守护孩子的健康

第 2 章 熟悉孩子身上的穴位，轻松学推拿

第 3 章 孩子日常小问题推拿

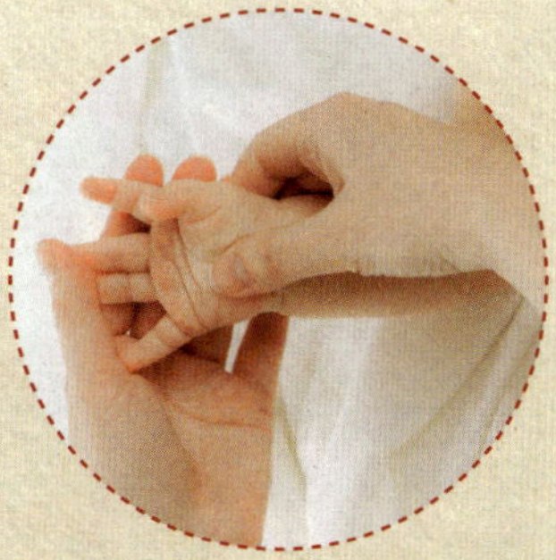

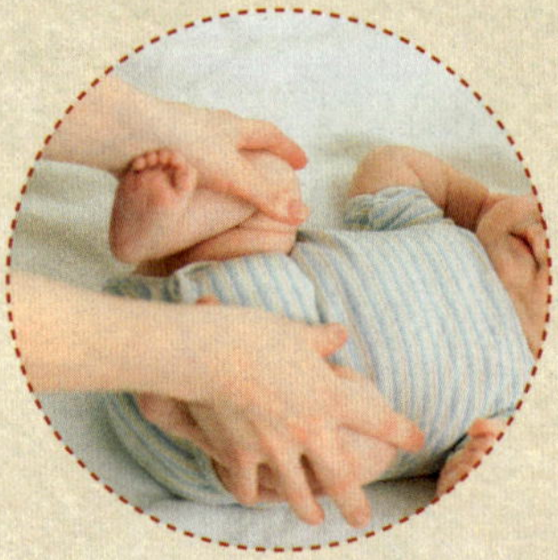

第 4 章 小儿常见病推拿

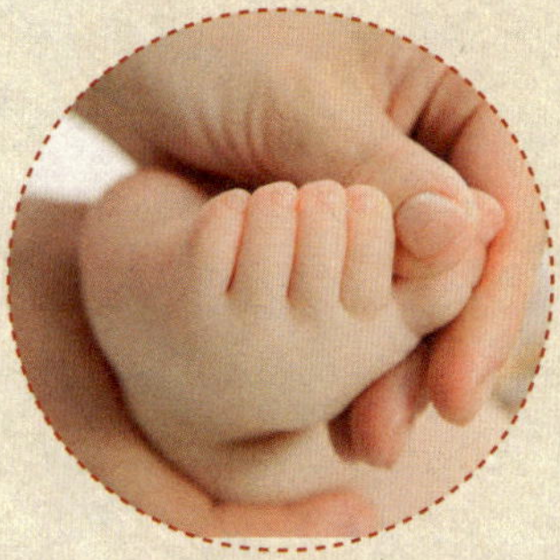

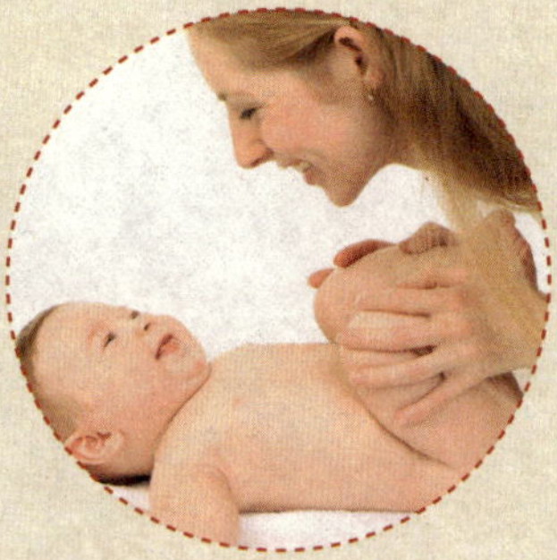

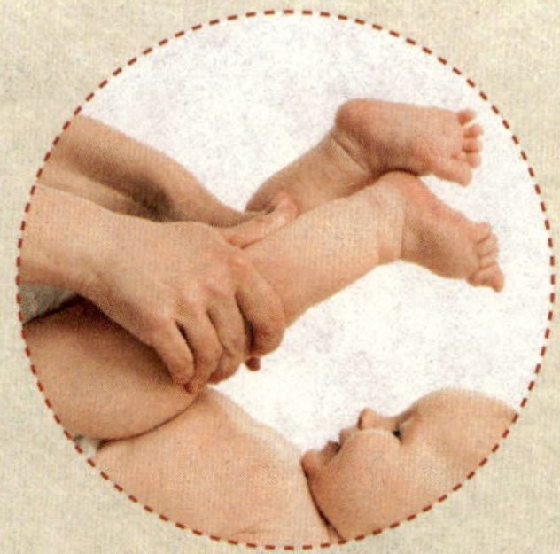

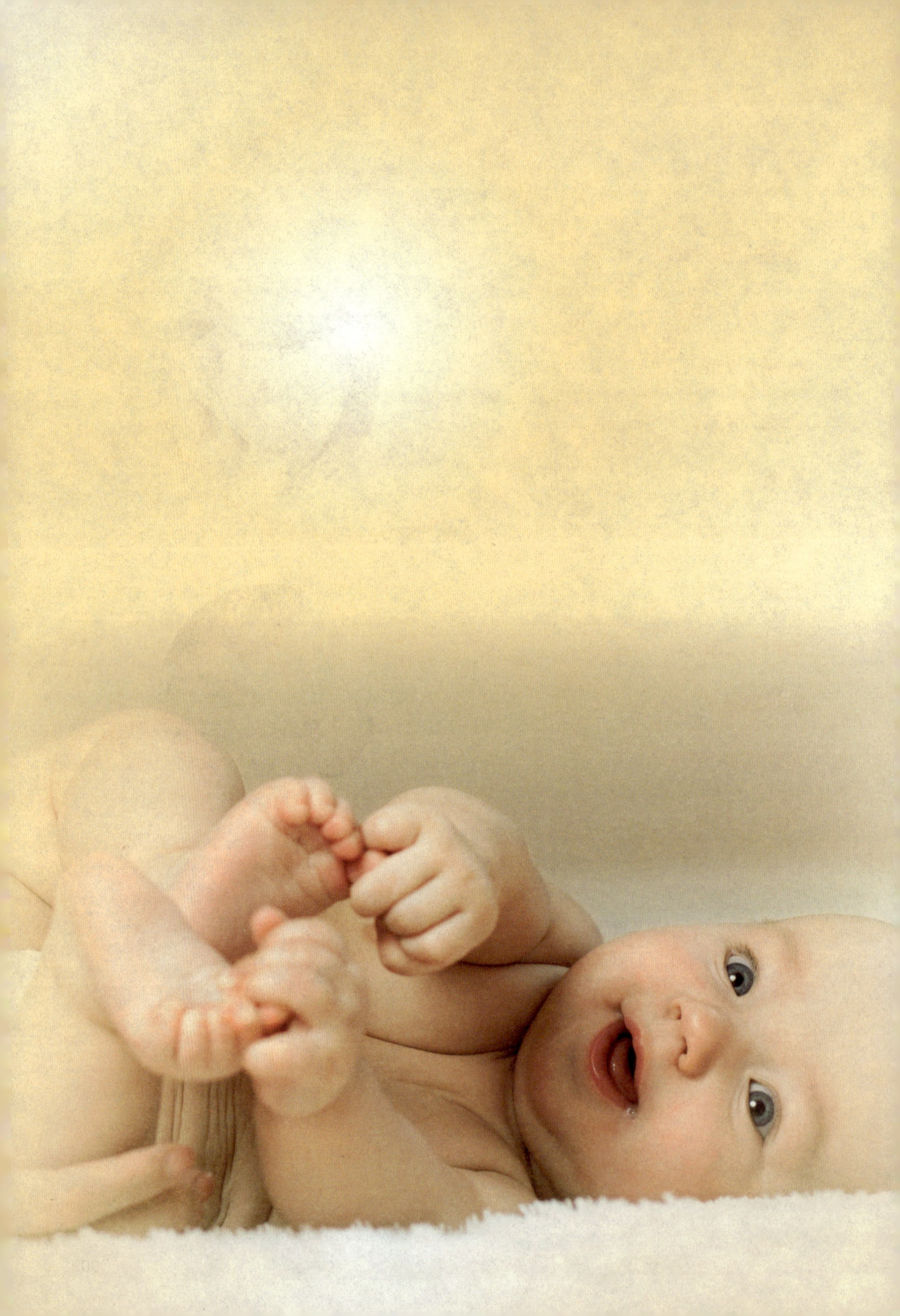

第 1 章

用推拿守护孩子的健康

在开始学习推拿前，家长需要了解一些推拿的基础知识，“深入了解是治愈的良好开端”，家长如果掌握一些推拿知识，并能运用到推拿过程中，将会大大提高推拿的效果。本章主要介绍小儿推拿的优点、注意事项、简单手法、适应证和禁忌证，教授家长如何用推拿来为孩子筑一道爱的保护墙。

小儿推拿对孩子的好处

小儿推拿是一种效果好、无痛苦、无副作用的安全疗法，家长只要通过简单的捏、按，就可以很好地解决孩子日常生活中的小病小痛。那么，小儿推拿对孩子都有哪些好处呢？

1. 了解孩子的健康状况

家长通过按压刺激小儿的穴位及反射区，让小儿轻则有酸、麻、胀的感觉，重则有发软、疼痛的感觉，这是通过推拿作用于相对应的经络、血管和神经所发生的综合反应，因此形成了“痛则不通，通则不痛”的治疗印象。此外，穴位及反射区表皮的冷热粗细、硬块肿痛、色泽等，都可成为家长了解小儿健康状况的参考。

2. 缓解孩子的身体不适

人体的穴位遍布全身，从头顶到足底都有治疗疾病的特效穴位。例如，按压中府穴对于长期郁闷不乐、心情烦躁、时时感到胸闷气短的孩子，有立竿见影的效果。特效穴不但可以针对单一疾病做治疗，还可调理全身生理功能，强身健体，十分适合平日的身体调整。

3. 促进孩子的身体排毒

推拿穴位及反射区可促进身体气血的运行，有利于排毒，还可改善皮肤吸收营养的能力和肌肉张力，使身体不紧绷，筋骨不易受伤，有助于身体放松。人的手与手指都具备可舒缓疲倦和疼痛的能力，特别是手指，它是人类感觉器官中最发达的部位，家长用手指给

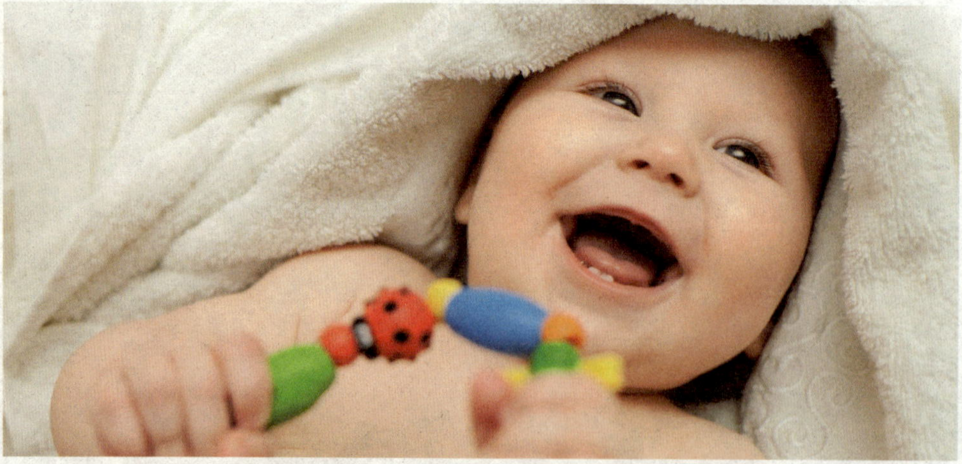

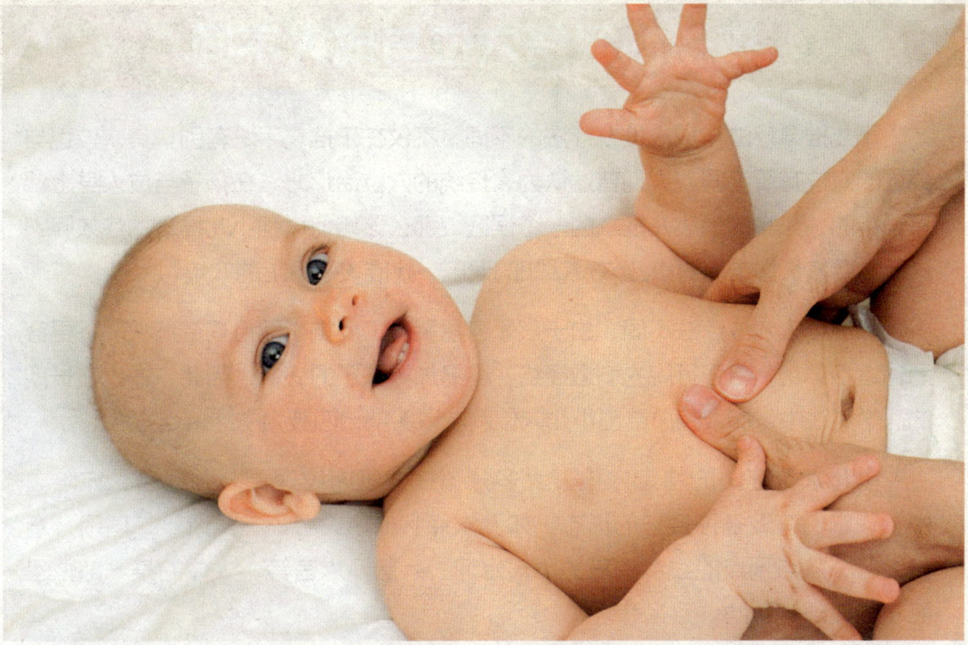

孩子推拿是最合适的。

4. 增强孩子的免疫力

长期坚持推拿能辅助增强孩子的食欲，并加强其消化吸收功能。孩子吃得好，营养吸收充分，机体的免疫功能自然能得到保证，减少生病的概率。

5. 提高孩子的睡眠质量

经常被家长推、按的孩子，普遍能够顺利入睡，夜间哭闹的现象很少，睡眠质量较高。生长激素的分泌和调节一般是在晚上进行得较旺盛，孩子安睡，有助于体内激素的分泌及调节，从而有利于孩子的生长发育。

6. 培养孩子的爱心

经常被家长触摸的孩子，不会感到孤单、寂寞。家长给孩子进行推拿，不仅增加了和孩子接触与交流的机会，而且有助于增强孩子的安全感和自信心，使他们心情舒畅、情绪稳定，避免了出现紧张、恐惧的心理。

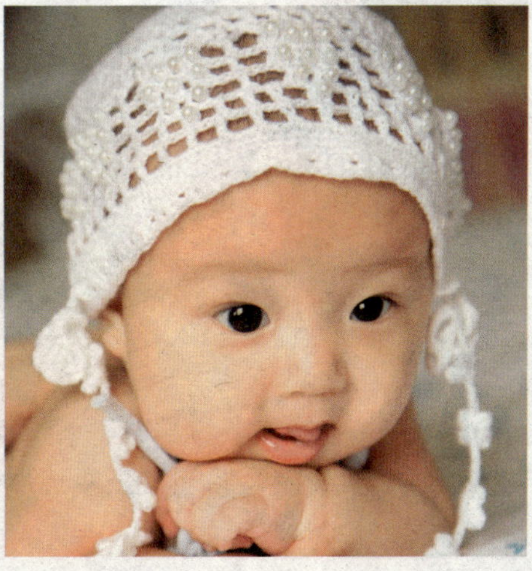

孩子的经络穴位与成人不同

小儿推拿疗法与成人推拿疗法的不同，不仅在于推拿手法有别，其穴位也与成人的穴位有所不同。人们普遍认为，传统的穴位治疗方法在孩子与成人身上都是通用的，其实这是小儿推拿的一个误区。那么该如何增强小儿推拿的疗效呢？这就需要家长们走出对小儿穴位认知的误区，找准孩子身上的穴位。

和成年人穴位疗法不同，由于孩子容易哭闹、反抗，而且在带病状况下更容易情绪不稳定，若强行脱衣刺激经络，容易加重孩子的病情。因此，古人在长期的医学实践中，探索和总结出小儿穴位刺激以头部和四肢为主的特定方法。

小儿穴位疗法的特定穴位，大多分布在“肌肉纹理、节解缝会、宛陷之中”，它们有着各种各样的形态，如孔穴点状的小天心、一窝风、二扇门、精宁穴等，从点到点的线状的三关、天水河、六腑、坎宫等，人体的某一部位呈面状的腹部、胁肋、五经等。

小儿穴位疗法的命名特点有三类：一是根据经络脏腑的名称命名，如心经、脾经、大肠经、肾经等；二是根据解剖部位命名，如四横纹、掌小横纹、天柱骨等；三是根据人体部位命名，如五指节、脐、腹、脊等。了解这些穴位命名的依据，有助于家长掌握这些特定穴位。

施行小儿推拿疗法，每次刺激穴位需要操作的时间和次数，一般要根据小儿的具体情况，如年龄、体质、病情等，因人而异，因病而异，酌情增减。

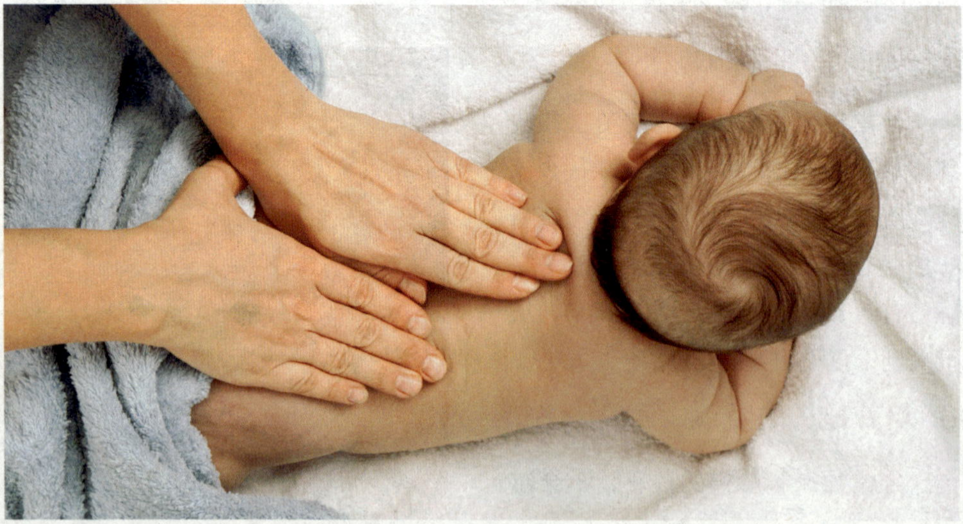

掌握四大方法，取穴快又准

在进行小儿推拿时，如果能找准穴位，推拿时将会获得良好的效果。对于没有相关基础知识的家长来说，怎样才能快速而又准确地找到孩子身上的穴位呢？下面我们介绍四种简单的取穴方法，家长在进行推拿操作时，可根据实际情况灵活选用取穴法。

1．体表标志取穴法

体表标志取穴法是以人体解剖学的各种体表标志为依据，来确定腧穴位置的方法。对于家长来说，这是最为简便而又直接的取穴方法，只要找到相应的体表标志，就能找到相应的穴位。人体体表标志，可分为固定标志和活动标志。

固定标志：由骨节、肌肉所形成的凸起、凹陷及五官轮廓、指甲、乳头、肚脐等部位，是不受人体活动影响、固定不移的标志。如：以肚脐为标志，脐中即为神阙穴，脐中上 1 寸是水分穴，脐中下 1 寸是阴交穴，脐旁 2 寸是天枢穴等。

活动标志：关节、肌肉、肌腱及皮肤随着活动而出现的空隙、凹陷、皱纹等，是在活动姿势下才会出现的。如：下颌角前上方约一横指当咬肌隆起，按之凹陷处是颊车穴；让五指在同一平面，拇指与其余四指成 90 度，拇指根部两个肌腱间的凹陷就是阳溪穴等。

2．手指同身寸取穴法

我们常看到描述穴位的位置时会提到“寸”，这里的“寸”与我们生活中作为计量单位的“寸”有所不同。描述穴位的“寸”通常指的是“同身寸”，也就是利用自身手指作为测量穴位的尺度。“手指同身寸取穴法”是幼儿按摩中最简便、常用的取穴方法。人有高矮胖瘦，不同的人的手指尺寸长短不一。因此，找小儿身上的穴位时，要以小儿自身的手指作为参照物，切勿用大人的手指去测量。

1寸：大拇指指幅横宽。

1.5寸：示指和中指二指指幅横宽。

2寸：示指、中指和无名指三指指幅横宽。

3寸：示指、中指、无名指和小指四指指幅横宽。

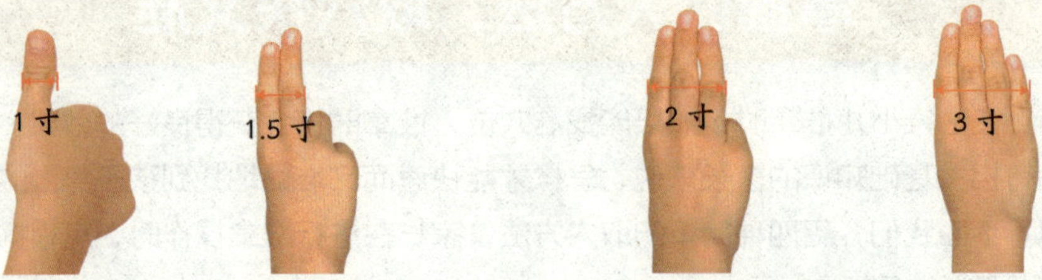

3. 骨度分寸取穴法

利用身体及线条的部位作为简单的参考度量，中医称为“骨度分寸”，如眉间（印堂穴）到前发际正中为3寸，两乳头之间（膻中穴）为8寸，胸骨体下缘至脐中为8寸，脐孔至耻骨联合上缘为5寸，肩胛骨内缘至背正中线为3寸，腋前（后）横纹至肘横纹为9寸，肘横纹至腕横纹为12寸，股骨大粗隆（大转子）至膝中为19寸，膝中至外踝尖为16寸，胫骨内侧髁下缘至内踝尖为13寸。

4. 感知找穴法

身体感到异常的时候，用手指压一压、捏一捏、摸一摸，如果触摸时有痛感、硬结、痒等感觉，或和周围的皮肤有温度差异如发凉、发烫，或皮肤出现黑痣、斑点，那么那个地方就是我们所要寻找的穴位。感觉疼痛的部位，或者按压时有酸、麻、胀、痛等感觉的部位，可以作为“阿是穴”治疗。阿是穴一般在病变部位附近，也可在距离病变部位较远的地方。感知找穴法比其他3种找穴法要简便随意，但是效果一点都不逊色。

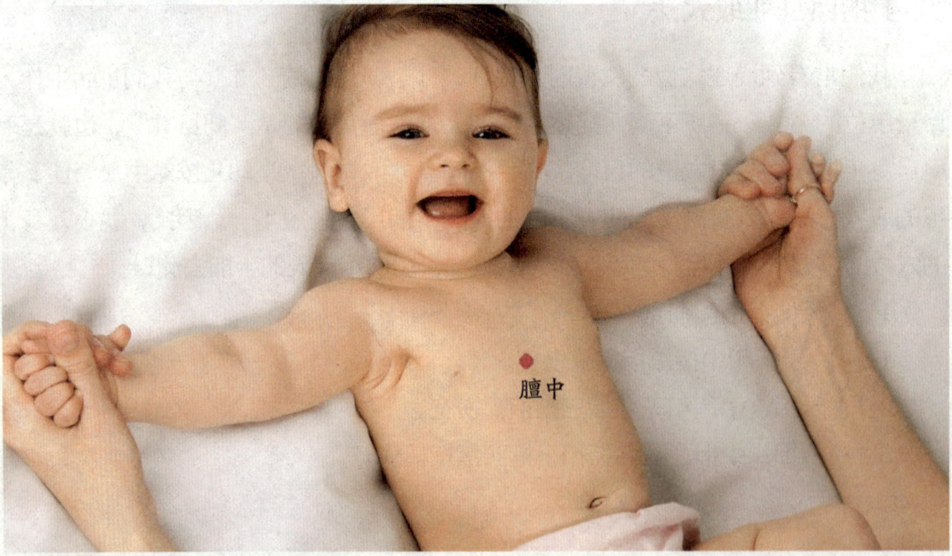

推拿前，家长要这样准备

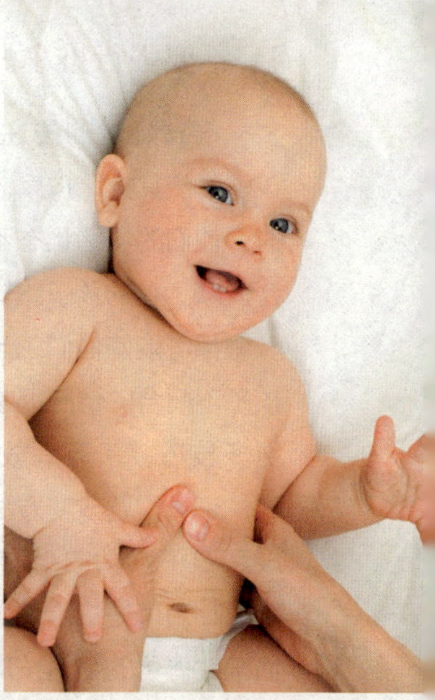

1. 安静的氛围

推拿时需要有一个安静的、让孩子感到安心的氛围。应选择避风、避强光、噪音小的地方，室内应保持安静、整洁，且空气清新。家长不宜在嘈杂的环境中给孩子做推拿。本来就不舒服，再加上嘈杂的环境，孩子根本不能安下心来配合家长做推拿。

2. 室温不宜过低

推拿时室温最好控制在28℃左右，否则孩子容易受凉。同时尽量不要给孩子脱光衣服，要注意局部保暖。冬季为孩子做推拿前，家长应该先搓暖自己的双手。

3. 孩子不要过饥或过饱

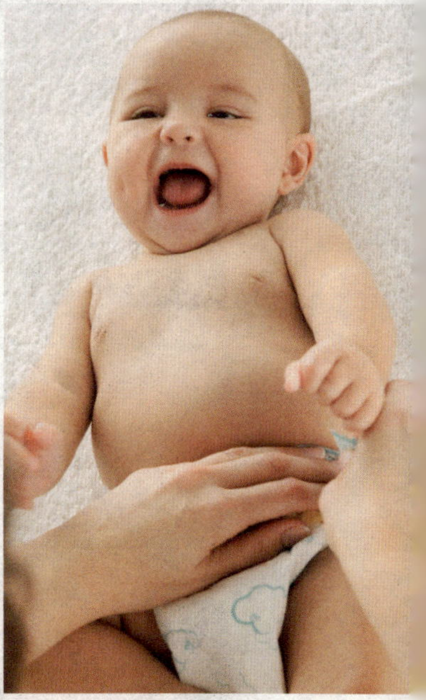

需要视情况而定。比如，在医院里孩子刚刚吃饱饭可能会因为不配合、哭闹而导致呕吐，这是医生不乐意见到的情况。但如果在家里，孩子入睡前喝了一瓶奶，家长们轻轻地给孩子按摩是没问题的。

如果在饥饿的情况下给孩子按摩，尤其是小月龄的孩子，他们不会说话，可能会因为肚子饿而哭闹、不配合。所以这个时候首先要做的不是给孩子按摩，而是填饱他的肚子。

4. 家长要清洁手部

推拿前家长要摘下戒指、手镯、手表等首饰，洗净双手，剪短指甲，刚剪过的指甲，一定要用指甲锉锉平，以免操作时误伤孩子。

另外，孩子清晨起床时是可以按摩的。尤其当有些孩子赖床不起时，按摩往往就是最好的唤醒方式。

推拿时，家长要注意这些

1. 不要强行推拿

推拿是爱的传递，尽量不要强迫孩子，使其排斥按摩。尤其是孩子生病时，他们的情绪状态不好，可能会不配合按摩。有的孩子比较敏感，家长轻轻一碰都可能使他们感到不舒服。因此，孩子不配合的情况很常见，家长们需要更多技巧，千万别放弃。孩子不配合时，家长需要改变方法，可以把按摩当成和孩子互动的小游戏，也可以等孩子熟睡后再进行。如果遇到比较着急的情况，偶尔的强迫按摩也是可以的，只是按摩时一定要跟孩子说明这样做的原因，相信孩子会体会到家长的爱。推拿过程中可依照孩子的喜好，如孩子只喜欢你在肩膀部推拿，那就只按摩肩膀即可，不用勉强孩子推拿其他部位，否则会让孩子更排斥。

2. 推拿的合适体位

在施行手法时要注意孩子的体位及姿势，原则上以使孩子舒适为宜，能消除其恐惧感，同时还要便于操作。一般3岁以下可由别人抱着操作，3岁以上的孩子可单独采取坐位、仰卧位、俯卧位、侧卧位等操作。

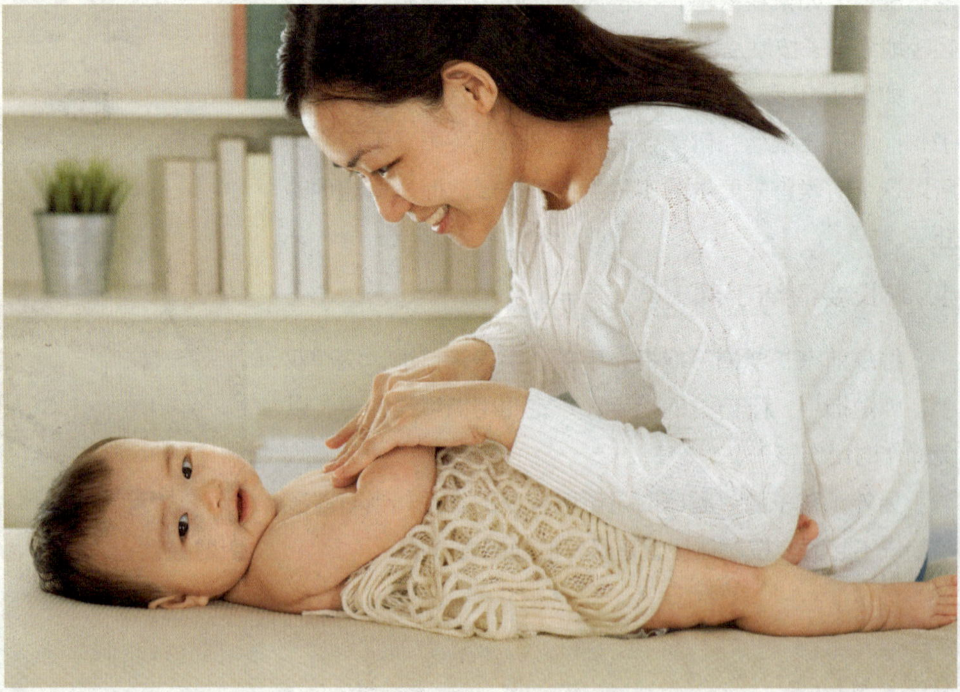

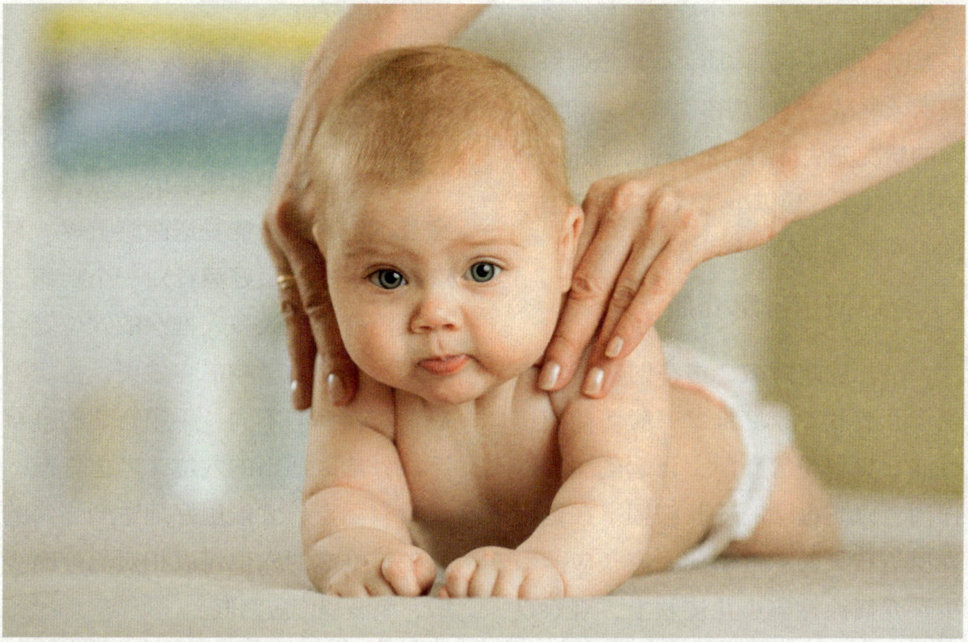

3. 推拿手法的操作顺序

一般先推拿头面部，其次是上肢，再次是胸腹腰背，最后是下肢；也可先重点，后一般；或先主穴，后配穴。“拿”“掐”“捏”“捣”等强刺激手法，除急救以外，一般放在最后操作，以免小儿哭闹不安，影响操作的进行。

4. 把握推拿的力度

不同部位推拿的力度应该是不同的，在对孩子身体进行推拿的时候，一定要注意先轻后重，这样才能够让孩子有一个适应的过程。孩子的承受能力是不同的，用这种方法来测试孩子身体的忍耐力能很好地确定推拿力度。如腰部、臀部、腿部力度可稍大；胸前、腹部力度要适中；脑部的穴位要略微轻柔，但也不能太轻。另外，推拿穴位时宜慢不宜快，要注意保持柔和均匀的速度，太快就会显得生硬粗暴，引起孩子的排斥，甚至还会产生不良反应。

小儿推拿手法的基本要求是：均匀、柔和、轻快、持久。力道不应忽轻忽重，宜平稳、缓慢进行。推拿动作不一定要墨守成规照步骤来，应灵活应用，只要让孩子感到舒适就行。

5. 控制推拿的时间

一般情况下，小儿推拿一次总的时间为10～20分钟。但是由于病情和孩子年龄的不同，在推拿次数和时间上也有一定的差别。年龄大、病情重，推拿次数要多，时间相对要长。反之，次数少，时间短。一般每日1次，重症每日2次。需长时间治疗的慢性病7~10天为一个疗程。一个疗程结束后，可休息数日，然后进行下一个疗程。做保健性按摩时，针对不同体质，可以进行每日一次或隔日一次的规律性推拿。如果小儿的状况无法持续到20分钟，即使5分钟也没关系，应以小儿状态来决定推拿的时间长短，不能盲目强求。

6. 合理使用推拿介质

小儿皮肤娇嫩，推拿时应避免划伤小儿皮肤。家庭推拿一般可使用按摩油、爽身粉等介质，可起到润滑的作用，以防推拿时皮肤破损。在运用介质进行大面积推拿前，家长应蘸取少许介质涂抹到小儿皮肤上，观察是否有过敏反应。

7. 明确诊断，精准选穴

小儿推拿前，必须有明确的诊断，这是推拿中最重要的一点。如果家长不能肯定，请先送医院就诊。每次给孩子推拿最好只针对一个疾病，如果治疗目的太多，推拿的穴位就会太杂，势必会影响最终效果。推拿时应根据疾病的不同，采用合适的推拿手法，选取适当的穴位，考虑全面。只有有重点，才能更好地达到治病的目的。推拿时穴位可以相对治疗时少取，刺激程度应略低。

推拿后，家长还要这样做

1. 适量补水

推拿结束后可让孩子喝300～500毫升的温开水，以促进新陈代谢，有排毒的功效。

2. 保暖

推拿后要注意避风，忌食生冷。家长不可立刻用冷水给孩子洗手洗脚，若要将孩子身上的介质清洁干净，应当使用温水洗净，并且双脚要注意保暖。

3. 避免剧烈运动

推拿后要适当休息，最好静养，不可进行剧烈运动，以利于经络平稳运行，达到较好的推拿效果。

给孩子推拿的时间选择很重要

一般来说，小儿推拿疗法主要适宜于6岁以下的孩子，6～12岁的孩子除选用小儿推拿特定穴位外，宜配合选用成人推拿的某些手法，结合体表穴位进行治疗，可取得较好的疗效。随着年龄的增长，推拿次数和操作时间可相应增加。

早晚都可进行推拿，哺乳期的孩子可在哺乳时进行推拿，较大的孩子一般在饭后1小时推拿。白天孩子往往会贪玩儿或者需要上学，且多数家长也需要工作，那么什么时候给孩子做推拿最好呢？睡前可谓是孩子调理身体的最好时间！

入睡前，孩子洗完澡和家长在床上玩，这时候，妈妈可以轻轻地拉住孩子的手，在手上捏捏、揉揉，在肚子上推推、摩摩。爸爸在旁边唱唱儿歌，或者讲讲故事，孩子会感觉很快乐、很舒服。家长以这种新颖的“游戏”带动、吸引孩子，孩子很快会被感染，主动融入“游戏”中，享受家长的宠爱。而家长在手法操作中，既能享受亲子之乐，又能增强孩子的体质，缓解孩子身体的不适。

还有一些孩子天性好动，不喜欢被约束，不喜欢别人在自己身上捏捏、揉揉。这时候，家长们不要气馁，可以在孩子睡着了以后再推拿，效果和醒时是一样的，不会出现效果明显打折的情况。

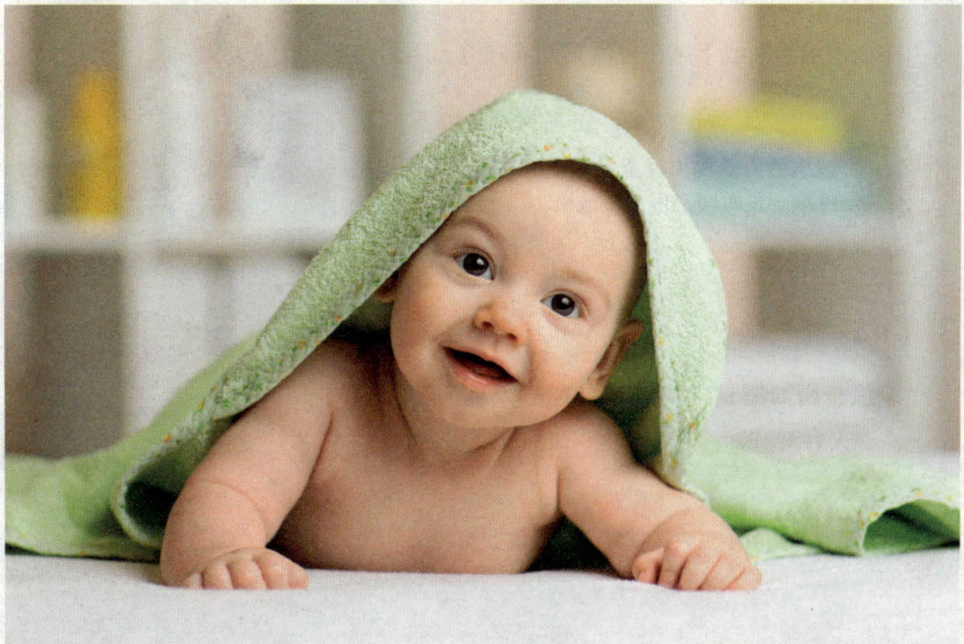

小儿推拿手法简单学

小儿推拿的基础手法较多，可分为单式推拿手法和复式推拿手法。不同的穴位搭配不同的手法进行操作，效果各不相同。为了方便家长们学习手法，下面主要介绍较为简单的单式推拿手法。

1. 推法

直推法：用拇指、示指或中指任一只手指的指腹在皮肤上做直线推动。

旋推法：用拇指指腹在皮肤上做顺、逆时针推动。

分推法：用双手拇指指腹按在穴位上，向穴位两侧推动。

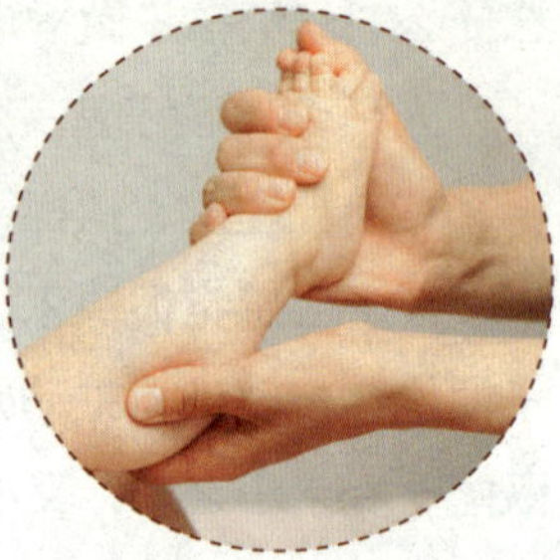

手法要领 力度由轻至重，速度由慢至快。对于初次接受治疗者需观察反应，随时询问其感觉以便调节力度和速度。

2. 按法

按法是用手指或手掌在身体某处或穴位上用力向下按压。

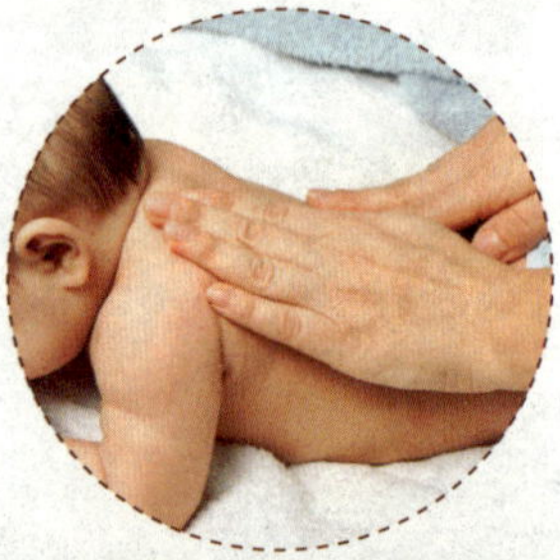

手法要领 按压的力量要由轻至重，使患部有一定压迫感后持续一段时间，再慢慢放松。

3. 掐法

掐法是用拇指、中指或示指在身体某个部位或穴位上，深入并持续地掐压。

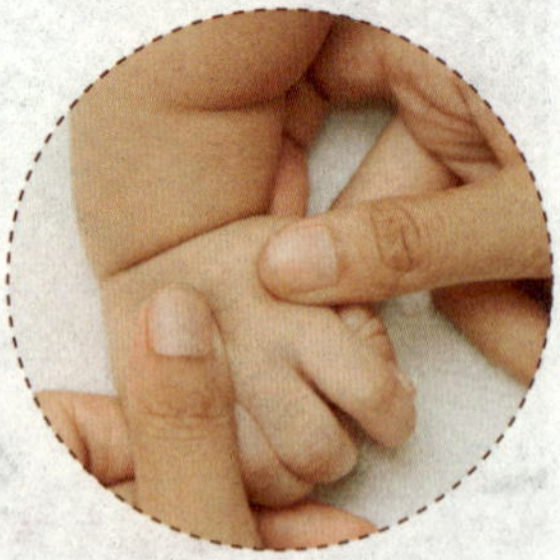

手法要领 力度需由小到大，使其作用由浅到深。

4. 揉法

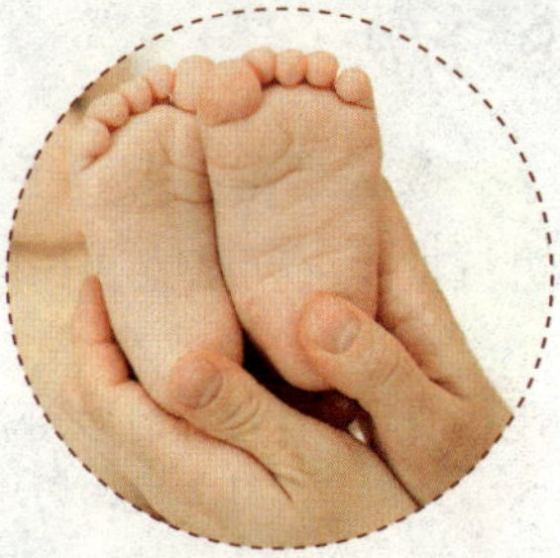

揉法是用指端、大鱼际、掌根或手肘，在穴位或某一部位上做顺、逆时针方向旋转揉动。

手法要领

手指和手掌要紧贴皮肤，与皮肤之间不发生摩动，但皮下的组织被揉动。幅度可逐渐增大。

5. 拿法

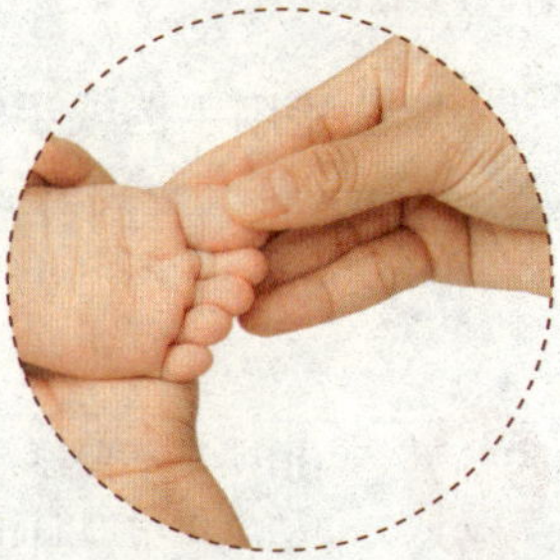

拿法是用拇指与示指、中指或其他手指相对做对应钳形用力，捏住某一部位或穴位，做一收一放或持续的揉捏动作。

手法要领

手腕放松，保持灵活。先由轻到重，再由重到轻。力量集中于指腹和整个掌面。

6. 运法

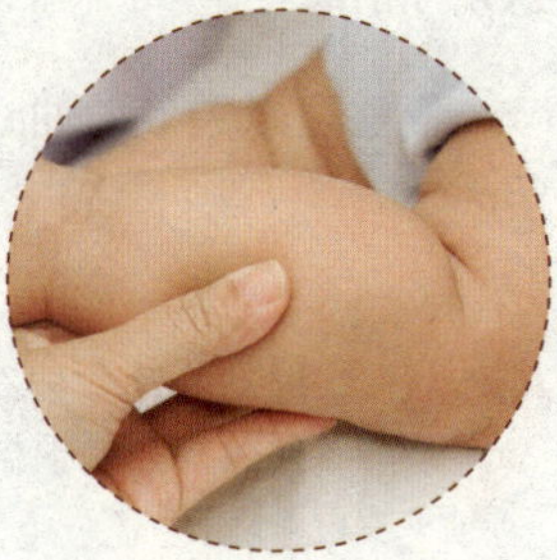

运法是以拇指或示指的螺纹面着力，附着在施术部位或穴位上，做由此穴向彼穴的弧形运动，或在穴位的周围做周而复始的环形运动。

手法要领

宜轻宜缓。手指要在体表旋转摩擦推动，不带动深层肌肉组织。

7. 搓法

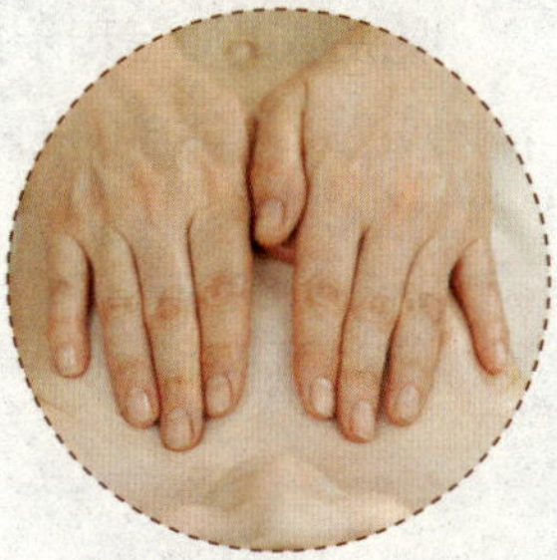

搓法为用双手在肢体上相对用力进行搓动的一种手法。

手法要领

频率为 30 ~ 50 次 / 分钟。搓动速度开始时由慢而快，结束时由快而慢。

8. 擦法

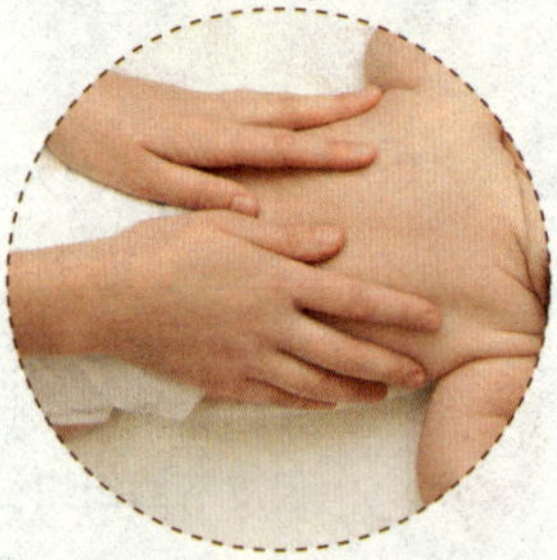

擦法是用手指、手掌或大鱼际、小鱼际在皮肤上进行直线来回摩擦的一种手法。

手法要领 在操作时多用介质润滑，防止皮肤受损。以皮肤发红为度，切忌用力过度。

9. 摩法

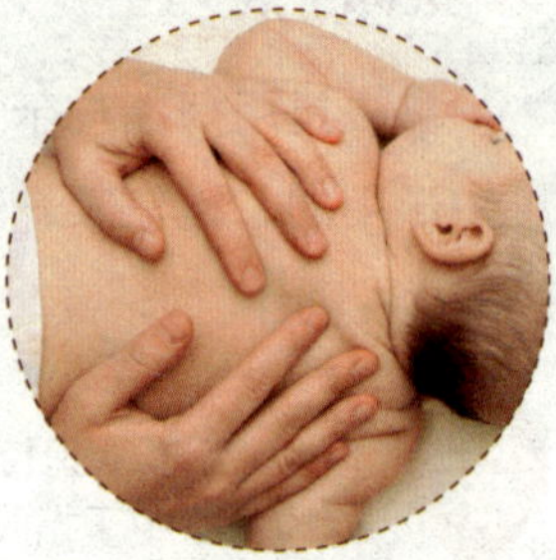

摩法是用手指或手掌在身体某一部位或穴位上，做皮肤表面顺、逆时针方向的回旋摩动。

手法要领 指或掌不要紧贴皮肤，在皮肤表面做回旋式的摩动。作用力温和而浅，仅达皮肤与皮下。

10. 摇法

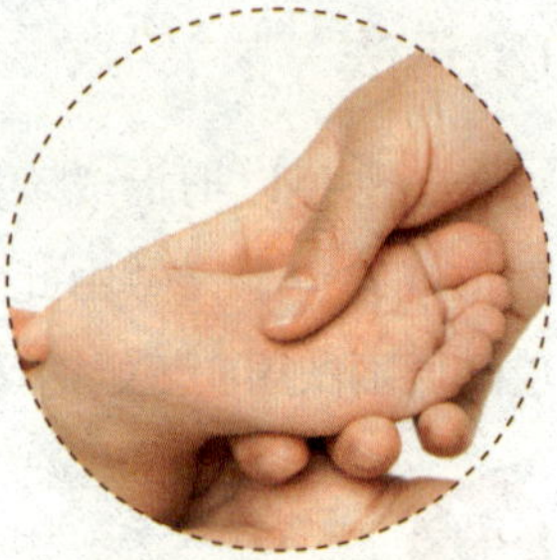

摇法是以关节为轴心，做肢体顺势轻巧的缓慢回旋运动。

手法要领 摇动的动作要缓和稳妥，速度要慢，幅度应由小到大，并要根据病情适可而止。

11. 捏法

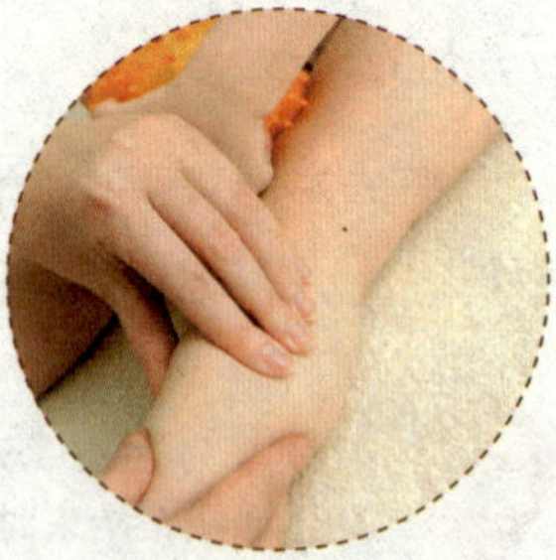

捏法是用拇指和示指、中指相对，挟提皮肤，双手交替捻动，向前推进。

手法要领 力度可轻可重，速度可快可慢。可单手操作，也可双手操作。

推拿时，对症加介质效果更佳

在推拿时，家长的手与孩子的皮肤会有很多的接触，从而产生一定的摩擦力，而孩子的皮肤较为娇嫩，若是家长手上的力度控制不好，容易造成孩子皮肤的损伤。因此，正确选用合适的推拿介质，可以减少因摩擦力过大而造成的损伤。此外，不同介质其功效也不同，选用恰当的介质有助于增强推拿效果。

1. 汁剂

挤压植物取汁，亦可加少量清水做成水剂。

常用汁剂如下。

薄荷汁：作用为散风清热、解郁透表。蘸其汁进行推拿，可增强治疗小儿外感风热、头痛、鼻塞、发热、汗出恶风、咽喉肿痛、咽痒、口腔溃疡、风火牙痛等病症的效果。

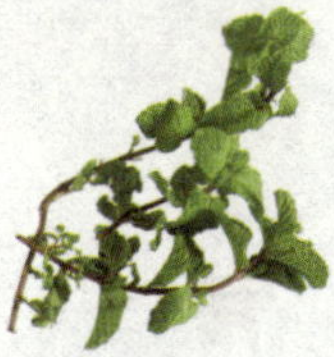

荸荠汁：作用为清热明目、消积化痰。蘸其汁进行推拿，可增强治疗小儿脾虚发热、疳积等病症的效果。

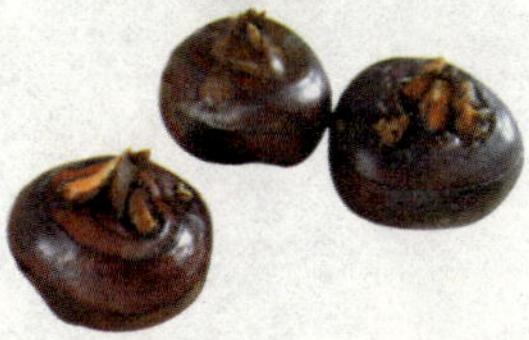

大葱汁：作用为发汗解表、通阳利水。蘸其汁进行推拿，可增强治疗风寒头痛、鼻塞、流清涕等病症的效果。

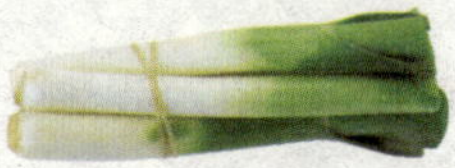

生姜汁：作用为解表散寒、温中止呕。蘸其汁进行推拿，可增强治疗风寒感冒、头痛无汗、背冷项强、咳喘、胃寒呕吐、腹部冷痛等病症的效果。

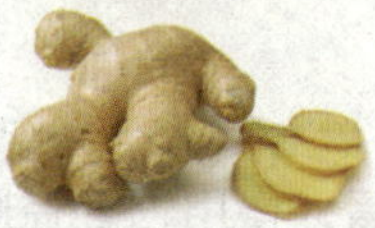

大蒜汁：作用为温中健脾、杀虫止痒。蘸其汁进行推拿，可增强治疗小儿感冒、咳嗽、疹子、瘙痒、红肿等病症的效果。

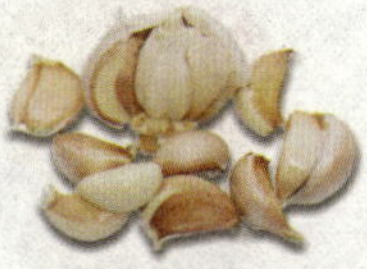

藿香汁：作用为解暑化浊、理气和中。蘸其汁进行推拿，可缓解小儿中暑头痛、恶心、呕吐等症状。

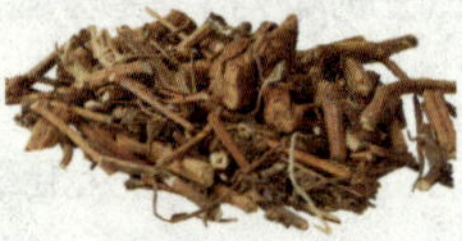

荷叶汁：作用为升发清阳、清热解暑、散瘀止血。蘸其汁进行推拿，可增强治疗小儿夏季中暑、头痛、头胀、不思饮食等病症的效果。

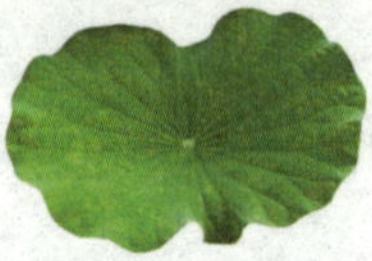

莲藕汁：作用为清热生津、凉血散瘀。蘸其汁进行推拿，可增强治疗小儿疳积、皮肤瘙痒等病症的效果。

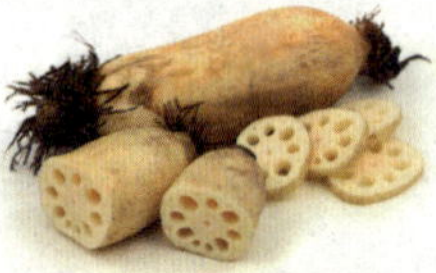

鸡蛋清：作用为补益脾胃、润泽肌肤、消肿止痛。蘸蛋清进行推拿，可增强治疗小儿发热、咳嗽、疳积、皮肤干燥等病症的效果。

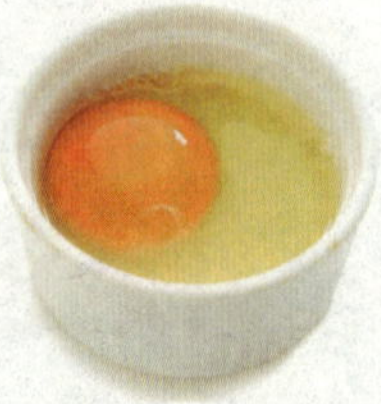

2. 油剂

油剂是用生活中常见的油类作为介质，最常用的有芝麻油、清凉油等。

常用油剂如下。

芝麻油：作用为补虚健脾、润燥。蘸此油进行摩腹、揉脐、推脊，可增强治疗小儿疳积、腹胀等病症的效果。

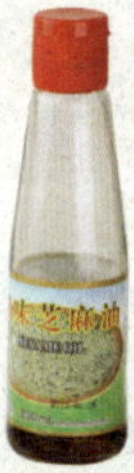

清凉油：作用为散风消肿、止痛止痒、醒神。蘸此油进行推拿，可增强治疗小儿夏季中暑、头晕等病症的效果。

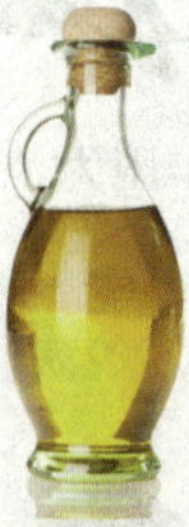

3. 水剂

水剂是用温水浸泡某些药物的水溶液（浸泡时应不断搅拌）。一般来说，花、草、叶类的药物需浸泡20～30分钟，如麻黄、菊花、淡竹叶等；木质类的药物浸泡时间较长，约1小时或更长时间。

常用水剂如下。

麻黄浸液：作用为发汗解表、平喘利尿。蘸其液进行推拿，可增强治疗小儿风寒感冒表实证之发热无汗、头身疼痛等病症的效果。

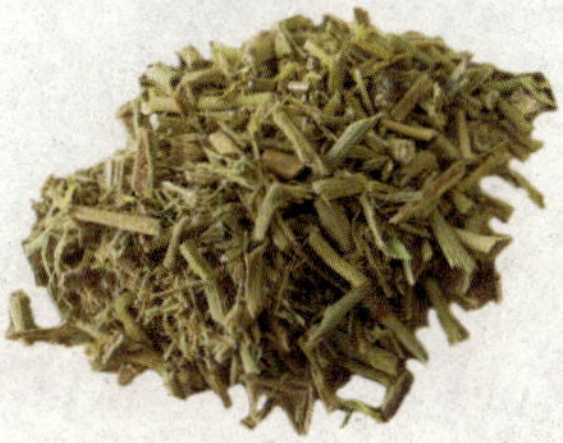

桂枝浸液：作用为解肌发汗、温经通阳。蘸其液进行推拿，可增强治疗小儿风寒感冒、头痛、小便不利等病症的效果。

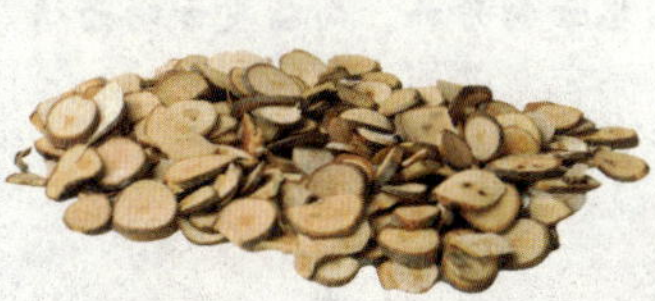

菊花浸液：作用为散风清热、明目。蘸其液进行推拿，可增强治疗小儿感冒、头痛发热、目赤肿痛等病症的效果。

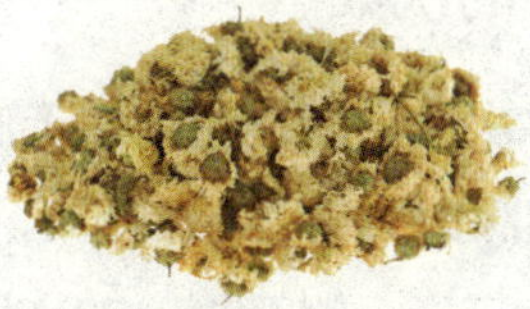

淡竹叶浸液：作用为清心除烦、利尿解渴。蘸其液进行推拿，可增强治疗小儿发热、烦躁等病症的效果。

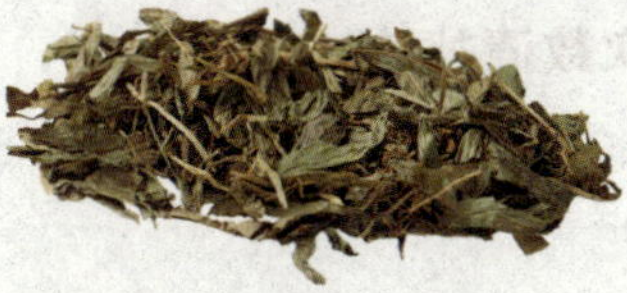

4. 乳汁

取健康妇女的乳汁，亦可用鲜牛奶代替。乳汁有补虚益气、清热润燥、滋阴血、益心气、和肠胃的作用。蘸乳汁进行推拿，可增强治疗小儿目赤流泪、疳积、腹痛、腹胀、腹泻等病症的效果。

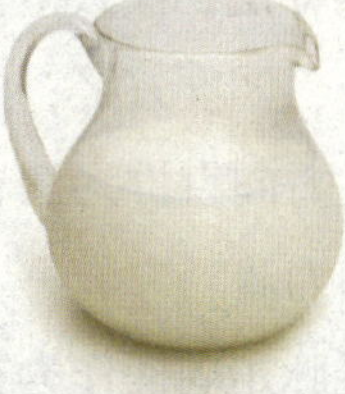

巧用推拿次数与清补手法增强疗效

1. 推拿的次数

推拿次数是指运用推拿手法在穴位上操作的次数。适当的次数能使疾病较快治愈，若次数少就起不到作用，次数多则无益甚至有害。《推拿三字经》曰：“大三万，小三千，婴三百，加减良。”一般而言，手法次数的多少，应根据患儿年龄大小、病症虚实、病情轻重酌情增减，灵活掌握。小儿推拿的频率应以每分钟150~200次为宜。

2. 推拿的补泻手法

快慢清补法：一般认为，操作频率徐缓者为补，操作频率疾快者为清。

次数清补法：一般而言，年龄小、体弱、证虚者，手法次数宜少，为补法。

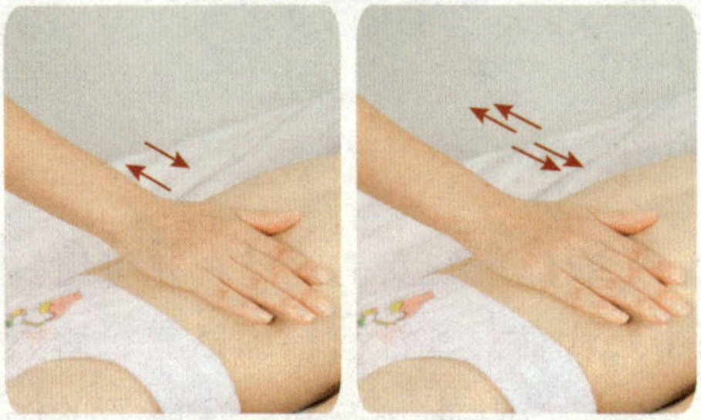

次数少为补，次数多为清

轻重清补法：手法轻重，指在穴位上操作时用力的大小。轻手法为补，重手法为清。

方向清补法：在穴位上做向心性方向直推为补，如推五经；向指根方向为补。离心性方向直推为清，如推五经；向指尖方向为清。

顺着经脉走向操作为补，逆着经脉走向操作为清。

使用摇法和推法时，向里为补，向外为清。

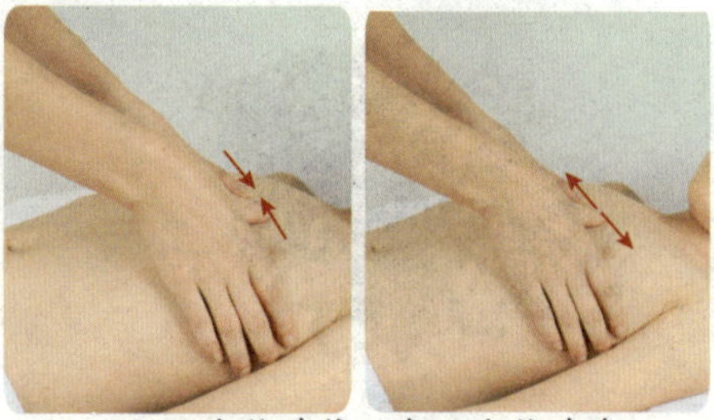

向心直推为补，离心直推为清

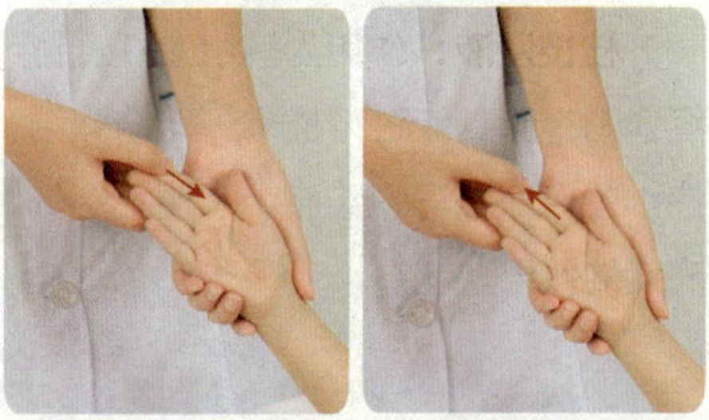

向指根方向为补，向指尖方向为清

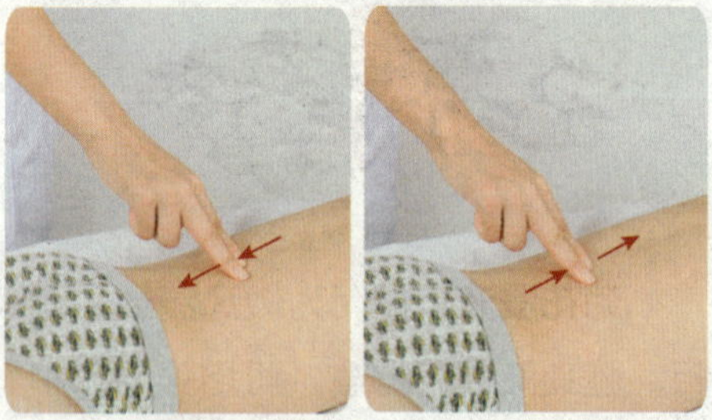

顺经操作为补，逆经操作为清

小儿推拿的适应证与禁忌证

小儿推拿不需要任何药品及医疗器械，依靠家长的双手在孩子的手部、肚子、背部、头部捏一捏、揉一揉、按一按，就可以达到预防和治疗疾病的目的，且小儿推拿还有疗效显著、适应证广泛及经济实用的优点。尽管如此，也不是所有的病症都可以运用推拿疗法。为防止意外事故发生，家长在给孩子推拿前必须清楚地了解其适应证和禁忌证。

1. 小儿推拿的适应证

（1）呼吸系统疾病，如感冒、咳嗽、支气管哮喘等。

（2）消化系统疾病，如腹泻、腹痛、呕吐、疳积等。

（3）泌尿系统疾病，如遗尿、膀胱湿热等。

（4）其他系统疾病，如惊风、夜啼、小儿麻痹症等。

2. 小儿推拿的禁忌证

（1）急性传染病，如水痘、肝炎、肺结核、猩红热等。

（2）各种恶性肿瘤，极度虚弱的危重病及严重的心脏病、肝脏病、肾脏病等。

（3）各种皮肤病患处及皮肤破损处（如烧伤、烫伤等）。

（4）出血性疾病。

（5）骨关节结核、化脓性关节炎、骨折早期、截瘫初期等。

（6）诊断不明、不知其治疗原则的疾病。

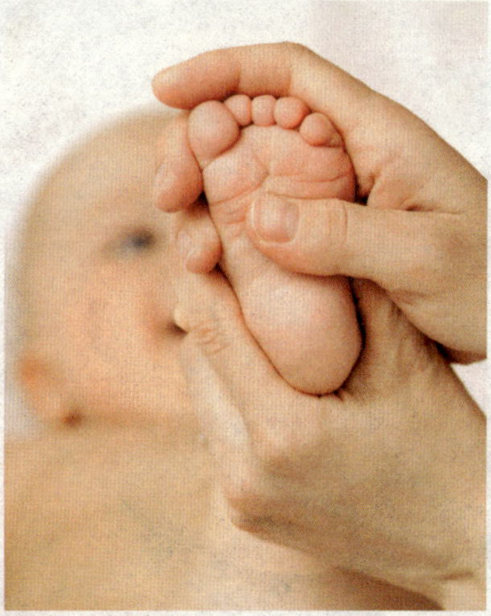

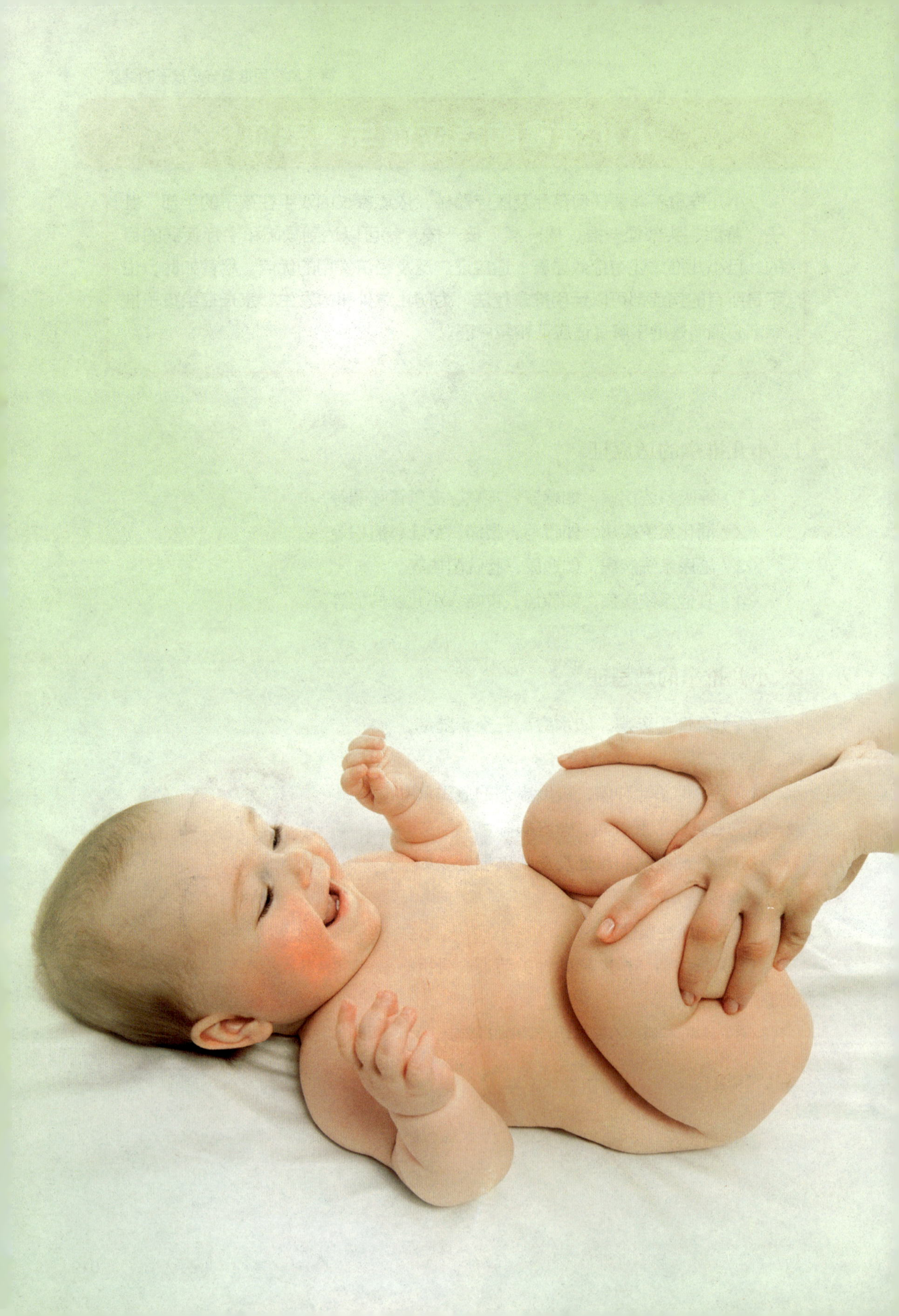

第2章

熟悉孩子身上的穴位，轻松学推拿

穴位作为人体身上的“点”，与脏腑、人体有着密切联系，当人体脏腑发生病变时，人体的穴位就会有一定的反应，如酸、麻、胀、痛等。通过推拿手法刺激穴位时，其力度会通过经络传导到五脏六腑，从而改变脏腑的健康状态，这便是穴位的功效。本章主要介绍孩子身体不同穴位的定位、作用、主治及推拿手法，通过学习认知孩子身上的穴位，家长们可以根据不同疾病选择相应的穴位进行推拿，以增强推拿的效果。

头面部常用穴位及手法

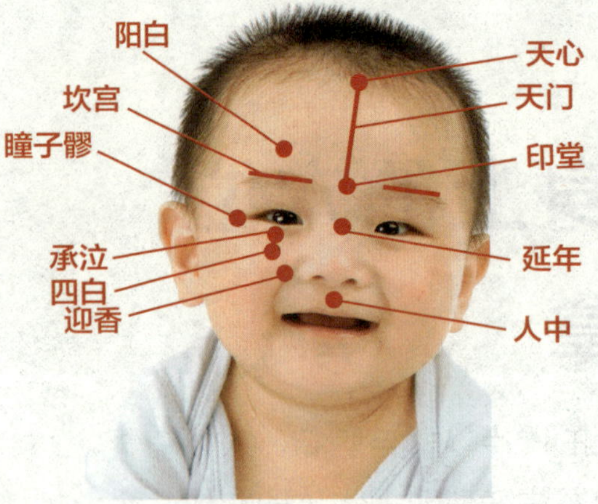
阳白
天心
坎宫
天门
瞳子髎
印堂
承泣
延年
四白
迎香
人中

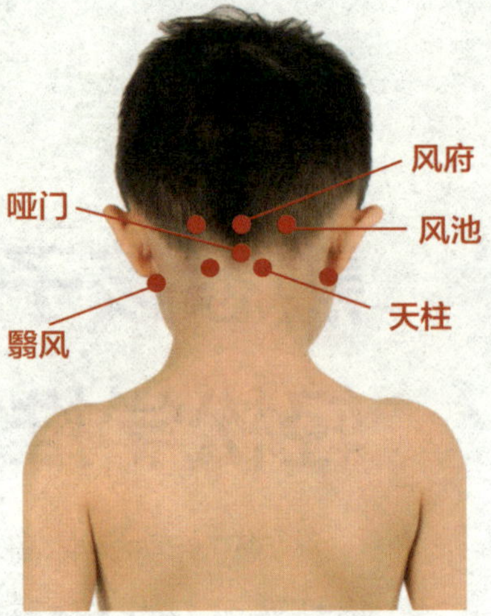
风府
哑门
风池
天柱
翳风

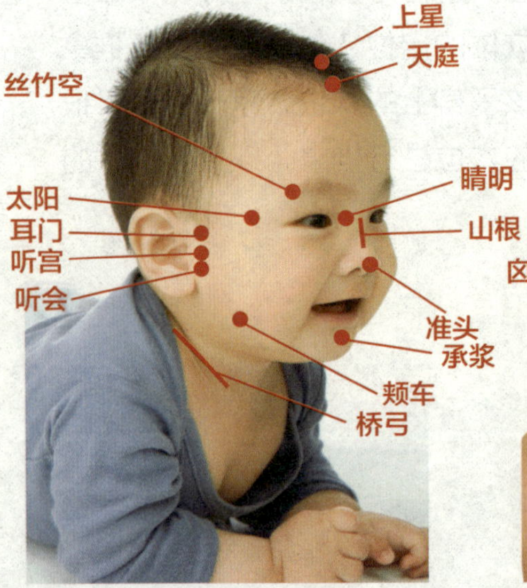
上星
天庭
丝竹空
睛明
太阳
山根
耳门
听宫
听会
准头
承浆
颊车
桥弓

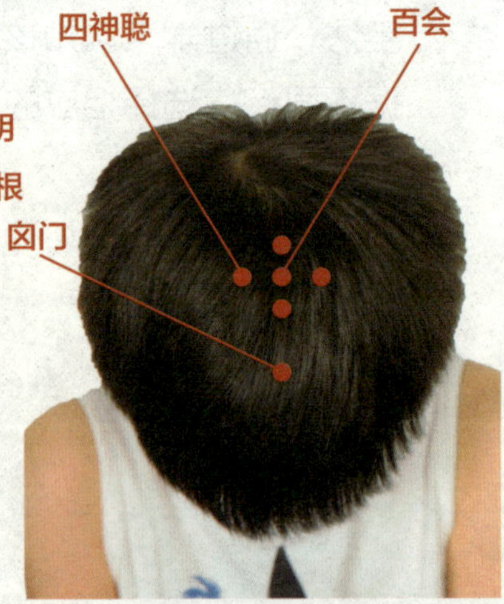
四神聪
百会
囟门

百会　拇指揉按法

【穴位定位】

百会穴位于头部，后发际正中直上7寸，或两耳角直上连线的中点处。

扫一扫
跟着视频学

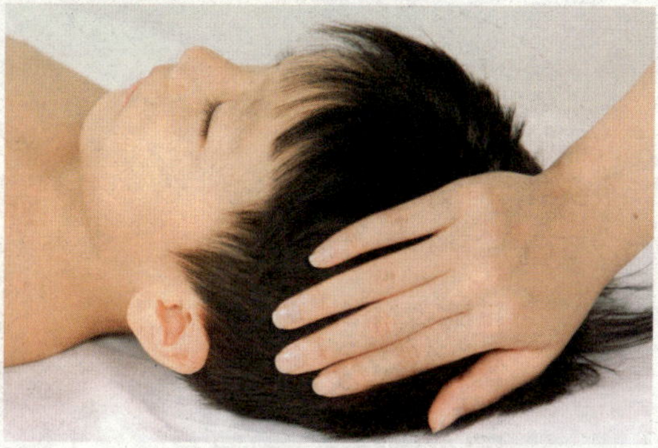

【推拿操作】手掌按在百会穴上，以顺时针方向揉按50圈，再以逆时针方向揉按50圈。

【穴位作用】具有升阳举陷、益气固脱的作用。

【穴位主治】主治小儿头痛、头重脚轻、目眩、失眠、焦躁、惊风、耳聋、耳鸣、目不能视、鼻塞、鼻出血、角弓反张、脱肛、遗尿、慢性腹泻等病症。

四神聪　拇指揉按法

【穴位定位】

四神聪穴位于头顶部，百会前后左右各1寸，共四穴。

扫一扫
跟着视频学

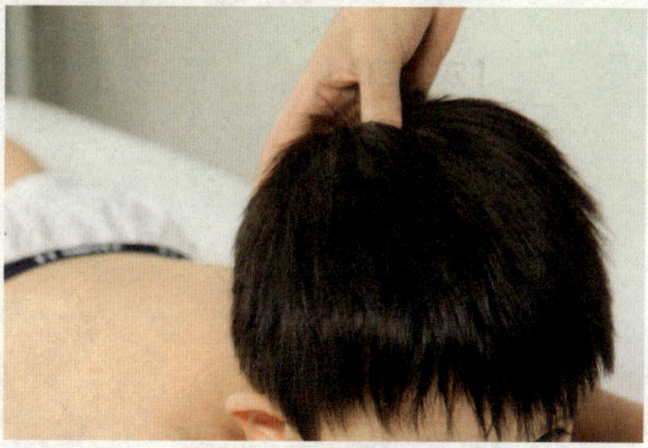

【推拿操作】用拇指依次沿着四个四神聪穴揉按一圈，边揉按边绕圈，揉按30～50圈，力度由轻至重，按到四神聪穴时重按。

【穴位作用】具有益智补脑、安神止痛的作用。

【穴位主治】主治小儿多动症、大脑发育不全、头痛、眩晕、失眠、夜啼、惊风、烦躁不安等病症。

囟门 拇指推摩法

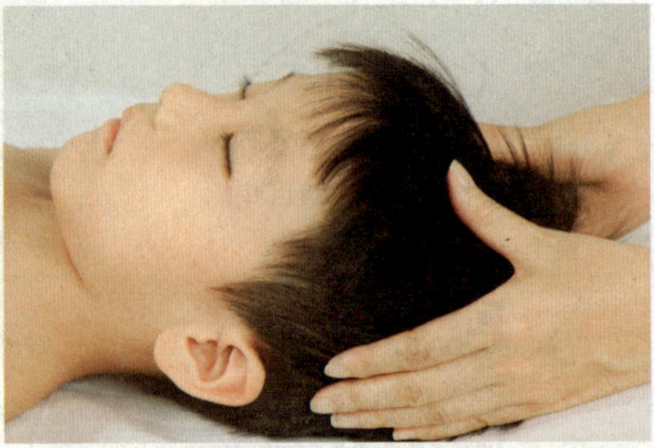

【穴位定位】

囟门穴位于1～1.5岁小儿头部，前发际正中直上约2寸，百会前的菱形骨陷处。

扫一扫
跟着视频学

【推拿操作】双手拇指从前发际向上交替推到囟门穴，然后用拇指指腹轻轻地摩擦囟门穴50～100次，以有酸胀的感觉为宜。

【穴位作用】具有祛风定惊、益智健脑的作用。

【穴位主治】主治小儿头痛、感冒、惊风、烦躁、鼻塞等病症。

太阳 拇指揉按法

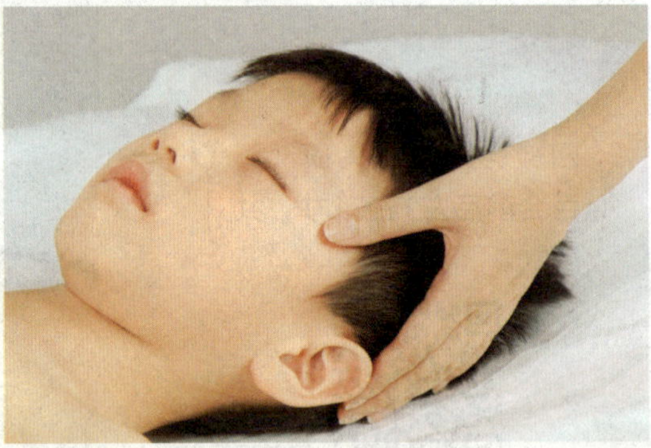

【穴位定位】

太阳穴位于耳郭前面，前额两侧，外眼角延长线的上方。

扫一扫
跟着视频学

【推拿操作】用拇指指腹紧贴太阳穴，以顺时针方向揉按30～50次，以局部皮肤潮红为度。

【穴位作用】具有宁神醒脑、祛风止痛的作用。

【穴位主治】主治小儿头痛、偏头痛、眼睛疲劳、牙痛、发热、目赤肿痛等病症。

天门　拇指推摩法

【穴位定位】

天门穴位于两眉中间往上至前发际，成一直线。

扫一扫
跟着视频学

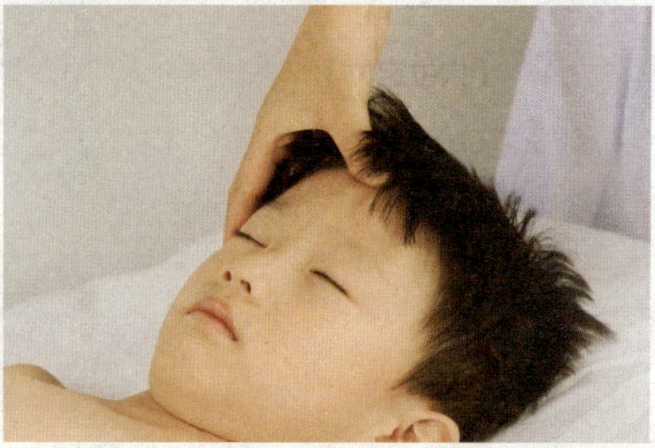

【推拿操作】用拇指从眉心推至前发际，力度由轻至重，以额头皮肤微微发红为度，常规推拿30～50次。

【穴位作用】具有解表发汗、明目止痛、开窍醒神的作用。

【穴位主治】主治小儿头痛、惊风、发热、感冒、精神萎靡、惊烦不安等病症。

坎宫　拇指推摩法

【穴位定位】

坎宫穴位于眉部，眉心至两眉梢，成一横线。

扫一扫
跟着视频学

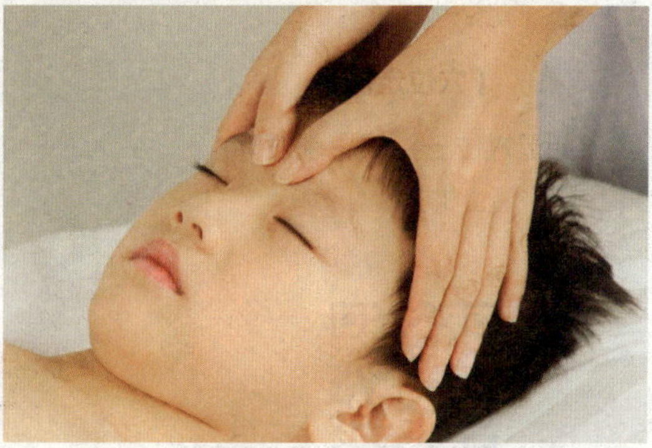

【推拿操作】用两手拇指自眉心向眉梢分向推动，力度由轻至重，以眉心微微发红为度，常规推拿30～50次。

【穴位作用】具有疏风解表、清热止痛、醒脑明目的作用。

【穴位主治】主治小儿发热、头痛、惊风、目赤痛、弱视、斜视等病症。

印堂 拇指掐压法

【穴位定位】

印堂穴位于前额部，两眉头间连线与前正中线之交点处。

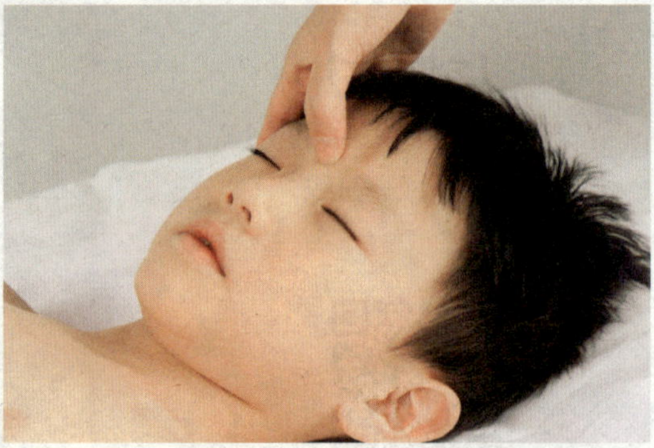

【推拿操作】用拇指指尖掐压印堂穴，以每秒钟1次的频率掐压30次。

【穴位作用】具有清头明目、通鼻开窍的作用。

【穴位主治】主治小儿惊风、感冒、头痛、鼻塞、鼻炎、昏厥、抽搐等病症。

上星 拇指点按法

【穴位定位】

上星穴位于头部，前发际正中直上1寸。

扫一扫
跟着视频学

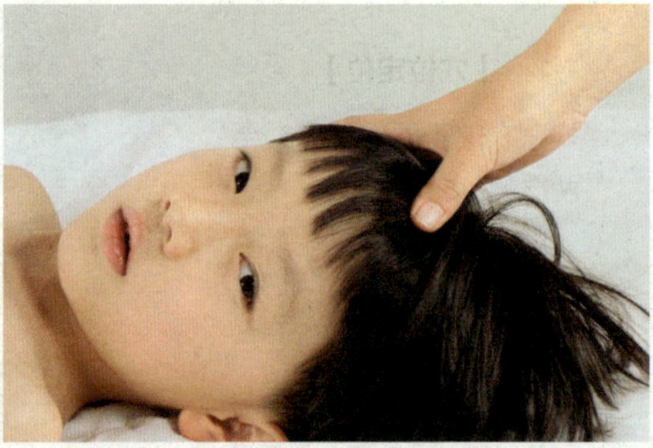

【推拿操作】用示指或拇指指腹点按上星穴1~3分钟，以局部有酸胀感为度。

【穴位作用】具有熄风清热、宁神通鼻的作用。

【穴位主治】主治小儿头痛、目赤肿痛、疟疾、热病、鼻炎、鼻出血等病症。

天庭　拇指揉按法

【穴位定位】

天庭穴位于头部，前发际正中直上0.5寸，凹下去的地方即是。

扫一扫
跟着视频学

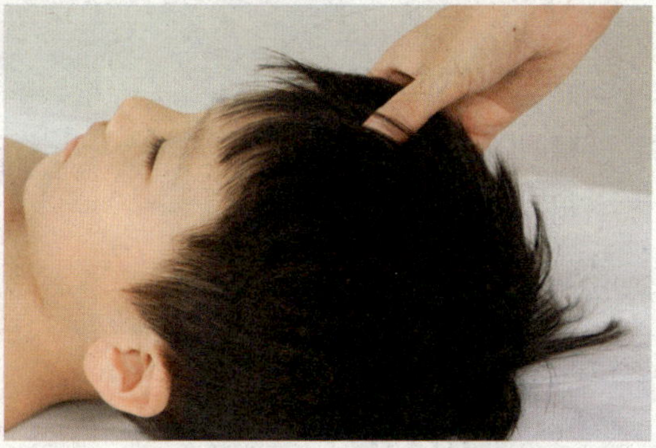

【推拿操作】用拇指指腹先顺时针方向再逆时针方向揉按天庭穴2～3分钟。

【穴位作用】具有宁神醒脑、降逆平喘的作用。

【穴位主治】主治小儿打嗝、咳喘、急性鼻炎、泪腺炎、鼻塞、流清涕、口眼㖞斜等病症。

天心　拇指揉按法

【穴位定位】

天心穴位于额头正中，头发的下方部位。

扫一扫
跟着视频学

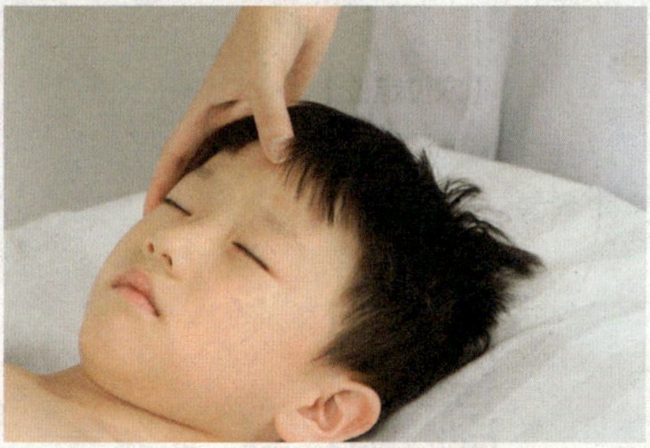

【推拿操作】用拇指指腹按住天心穴，以顺时针方向揉按2分钟，再以逆时针方向揉按2分钟，每天2次。

【穴位作用】具有疏风解表、镇惊安神的作用。

【穴位主治】主治小儿头痛、头昏、眩晕、失眠、鼻窦炎、鼻塞、发热、流涕等病症。

睛明 二指提拿法

【穴位定位】

睛明穴位于面部，目内眦角稍上方凹陷处。

扫一扫
跟着视频学

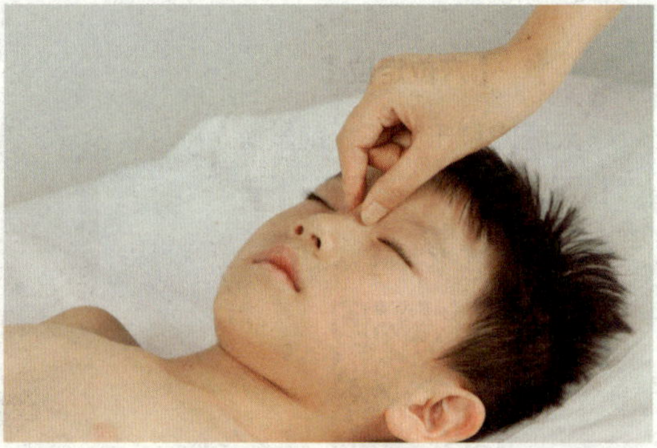

【推拿操作】用拇指、示指分别按在鼻梁两侧睛明穴上，用力提拿睛明穴，有节奏地一拿一放20次。

【穴位作用】具有降温除浊、明目安神的作用。

【穴位主治】主治小儿目赤肿痛、迎风流泪、夜盲、色盲、近视、慢性结膜炎、泪腺炎、角膜炎等病症。

瞳子髎 拇指揉按法

【穴位定位】

瞳子髎穴位于面部，目外眦旁，眼眶外侧缘处。

扫一扫
跟着视频学

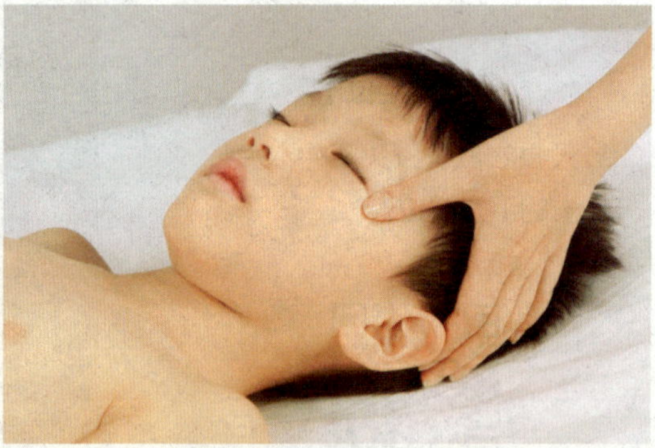

【推拿操作】用一只手的拇指按住一侧瞳子髎穴，先以顺时针方向揉按20次，再以逆时针方向揉按20次。

【穴位作用】具有降浊祛湿、养肝明目的作用。

【穴位主治】主治小儿头痛和常见的眼部疾病，如目赤、目痛、畏光、迎风流泪、远视不明、视力减退、结膜炎、泪囊炎、视神经萎缩等病症。

阳白　拇指揉按法

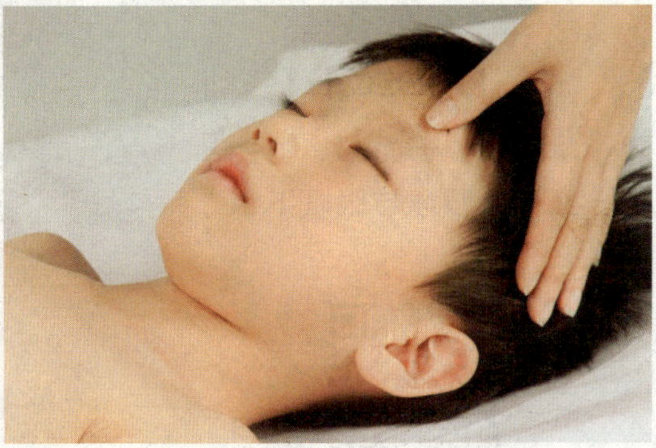

【穴位定位】

阳白穴位于前额部，瞳孔直上，眉上1寸处。

扫一扫
跟着视频学

【推拿操作】用一只手的拇指按住一侧阳白穴，先以顺时针方向揉按20次，再以逆时针方向揉按20次，力度由轻至重。

【穴位作用】具有清头明目、祛风泻热的作用。

【穴位主治】主治小儿头痛、感冒、目眩、目痛、视物模糊、眼睑跳动、眼睑下垂、口眼㖞斜、夜盲等病症。

丝竹空　拇指揉按法

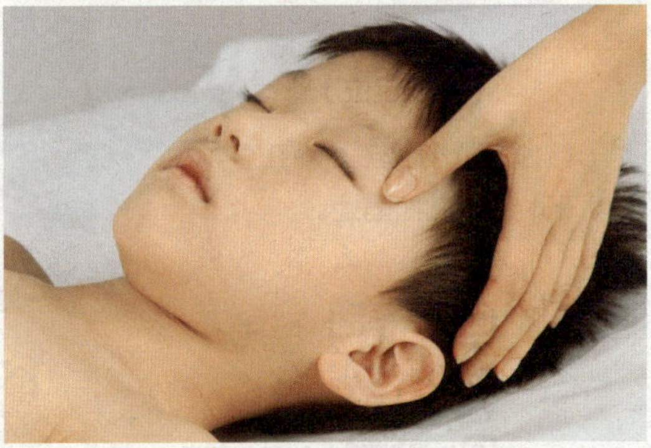

【穴位定位】

丝竹空穴位于面部，眉梢凹陷处。

扫一扫
跟着视频学

【推拿操作】用拇指指腹按压在丝竹空穴上，以顺时针方向揉按2分钟，力度逐渐加重。

【穴位作用】具有降浊除湿、明目止痛的作用。

【穴位主治】主治小儿头痛、目眩、目赤肿痛、眼睑跳动、牙痛、癫痫、视物不明、视神经萎缩、结膜炎、面神经麻痹、惊风等病症。

承泣 拇指揉按法

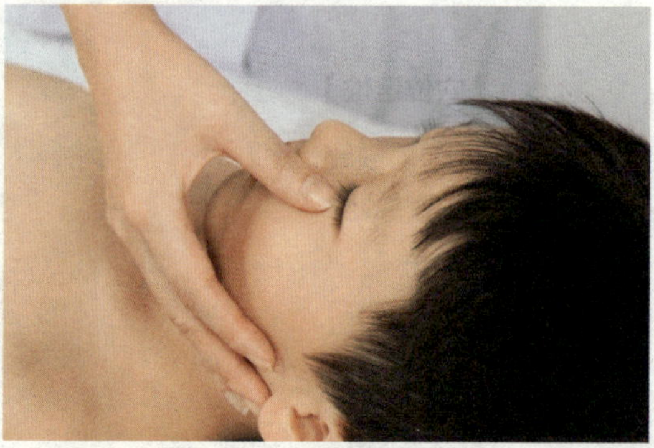

【穴位定位】

承泣穴位于面部，瞳孔直下，眼球与眼眶下缘之间。

扫一扫
跟着视频学

【推拿操作】用拇指点按在承泣穴上，以顺时针方向揉按2分钟后，再以逆时针方向揉按2分钟，力度适中。

【穴位作用】具有明目定神、舒经活络的作用。

【穴位主治】主治小儿近视、目赤肿痛、流泪、夜盲、眼睑跳动、口眼㖞斜等病症。

四白 拇指揉按法

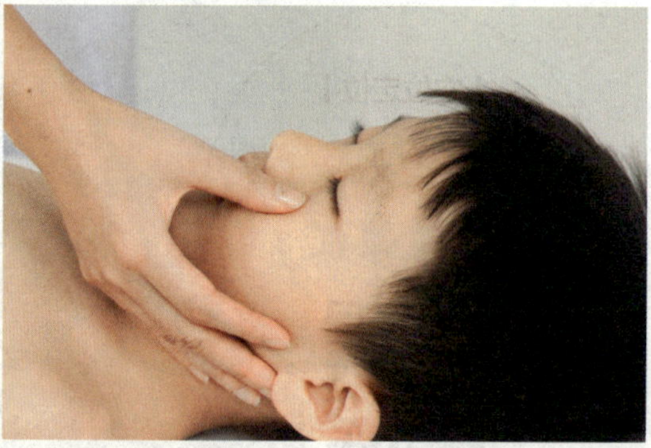

【穴位定位】

四白穴位于面部，瞳孔直下，眶下孔凹陷处。

扫一扫
跟着视频学

【推拿操作】用拇指指腹点按在四白穴上，以顺时针方向揉按2分钟后，再以逆时针方向揉按2分钟，力度适中。

【穴位作用】具有祛风明目、通经活络的作用。

【穴位主治】主治小儿目赤肿痛、口眼㖞斜、青光眼、夜盲、鼻窦炎、胆道蛔虫症、头痛、眩晕等病症。

山根 拇指掐压法

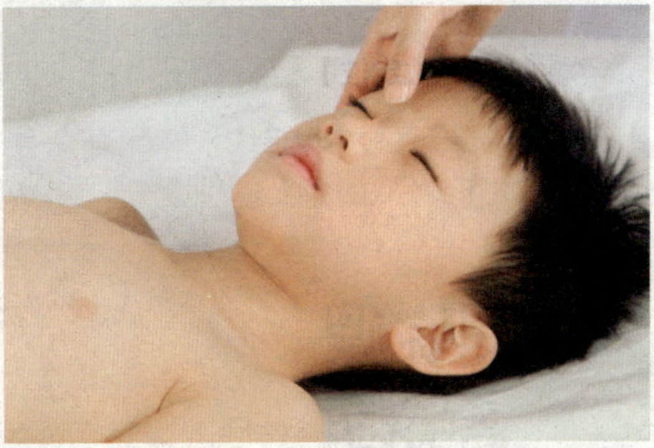

【穴位定位】

山根穴位于两眼内眦连线中点与印堂之间的斜坡上。

扫一扫
跟着视频学

【推拿操作】用拇指在山根穴上做深入持续的掐压，力度由轻至重，掐压30次。

【穴位作用】具有醒目定神、疏通经络、开窍醒脑的作用。

【穴位主治】主治小儿惊风、昏迷、抽搐、目赤肿痛、鼻塞不通等病症。

准头 拇指掐压法

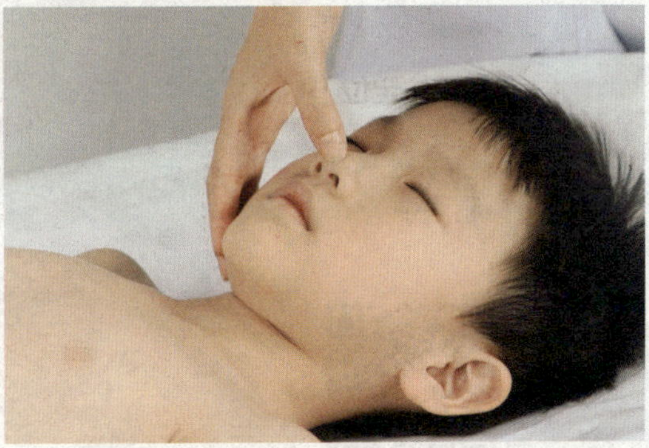

【穴位定位】

准头穴位于鼻尖端。

扫一扫
跟着视频学

【推拿操作】先用拇指指尖掐压准头穴3～5次，再将中指指腹点按在准头穴上，以顺时针方向揉按50～100次。

【穴位作用】具有疏风解表、清热消炎的作用。

【穴位主治】主治小儿发热、头痛、鼻炎、夜啼、惊风等病症。

延年　拇指掐压法

【穴位定位】

延年穴位于两眼内眦连线中点之下二分的鼻梁上。

扫一扫
跟着视频学

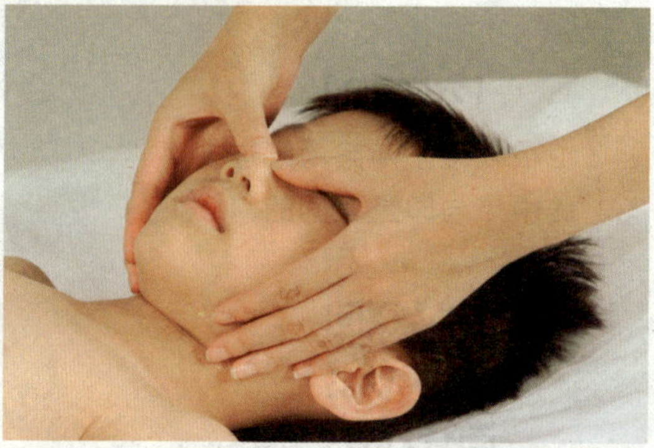

【推拿操作】用拇指指端掐压延年穴3～5次，再用拇指指腹自延年穴向两鼻翼分推30～50次。

【穴位作用】具有疏风解表、开窍醒脑的作用。

【穴位主治】主治小儿感冒、鼻干、鼻塞、慢惊风等病症。

迎香　中指揉按法

【穴位定位】

迎香穴位于鼻翼外缘中点旁，鼻唇沟中。

扫一扫
跟着视频学

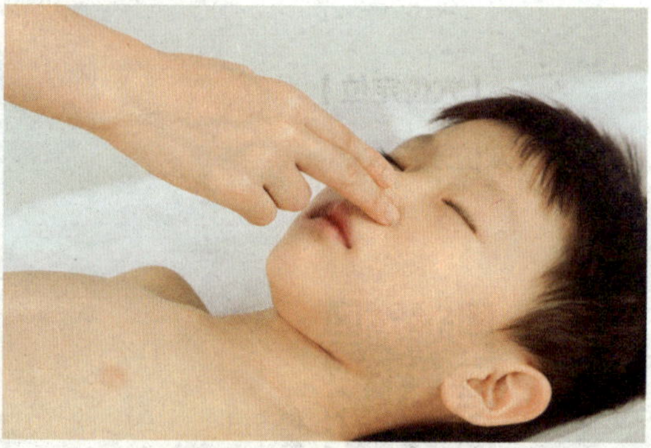

【推拿操作】用中指指腹直接按压在迎香穴上，以顺时针方向揉按1～3分钟，再以逆时针方向揉按1～3分钟，力度由轻至重，每天2次。

【穴位作用】具有祛风通窍的作用。

【穴位主治】主治小儿感冒、鼻出血、口歪或慢性鼻炎等引起的鼻塞、流涕、呼吸不畅等病症。

颊车　拇指揉按法

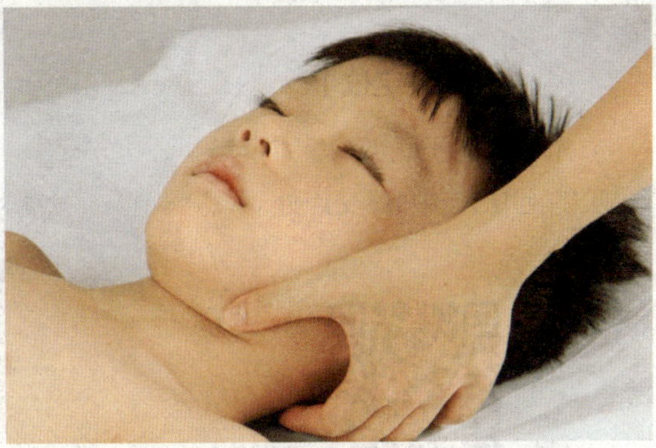

【穴位定位】

颊车穴位于面颊部，下颌角前上方约一横指，当咀嚼时咬肌隆起，按之凹陷处。

扫一扫
跟着视频学

【推拿操作】用一只手的拇指指腹按于颊车穴后，以均衡的压力抹向耳后约20次，然后点按在颊车穴上，以顺时针方向揉按20次。

【穴位作用】具有祛风清热、消炎止痛的作用。

【穴位主治】主治牙髓炎、冠周炎、腮腺炎、下颌关节炎、咬肌痉挛、牙关紧闭、口眼㖞斜等病症。

承浆　拇指按压法

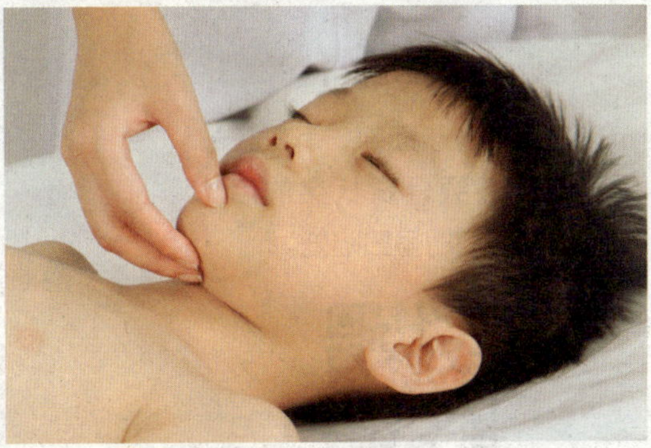

【穴位定位】

承浆穴位于面部，颏唇沟的正中凹陷处。

扫一扫
跟着视频学

【推拿操作】拇指指甲用力向下按压承浆穴，由轻至重，使患部有一定压迫感后持续一段时间，再慢慢放松。

【穴位作用】具有生津敛液、舒经活络的作用。

【穴位主治】主治小儿牙痛、龈肿、流涎、口舌生疮、小便不禁等病症。

人中 拇指掐按法

【穴位定位】

人中穴位于面部，人中沟的上1/3与中1/3交点处。

扫一扫
跟着视频学

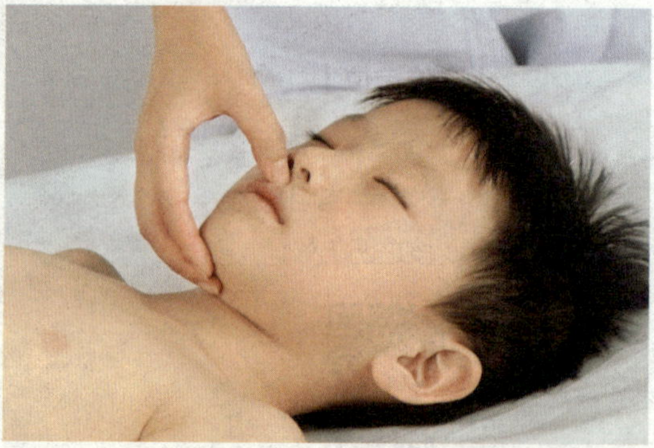

【推拿操作】用一只手的拇指指尖掐按人中穴，以每分钟掐压20～40次，每次连续0.5～1秒为佳。

【穴位作用】具有醒神开窍、解痉通脉的作用。

【穴位主治】主治小儿惊风、昏迷、中暑、窒息、惊厥、抽搐、口眼㖞斜、牙痛、鼻出血、颈项强痛等病症。

听宫 拇指按压法

【穴位定位】

听宫穴位于面部，耳屏正中，下颌骨髁状突的后方，张口时呈凹陷处。

扫一扫
跟着视频学

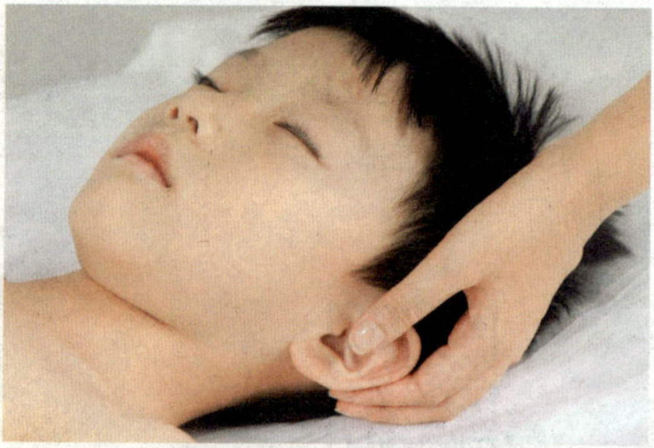

【推拿操作】用拇指指腹用力在听宫穴上向下按压，使患部有一定压迫感后持续一段时间，再慢慢放松，如此反复30～50次。

【穴位作用】具有聪耳开窍、祛风止痛的作用。

【穴位主治】主治耳鸣、耳聋、中耳炎、外耳道炎、失音症、聋哑、牙痛、头痛、目眩头昏等病症。

听会　拇指按压法

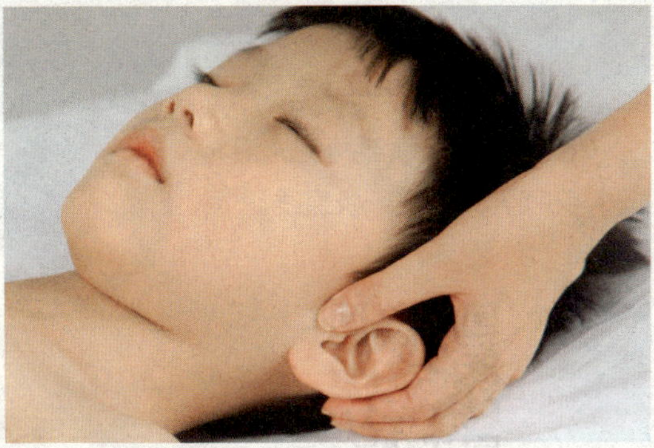

【穴位定位】

听会穴位于面部，耳屏间切迹的前方，下颌骨髁状突的后缘，张口时呈凹陷处。

扫一扫
跟着视频学

【推拿操作】用拇指指腹在听会穴上用力向下按压，使患部有一定压迫感后持续一段时间，再慢慢放松，如此反复30~50次。

【穴位作用】具有开窍聪耳、通经活络的作用。

【穴位主治】主治耳鸣、耳聋、牙痛、下颌脱臼、口眼㖞斜、面痛、头痛、目赤肿痛等病症。

耳门　拇指揉按法

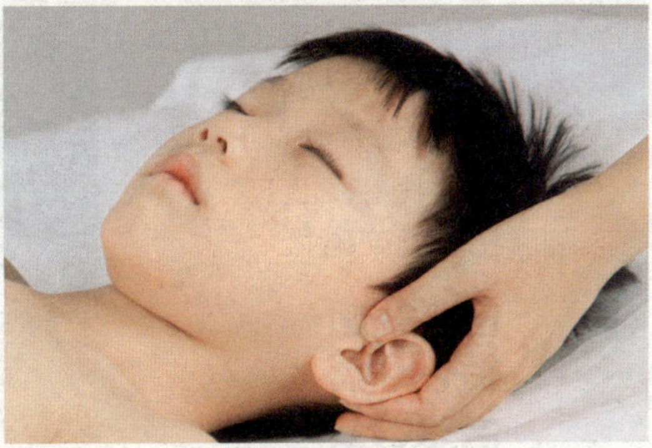

【穴位定位】

耳门穴位于面部，耳屏上切迹的前方，下颌骨髁状突后缘，张口时呈凹陷处。

扫一扫
跟着视频学

【推拿操作】拇指指腹紧贴耳门穴，以顺时针方向揉按30~50次，以皮肤微微发红为度。

【穴位作用】具有降浊升清、养心安神的作用。

【穴位主治】主治耳鸣、耳道炎、头晕、面部肌肉酸痛、聋哑、牙痛、腮腺炎、惊风抽搐、恶寒等病症。

桥弓　三指拿捏法

【穴位定位】

桥弓穴位于颈部两侧，沿胸锁乳突肌呈一条直线。

扫一扫
跟着视频学

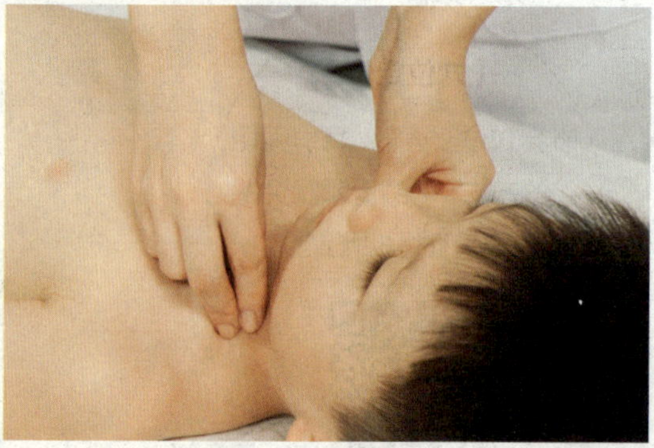

【推拿操作】将示指、中指合并，用两指指腹从乳突向胸骨柄上端推运50~100次。

【穴位作用】具有疏经通络的作用。

【穴位主治】主治项强、婴幼儿肌性斜颈等病症。

风府　拇指揉按法

【穴位定位】

风府穴位于项部，后发际正中直上1寸，枕外隆凸直下，两侧斜方肌之间凹陷中。

扫一扫
跟着视频学

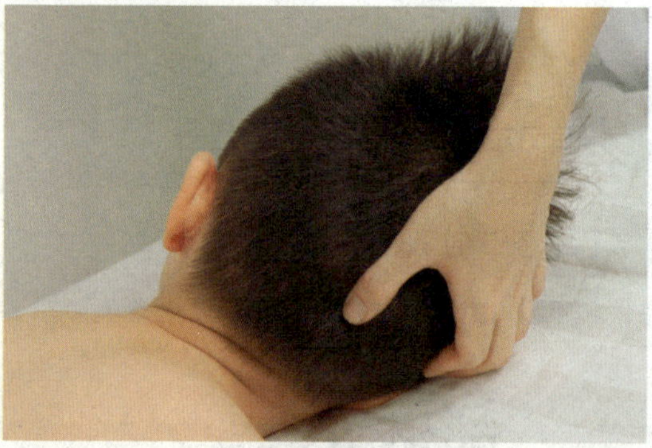

【推拿操作】用拇指指腹按风府穴，以顺时针方向揉按30圈，再以逆时针方向揉按30圈，力度逐渐加重，每日2~3次。

【穴位作用】具有散热吸湿、通关开窍的作用。

【穴位主治】主治小儿头痛、鼻塞、发热、流涕、头晕、咽喉肿痛等病症。

风池　三指提拿法

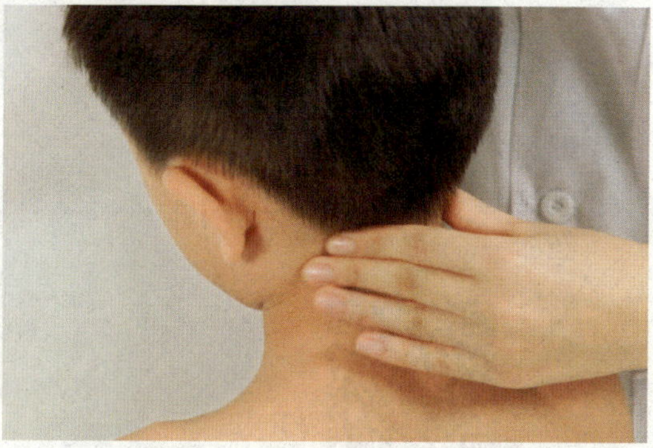

【穴位定位】

风池穴位于项部，枕骨之下，胸锁乳突肌与斜方肌上端之间的凹陷处。

扫一扫
跟着视频学

【推拿操作】用拇指、示指用力提拿风池穴，有节奏地一紧一松20次，然后用示指按在风池穴上，以顺时针方向揉按30次。

【穴位作用】具有发汗解表、祛风散寒的作用。

【穴位主治】主治小儿感冒、头痛、发热无汗、落枕、背痛、颈项强痛等病症。

天柱　拇指直推法

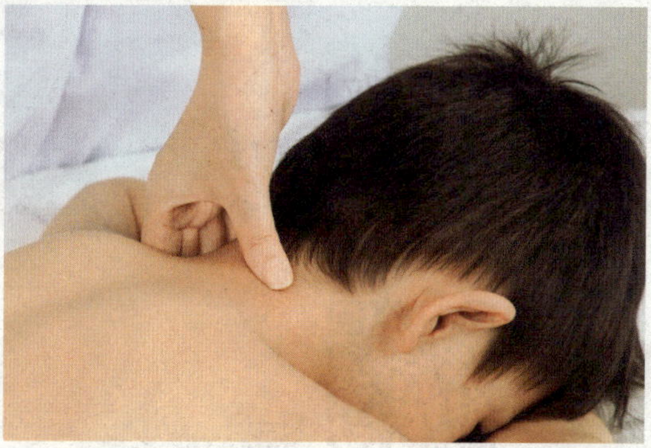

【穴位定位】

天柱穴位于项部，斜方肌外缘之后发际凹陷中，后发际正中旁开约1.3寸。

扫一扫
跟着视频学

【推拿操作】用拇指指腹自上而下直推天柱穴100～200次，力度由轻至重，以局部皮肤潮红为度。

【穴位作用】具有祛风散寒、降逆止呕的作用。

【穴位主治】主治小儿项强、头痛、发热、惊风、呕吐等病症。

翳风 拇指按压法

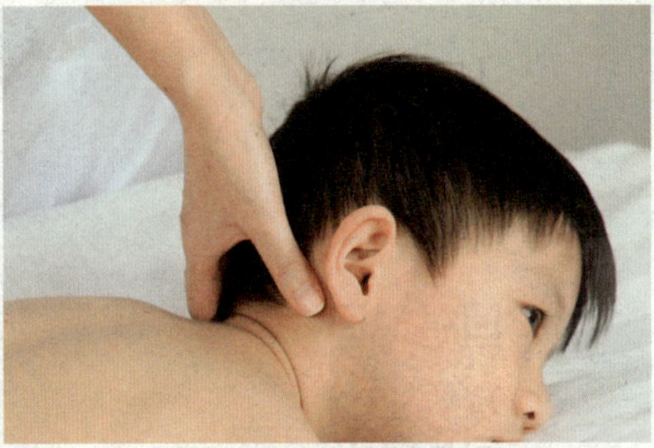

【穴位定位】

翳风穴位于耳垂后方，乳突与下颌角之间的凹陷处。

扫一扫
跟着视频学

【推拿操作】用拇指指腹在翳风穴上用力向下按压，使患部有一定压迫感后持续一段时间，再慢慢放松，如此反复30～50次。

【穴位作用】具有聪耳通窍、舒经活络的作用。

【穴位主治】主治耳鸣、耳聋、口眼㖞斜、牙关紧闭、牙痛、颊肿、腮腺炎、下颌关节炎、笑肌麻痹、甲状腺肿等病症。

哑门 拇指揉按法

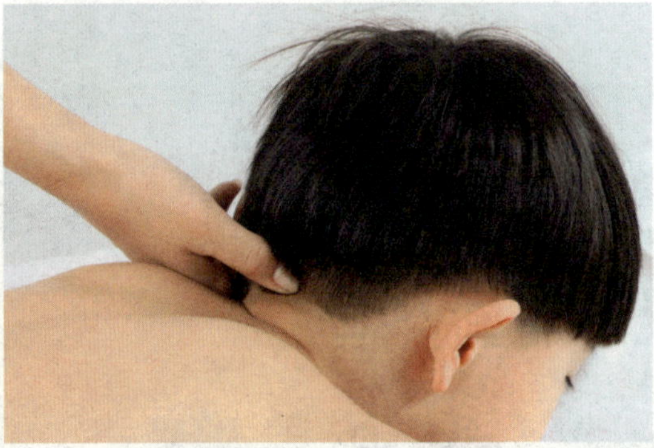

【穴位定位】

哑门穴位于项部，后发际正中直上0.5寸，第一颈椎下。

扫一扫
跟着视频学

【推拿操作】将拇指指腹置于哑门穴上，向外做圈状揉按，持续3～5分钟，以局部有酸胀感为度。

【穴位作用】具有开窍醒神、散风、熄风的作用。

【穴位主治】主治癫痫、头痛、头晕、癔症等病症。

上肢常用穴位及手法

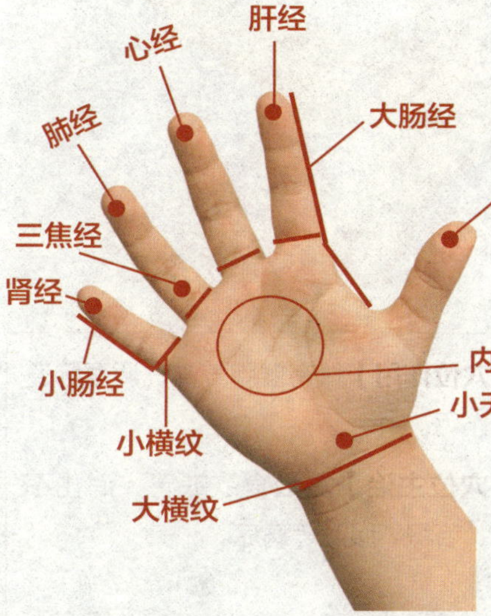
肝经
心经
肺经
大肠经
脾经
三焦经
肾经
小肠经
小横纹
内八卦
小天心
大横纹

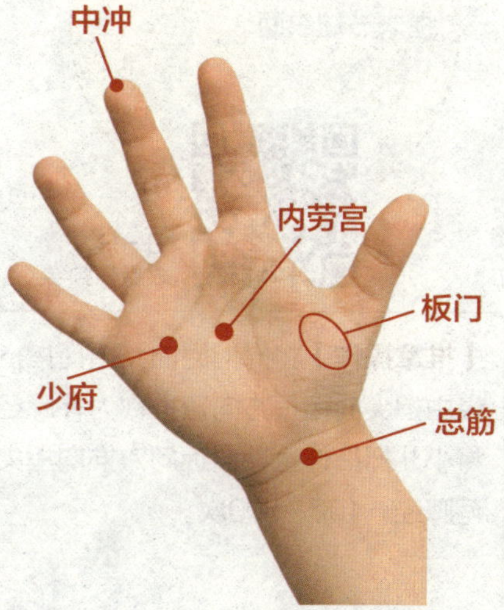
中冲
内劳宫
板门
少府
总筋

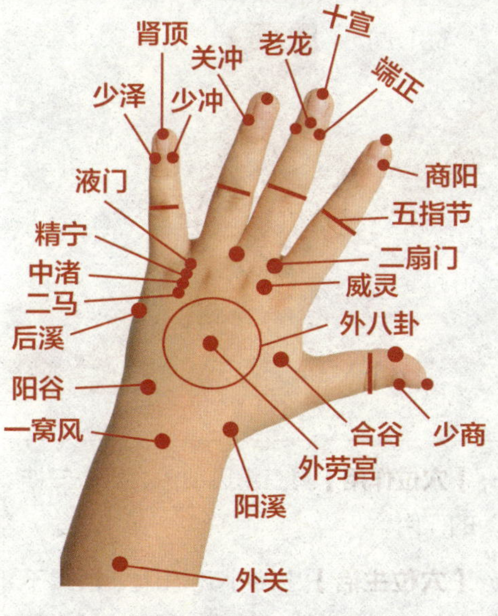
肾顶
十宣
关冲
老龙
少泽
少冲
端正
商阳
液门
五指节
精宁
二扇门
中渚
威灵
二马
外八卦
后溪
阳谷
一窝风
合谷
少商
外劳宫
阳溪
外关

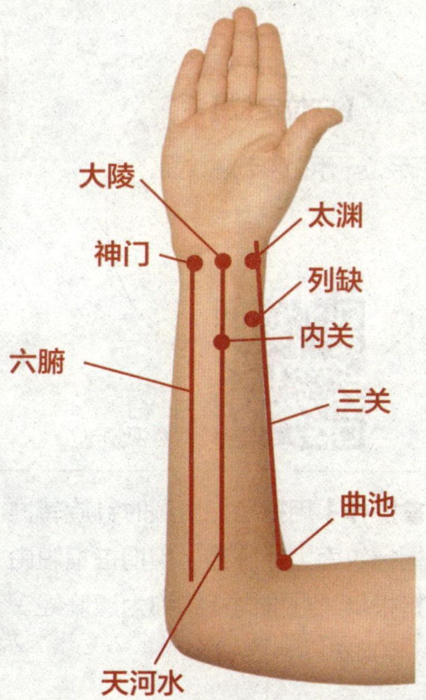
大陵
太渊
神门
列缺
内关
六腑
三关
曲池
天河水

脾经 拇指直推法

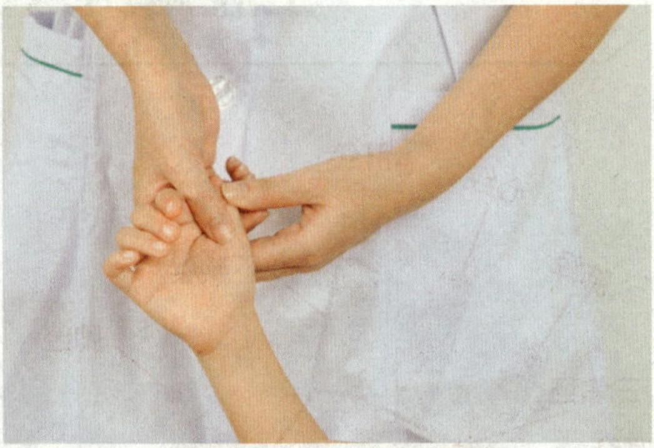

【穴位定位】

脾经位于拇指桡侧缘或拇指末节螺纹面。

扫一扫
跟着视频学

【推拿操作】将拇指屈曲，循拇指桡侧缘由指尖向指根方向直推称为补脾经；将小儿拇指伸直，自板门穴推向指尖为泻脾经。100~500次。

【穴位作用】具有健脾养胃、调理肠道的作用。

【穴位主治】主治食欲缺乏、消化不良、疳积、腹泻等病症。

肝经 拇指直推法

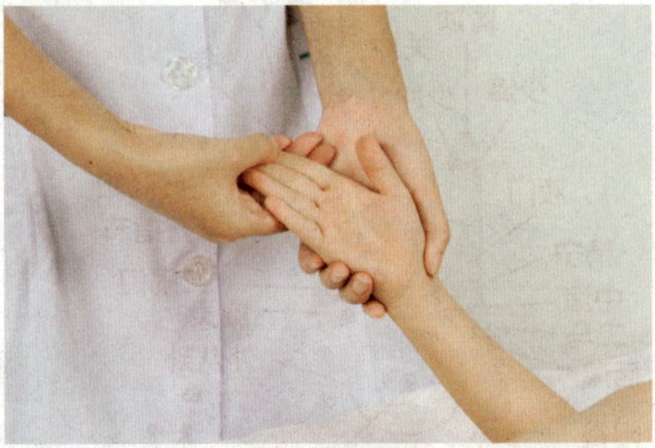

【穴位定位】

肝经位于示指末节螺纹面。

扫一扫
跟着视频学

【推拿操作】用拇指指腹顺时针旋转推动示指螺纹面为补肝经，用拇指指腹由示指指根横纹处推向指尖称为清肝经。100~500次。

【穴位作用】具有熄风镇惊、养心安神的作用。

【穴位主治】主治小儿惊风、烦躁不安、夜啼、发热、口苦、咽干、目赤等病症。

心经 拇指推摩法、拇指直推法

【穴位定位】

心经位于中指末节螺纹面。

扫一扫
跟着视频学

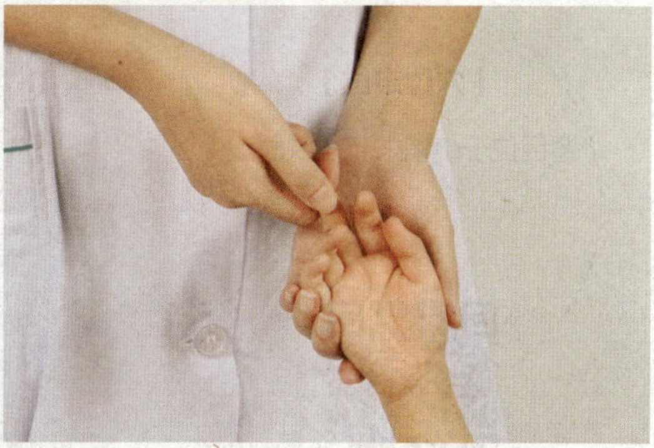

【推拿操作】用拇指螺纹面顺时针旋转推摩中指螺纹面，为补心经；以拇指指腹自中指根横纹处推向指尖，为清心经。100~500次。

【穴位作用】具有养心安神、清热除烦的作用。

【穴位主治】主治身热无汗、高热神昏、口舌生疮、小便赤涩、夜啼、失眠等病症。

肺经 拇指推摩法

【穴位定位】

肺经位于无名指末节螺纹面。

扫一扫
跟着视频学

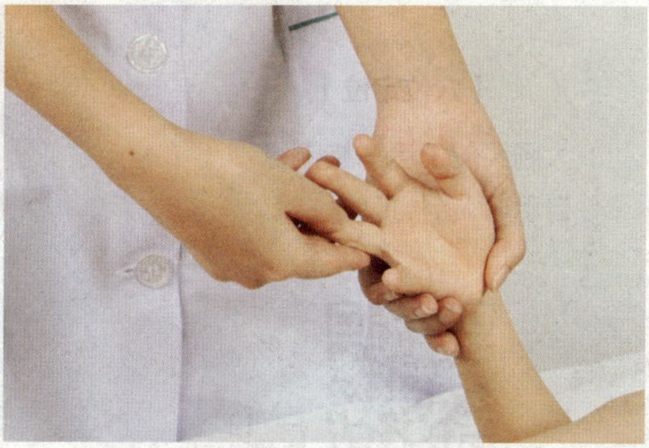

【推拿操作】用拇指指腹顺时针旋转推摩无名指末节螺纹面称为补肺经；反之为清肺经。100~500次。

【穴位作用】具有宣肺理气、清热止咳的作用。

【穴位主治】主治小儿咳嗽气喘、虚寒怕冷、感冒发热、痰鸣、脱肛等病症。

肾经 拇指推摩法、拇指直推法

【穴位定位】

肾经位于小指末节螺纹面。

扫一扫
跟着视频学

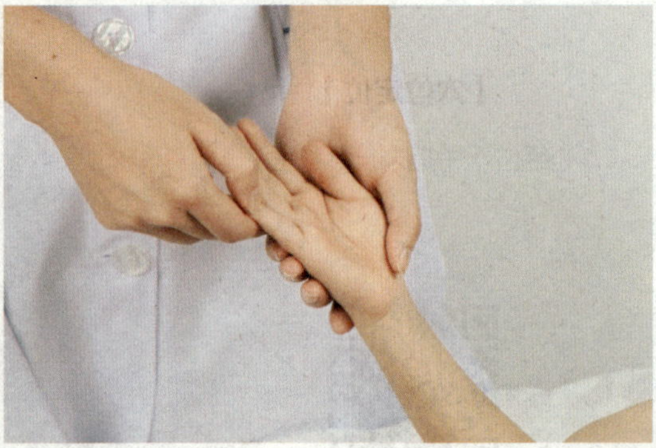

【推拿操作】用拇指螺纹面顺时针旋转推摩小指螺纹面为补肾经，由小指指根推向指尖为清肾经。100～300次。

【穴位作用】具有补肾益脑、清热利尿的作用。

【穴位主治】主治先天不足、久病虚弱、肾虚腹泻、尿多、小便黄短、遗尿等病症。

大肠经 拇指直推法

【穴位定位】

大肠经位于示指桡侧缘，自示指尖至虎口。

扫一扫
跟着视频学

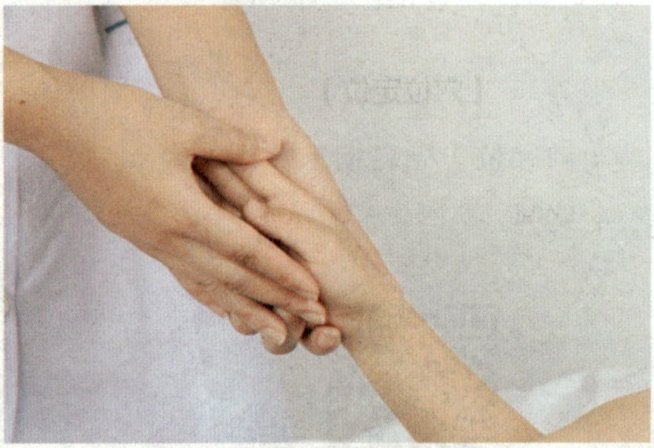

【推拿操作】用拇指螺纹面从虎口直线推向示指指尖为清大肠，反之为补大肠。100～500次。

【穴位作用】具有清利肠腑、消食导滞的作用。

【穴位主治】主治虚寒腹泻、脱肛、大便秘结等病症。

小肠经　拇指直推法

【穴位定位】

小肠经位于小指尺侧缘，自指尖至指根，成一直线。

扫一扫
跟着视频学

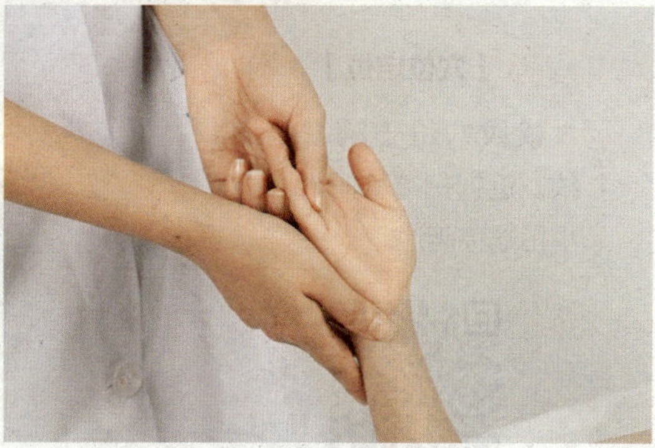

【推拿操作】用拇指指腹从指尖推向指根，称为补小肠经；用指腹从指根推向指尖为泻，称为清小肠经。100～300次。

【穴位作用】具有温补下焦、清热利尿的作用。

【穴位主治】主治小便短赤不利、尿闭、遗尿、发热等病症。

三焦经　拇指掐压法

【穴位定位】

三焦经位于无名指掌面近掌节。

扫一扫
跟着视频学

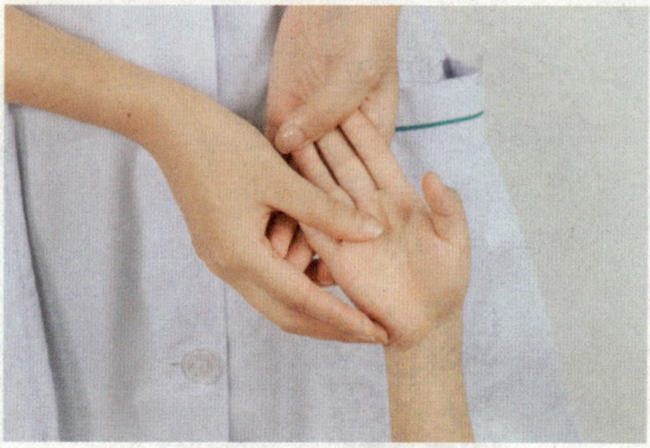

【推拿操作】用拇指指甲掐按三焦经3～5次，以拇指指腹按压三焦经向掌心方向推按50～100次。

【穴位作用】具有和胃助运、清热消食的作用。

【穴位主治】主治食积内热、腹胀哭闹、全身壮热、小便赤黄等病症。

大横纹 拇指分推法

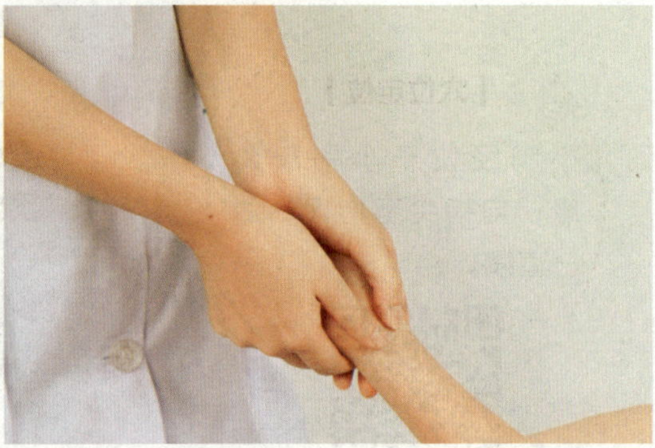

【穴位定位】

大横纹穴位于腕掌侧横纹。近拇指端称阳池，近小指端称阴池。

扫一扫
跟着视频学

【推拿操作】用拇指指腹从大横纹穴中点，由总筋向两旁推，称为分阴阳；自阳池、阴池向总筋推，称为合阴阳。30～50次。

【穴位作用】具有行滞消食、养心安神的作用。

【穴位主治】主治烦躁不安、腹胀、腹泻、便秘、呕吐、食积、痰涎壅盛等病症。

小横纹 拇指掐按法、拇指直推法

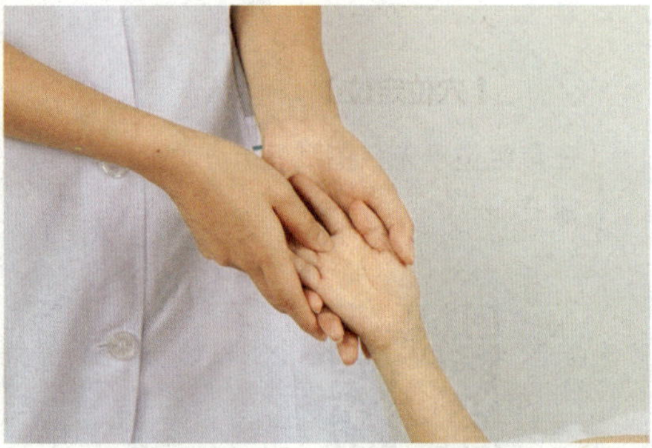

【穴位定位】

小横纹穴位于掌面上示指、中指、无名指、小指掌指关节横纹处。

扫一扫
跟着视频学

【推拿操作】用拇指指甲掐按小横纹穴，称为掐小横纹，3～5次；用拇指指腹推小横纹，称为推小横纹，50～100次。

【穴位作用】具有清热散结、消食化积的作用。

【穴位主治】主治烦躁不安、口臭、口疮、唇裂、腹胀、大便黄臭、便秘等病症。

小天心　拇指掐按法、拇指揉按法

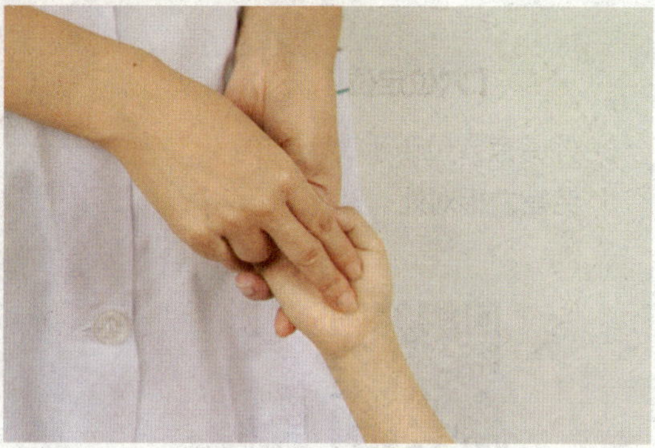

【穴位定位】

小天心穴位于手掌面，大小鱼际交界处凹陷中，内劳宫之下，总筋之上。

扫一扫
跟着视频学

【推拿操作】用拇指指甲掐，称掐小天心；用拇指或示指、中指的指腹揉，称揉小天心；以中指指尖或屈曲的指关节捣，称捣小天心。掐3~5次，揉100~300次，捣3~5次。

【穴位作用】具有镇惊安神、消肿止痛的作用。

【穴位主治】主治小儿目赤肿痛、口舌生疮、惊风抽搐、夜啼、嗜睡、小便短赤、斜视、发热等病症。

内劳宫　拇指按压法

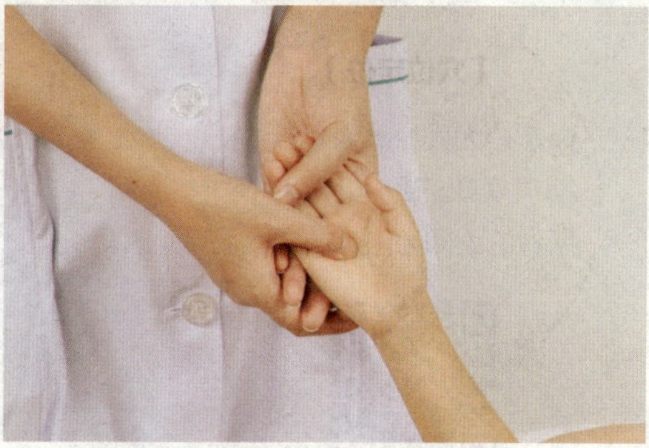

【穴位定位】

内劳宫穴位于掌心，握拳时中指、无名指指端所在之处的中点即是。

扫一扫
跟着视频学

【推拿操作】将拇指指腹按压在内劳宫穴上，以顺时针方向揉按，称为揉内劳宫，100~300次。

【穴位作用】具有清热除烦、疏风解表的作用。

【穴位主治】主治小儿口舌生疮、发热、烦躁、受惊、感冒、抽搐、齿龈糜烂、多梦、不寐、盗汗等病症。

外劳宫 拇指揉按法、拇指掐按法

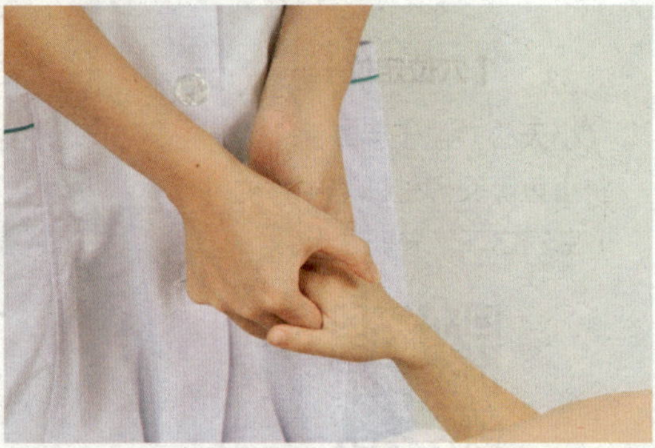

【穴位定位】

外劳宫穴位于手背，与内劳宫穴相对处。

扫一扫
跟着视频学

【推拿操作】将拇指指腹按压在外劳宫穴上，以顺时针方向揉按100~300次；用拇指指甲掐按外劳宫穴3~5次。

【穴位作用】具有温阳散寒、健脾养胃的作用。

【穴位主治】主治小儿外感风寒、腑脏积寒、腹胀、腹痛、腹泻、肠鸣、脱肛、遗尿、疝气、咳嗽痰多、痢疾等病症。

内八卦 二指运法

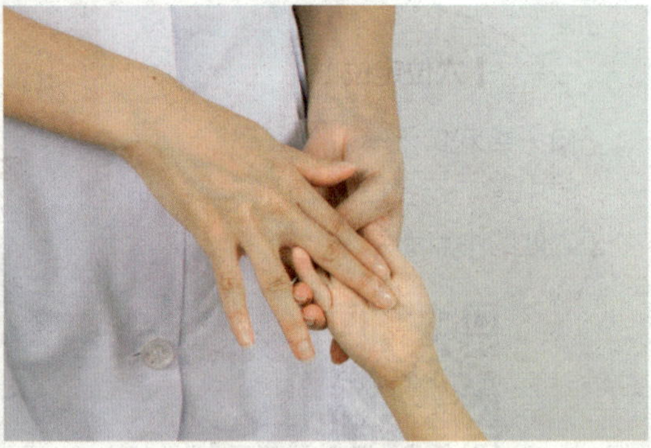

【穴位定位】

以掌心为圆心，圆心至中指根横纹的2/3处为半径所做的圆即为内八卦穴。

扫一扫
跟着视频学

【推拿操作】用示指、中指两指指腹按压在掌心上，顺时针运揉，称顺运内八卦；反之，逆时针运揉，称逆运内八卦。100~500次。

【穴位作用】具有宽胸利膈、降气平喘的作用。

【穴位主治】主治小儿咳嗽、痰喘、胸闷、呕吐、泄泻、食欲缺乏、腹胀等病症。

外八卦　拇指运法

【穴位定位】

外八卦穴位于手背外劳宫穴周围，与内八卦相对。

扫一扫
跟着视频学

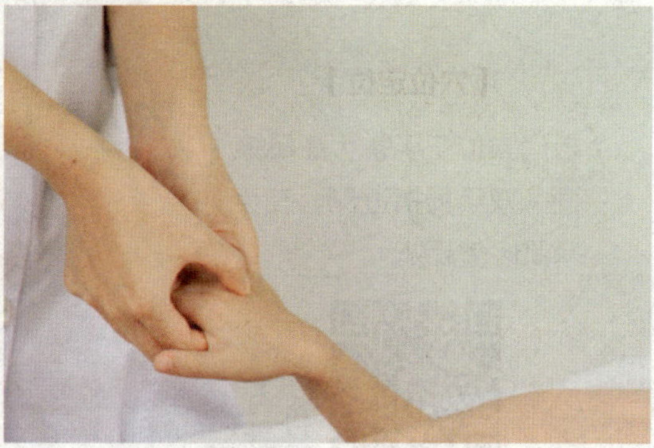

【推拿操作】 双手托住孩子手掌，用拇指指尖做顺时针方向掐运，称顺运外八卦；用拇指指尖做逆时针方向掐运，则称逆运外八卦。50～100次。

【穴位作用】 具有宽胸理气、通滞散结的作用。

【穴位主治】 主治胸闷、腹胀、便秘、咳喘等病症。

总筋　拇指揉按法、拇指掐按法、拇指分推法

【穴位定位】

总筋穴位于掌后腕横纹中点，正对中指处。

扫一扫
跟着视频学

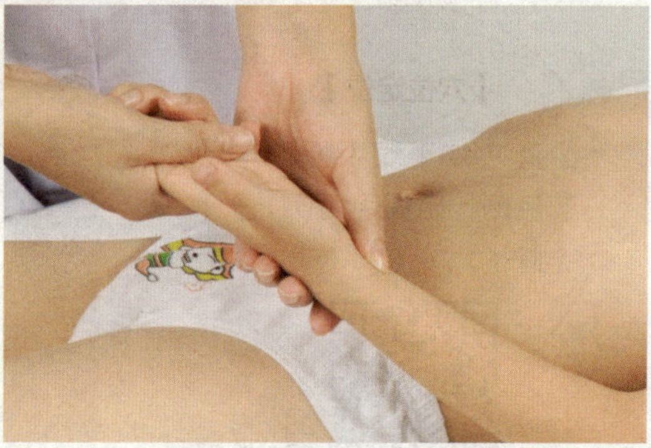

【推拿操作】 用拇指指腹揉按总筋穴，称揉总筋，以顺时针方向操作50～100次；用拇指指甲掐总筋穴3～5次，称掐总筋；从总筋穴往两侧分推，称分推手阴阳。

【穴位作用】 具有散结止痉、清热利尿的作用。

【穴位主治】 主治口舌生疮、潮热、夜啼、惊风、抽搐、小便赤涩、发热烦躁等病症。

板门 拇指揉按法、拇指直推法

【穴位定位】

板门穴位于手掌大鱼际表面（双手拇指近侧，在手掌肌肉隆起处）。

扫一扫
跟着视频学

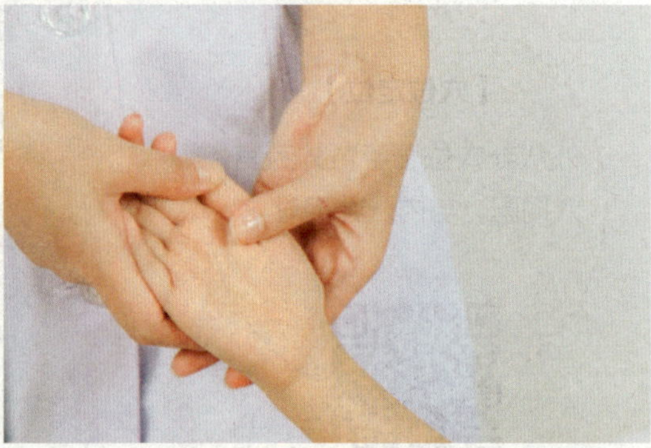

【推拿操作】用拇指指腹按顺时针方向揉大鱼际，称为揉板门；用拇指指腹自拇指根推向大横纹或反之，称为推板门。揉100~300次，推100~300次。

【穴位作用】具有健脾和胃、消食化积的作用。

【穴位主治】主治小儿食积、腹胀、呕吐、泄泻、食欲缺乏、气喘、嗳气等病症。

少商 拇指掐按法、二指刮擦法

【穴位定位】

少商穴位于双手拇指末节桡侧，距指甲角0.1寸（指寸）。

扫一扫
跟着视频学

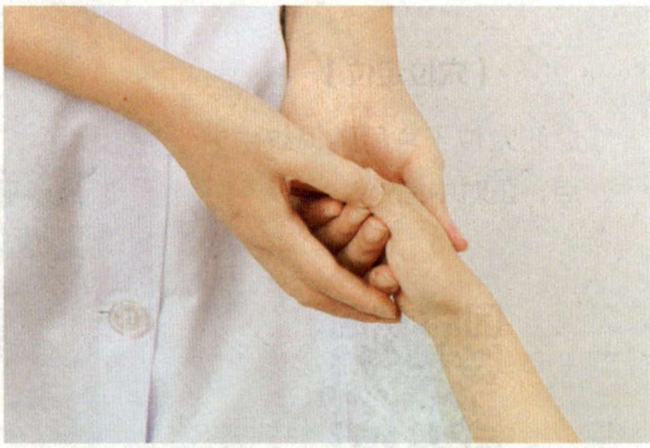

【推拿操作】用拇指指甲掐按少商穴3~5次，掐按时要用力，使按处有一定压迫感，持续几秒后再慢慢放松。或用示指和中指弯曲刮擦少商穴1~2分钟，以有酸痛感为宜。

【穴位作用】具有宣肺解郁、清热止呕的作用。

【穴位主治】主治肺系病症及热病，如咽喉肿痛、痰喘、心烦不安、口渴喜饮、手掌发热等。

商阳　掐指掐按法

【穴位定位】

商阳穴位于示指末节桡侧，距指甲角0.1寸（指寸）。

扫一扫
跟着视频学

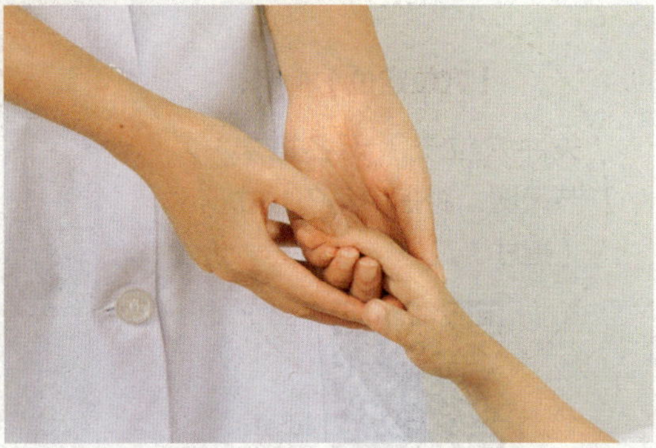

【推拿操作】一只手握小儿的手，掌心向下，用另一只手的拇指指甲重掐商阳穴，称为掐商阳，掐3～5次。

【穴位作用】具有清热泻火、宣肺止咳的作用。

【穴位主治】主治小儿寒热疟疾、身热无汗、耳聋、面肿、口干、胸闷、喘咳等病症。

中冲　掐指掐按法

【穴位定位】

中冲穴位于手指上，中指末节尖端中央。

扫一扫
跟着视频学

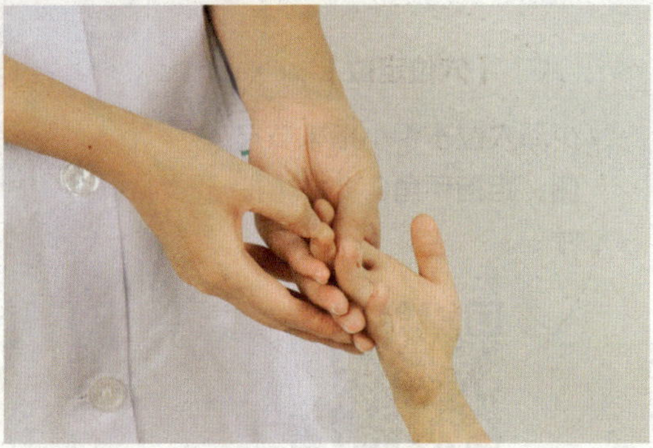

【推拿操作】一只手扶小儿的手，掌心向上，用另一只手的拇指指甲重掐中冲穴3～5次。

【穴位作用】具有清热开窍、利喉舌的作用。

【穴位主治】主治小儿中暑、休克、身热烦闷、恶寒无汗、五心烦热、口疮等病症。

关冲 拇指掐按法

【穴位定位】

关冲穴位于手无名指末节尺侧，距指甲角0.1 寸（指寸）。

扫一扫
跟着视频学

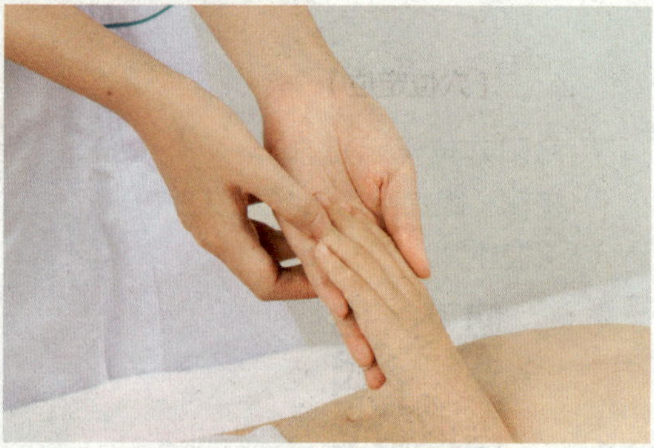

【推拿操作】一只手扶小儿的手，用另一只手的拇指指甲重掐关冲穴3～5次。

【穴位作用】具有泻热开窍、活血通络的作用。

【穴位主治】主治小儿头痛、口干、喉痛、嗳气、呕吐、晕车等病症。

少泽 拇指掐按法

【穴位定位】

少泽穴位于手小指末节尺侧，距指甲角0.1 寸（指寸）。

扫一扫
跟着视频学

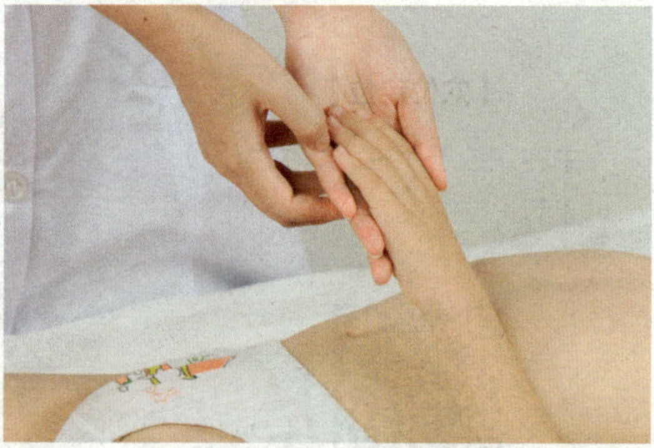

【推拿操作】用拇指指甲重掐少泽穴3～5次。

【穴位作用】具有清热利咽、通乳开窍的作用。

【穴位主治】主治小儿身热无汗、手足抽搐、咳嗽有痰、头痛、喉痹、口疮等病症。

十宣　掐指掐按法

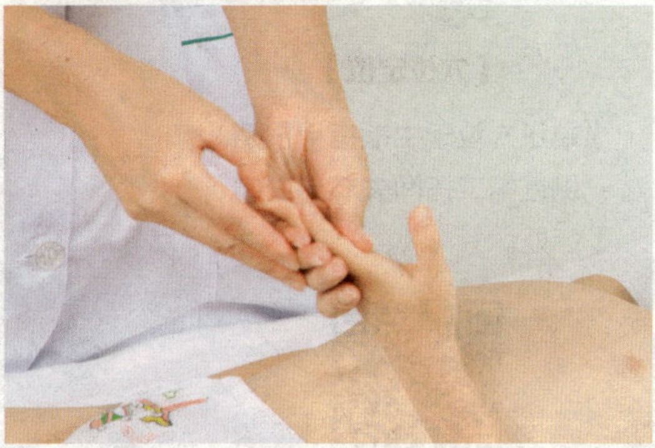

【穴位定位】

十宣穴位于两手十指尖，指甲内赤白肉际处。

扫一扫
跟着视频学

【推拿操作】用拇指指甲依次从拇指掐至小指，称为掐十宣，也称掐十王。每穴各掐5次，或醒后即止。

【穴位作用】具有醒神开窍、治高热的作用。

【穴位主治】主治小儿高热、惊风、抽搐、烦躁不安、昏厥、精神恍惚等病症。

少府　拇指揉按法

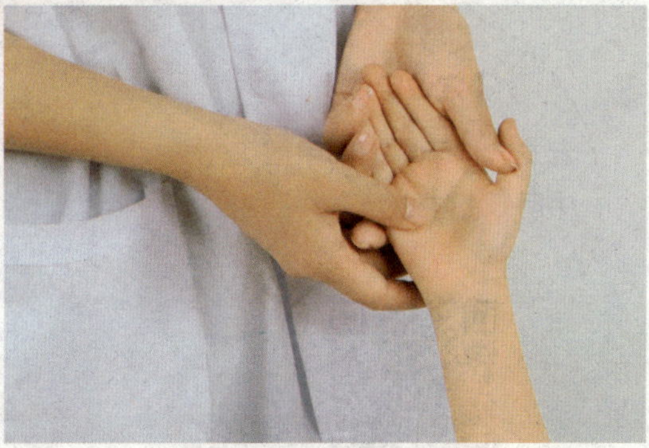

【穴位定位】

少府穴位于手掌面，第四、五掌骨之间，握拳时小指尖处。

扫一扫
跟着视频学

【推拿操作】用拇指指腹揉按少府穴2～3分钟，以局部有酸胀感为度。

【穴位作用】具有清心泻热、理气活络的作用。

【穴位主治】主治小儿失眠、心悸、胸痛、小便不利、遗尿、手掌麻木等病症。

端正 二指掐法、二指揉法

【穴位定位】

端正穴位于中指指甲根两侧近第二指间关节赤白肉际处。

扫一扫
跟着视频学

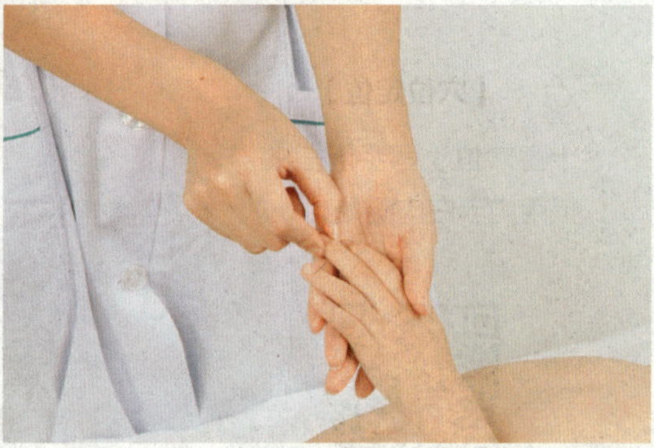

【推拿操作】用拇指、示指指甲相对掐端正穴，称掐端正；用拇指、示指指腹对揉左右端正穴，称揉端正。掐3～5次或揉50～100次。

【穴位作用】具有降逆止呕、调理肠道的作用。

【穴位主治】主治小儿水泻、痢疾、惊风、呕吐、打嗝、反酸、消化不良等病症。

老龙 拇指掐按法

【穴位定位】

老龙穴位于中指指甲根正中后 0.1 寸处。

扫一扫
跟着视频学

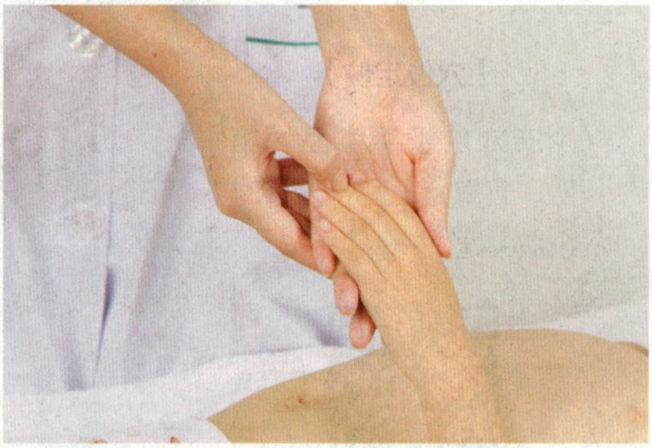

【推拿操作】用一只手的拇指指甲掐按老龙穴，称为掐老龙，掐3～5次即见效果。

【穴位作用】具有醒神开窍、清热解痉的作用。

【穴位主治】主治小儿急惊风、高热、抽搐、昏厥等病症。

少冲　拇指掐按法、拇指揉按法、拇指切压法

【穴位定位】

少冲穴位于手小指末节桡侧，距指甲角0.1 寸（指寸）。

扫一扫
跟着视频学

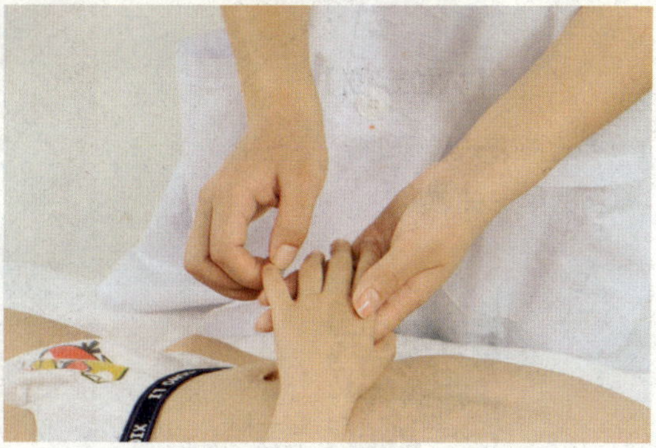

【推拿操作】先以拇指、示指相对掐按少冲穴2～3分钟，再以拇指指端揉按少冲穴2～3分钟，最后以拇指尖端切压少冲穴2～3分钟。

【穴位作用】具有清热息风、醒神开窍的作用。

【穴位主治】主治小儿心痛、惊风、昏迷、胸膜炎、喉炎、热病、前臂疼痛等病症。

二马　拇指掐揉法

【穴位定位】

二马穴位于手背，无名指及小指掌指关节后的凹陷中。

扫一扫
跟着视频学

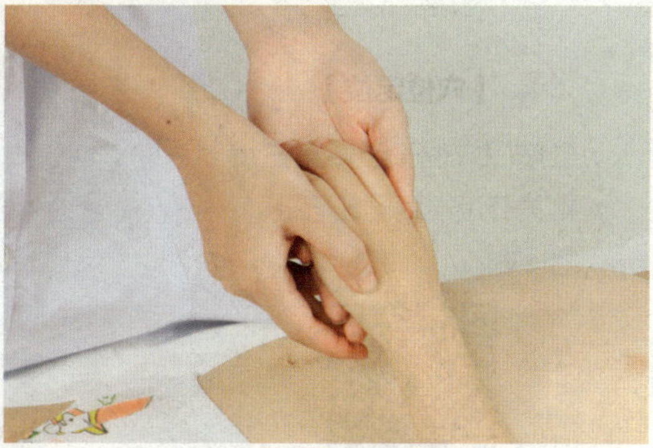

【推拿操作】用拇指指甲重掐二马穴，称为掐二马；用拇指指腹揉按此穴，称为揉二马。掐时用力，揉按时要带动皮下组织。掐3～5次或揉50～100次。

【穴位作用】具有顺气散结、利水通淋的作用。

【穴位主治】主治小儿牙痛、小便赤涩、小便淋漓、虚热咳喘、阴虚内热、烦躁不安等病症。

五指节

拇指掐按法、二指揉搓法

【穴位定位】

五指节穴位于掌背面五指的第一关节处。

扫一扫
跟着视频学

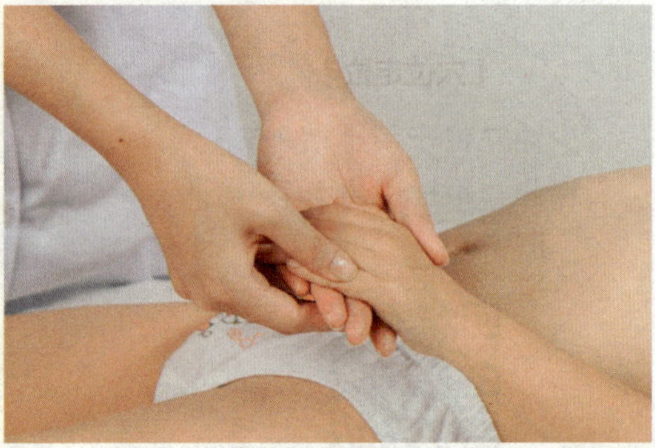

【推拿操作】 用拇指尖端依次从小儿的拇指掐至小指，称为掐五指节，掐3~5次。拇指放在穴位上，示指放在掌面与穴位相对处，两指面逐个相对揉搓30~50次，称为揉搓五指节。

【穴位作用】 具有安神镇惊、通关开窍的作用。

【穴位主治】 主治小儿惊悸不安、惊风、吐涎、咳嗽、风痰、抽搐、夜啼、不寐等病症。

二扇门

拇指掐按法、拇指揉按法

【穴位定位】

二扇门穴位于手背第三掌指关节近端两侧凹陷处。

扫一扫
跟着视频学

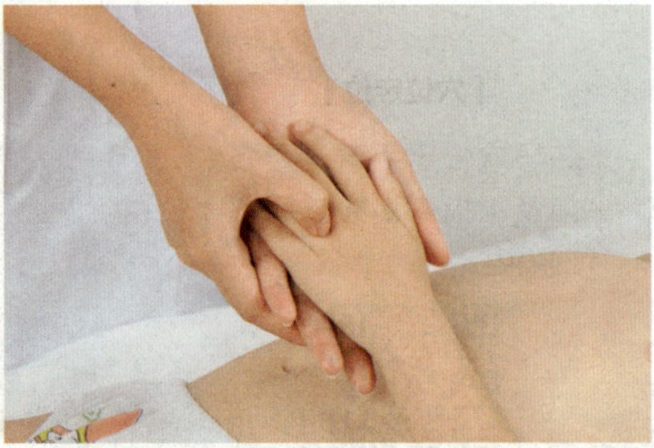

【推拿操作】 用拇指指甲掐按二扇门穴，称为掐二扇门；用拇指指腹顺时针揉按二扇门穴，称为揉二扇门。掐3~5次或揉100~300次。

【穴位作用】 具有清热解表、健脾养胃的作用。

【穴位主治】 主治小儿鼻出血、惊风、呕吐、身热无汗、抽搐、昏厥等病症。

威灵　拇指掐按法、拇指揉按法

【穴位定位】

威灵穴位于手背，第二、三掌骨交缝处。

扫一扫
跟着视频学

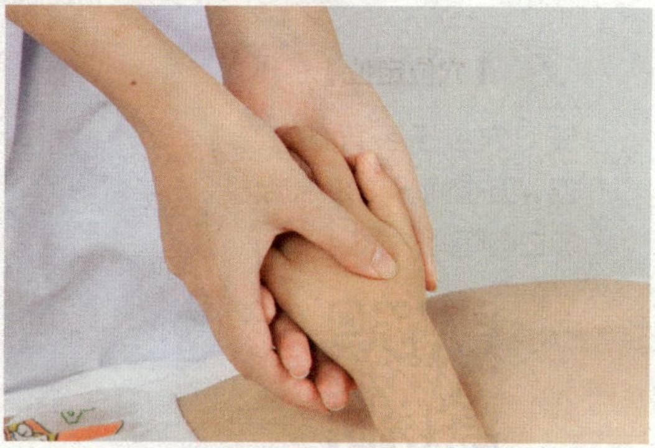

【推拿操作】用拇指指甲掐按威灵穴5～10次，再用拇指指端以顺时针方向揉按100～200次。

【穴位作用】具有醒神开窍、疏风解表的作用。

【穴位主治】主治小儿急惊风、昏迷不醒、头痛、耳鸣等病症。

精宁　拇指掐按法、拇指揉按法

【穴位定位】

精宁穴位于手背，第四、五掌骨交缝处。

扫一扫
跟着视频学

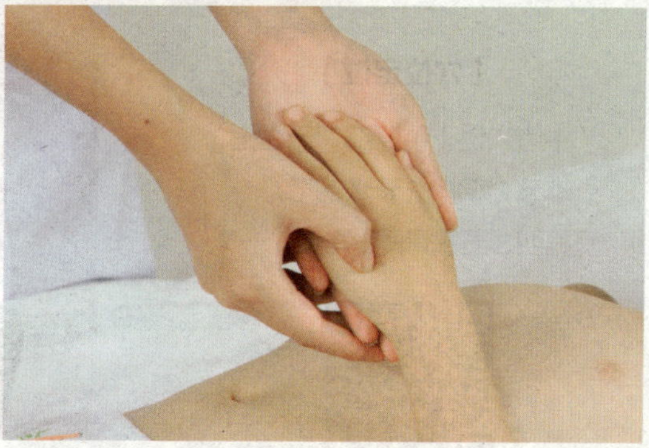

【推拿操作】用拇指指甲掐按精宁穴5～10次，再用拇指指端以顺时针方向揉按100～200次。

【穴位作用】具有行气化痰、宣肺止咳的作用。

【穴位主治】主治小儿咳嗽痰多、疳积、痰喘、干呕、口眼㖞斜、惊风、昏厥等病症。

液门 拇指按压法

【穴位定位】

液门穴位于手背部，第四、五指间，指蹼缘后方赤白肉际处。

扫一扫
跟着视频学

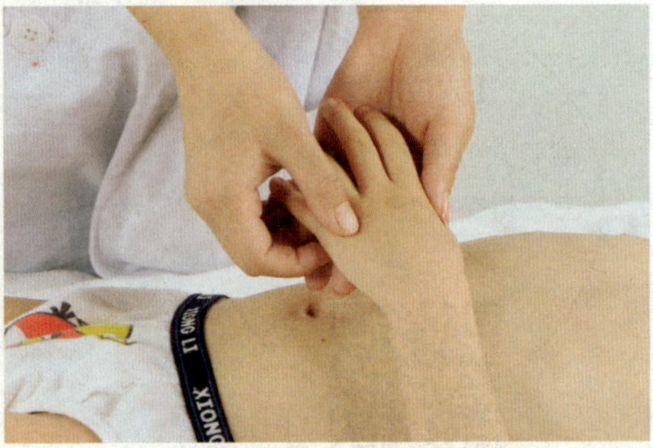

【推拿操作】用拇指指尖垂直按压液门穴 1 ~ 3 分钟，以局部有刺痛感为度。

【穴位作用】具有清火、散热、消炎的作用。

【穴位主治】主治小儿中暑、昏迷、热病、心痛等病症。

中渚 拇指揉按法

【穴位定位】

中渚穴位于手背部，无名指本节（掌指关节）的后方，第四、五掌骨间凹陷处。

扫一扫
跟着视频学

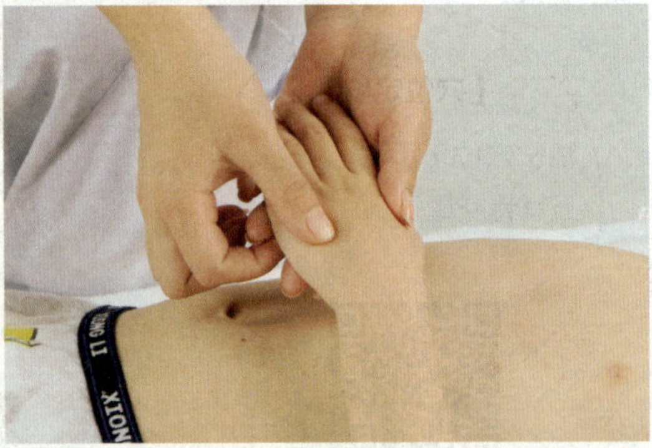

【推拿操作】将拇指置于中渚穴上，用指腹揉按1 ~ 3分钟，以局部有酸胀感为度。

【穴位作用】具有清热通络、开窍聪耳的作用。

【穴位主治】主治小儿头痛、耳鸣、耳聋、头晕、咽喉痛、失眠等病症。

后溪　拇指揉按法

【穴位定位】

后溪穴位于手掌尺侧，微握拳，小指本节后的远侧掌横纹头赤白肉际处。

扫一扫
跟着视频学

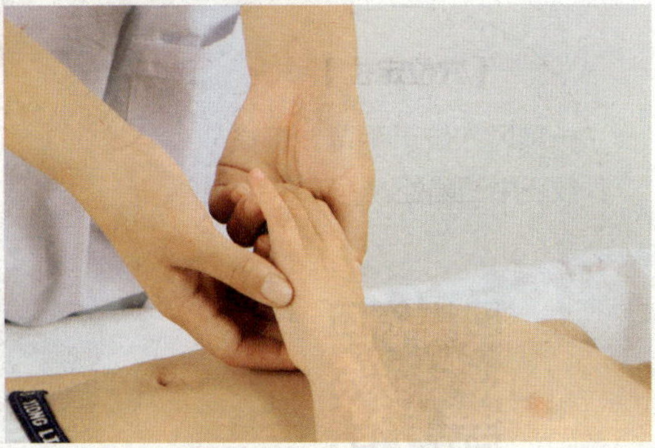

【推拿操作】用拇指指腹揉按后溪穴1～2 分钟，力度适中，以局部有酸胀感为度。

【穴位作用】具有舒经活络的作用。

【穴位主治】主治小儿落枕、颈项强痛、鼻塞等病症。

阳谷　拇指揉按法、二指掐揉法

【穴位定位】

阳谷穴位于手腕尺侧，尺骨茎突与三角骨之间的凹陷处。

扫一扫
跟着视频学

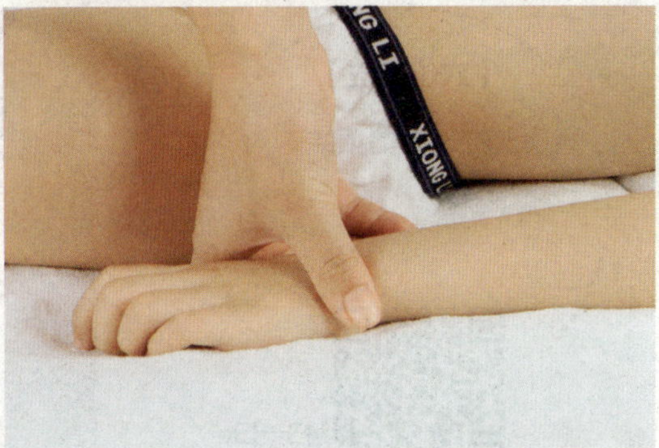

【推拿操作】先用拇指指腹揉按阳谷穴1～2分钟，再将拇指与示指相对，用指腹掐揉1～2分钟。

【穴位作用】具有明目安神、通经活络的作用。

【穴位主治】主治小儿目赤肿痛、手腕痛、牙痛、肩痛、神经性耳聋、耳鸣等病症。

一窝风 拇指揉按法

【穴位定位】

一窝风穴位于手背，腕横纹正中凹陷处。

扫一扫
跟着视频学

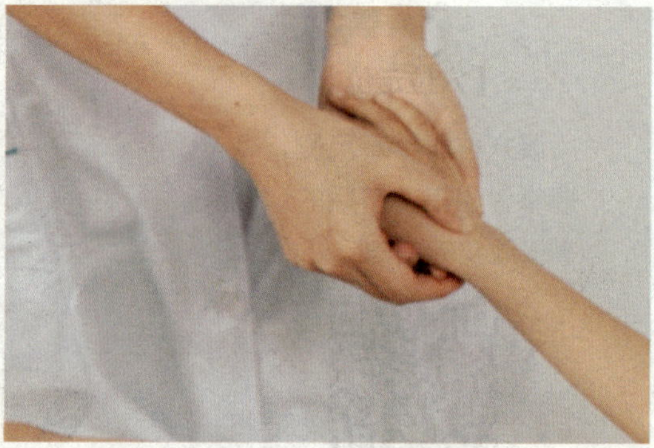

【推拿操作】一只手扶小儿的手，掌心向下，用另一只手的拇指指端以顺时针方向揉按一窝风穴100～300次。

【穴位作用】具有温中行气、疏风解表的作用。

【穴位主治】主治小儿腹痛、肠鸣、关节痹痛、伤风感冒、惊风、昏厥等病症。

肾顶 拇指揉按法

【穴位定位】

肾顶穴位于小指顶端。

扫一扫
跟着视频学

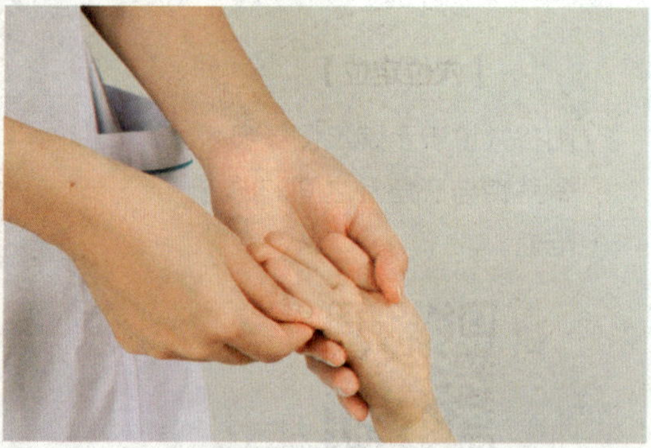

【推拿操作】一只手扶小儿的手，掌心向上，用另一只手的拇指指端以顺时针方向揉按肾顶穴100～500次。

【穴位作用】具有固表止汗、收敛元气的作用。

【穴位主治】主治小儿自汗、盗汗、大汗淋漓不止等病症。

阳溪

拇指揉按法

【穴位定位】

阳溪穴位于腕背横纹桡侧，拇指向上翘起时，拇短与拇长伸肌腱之间的凹陷中。

扫一扫
跟着视频学

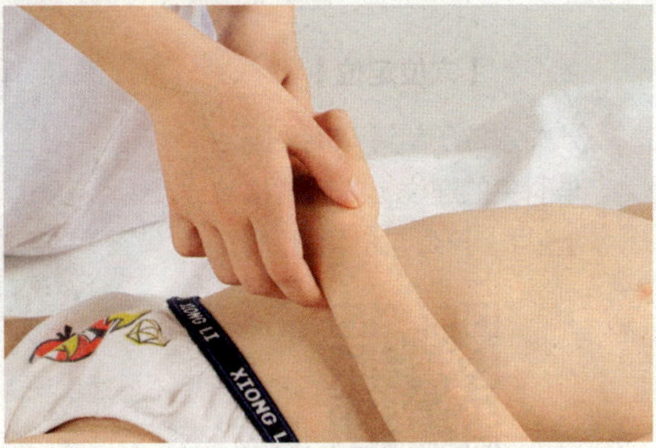

【推拿操作】用手轻握小儿手背，弯曲拇指，用拇指指腹揉按阳溪穴1～3分钟。

【穴位作用】具有清热散风、舒筋利节的作用。

【穴位主治】主治小儿咽部及口腔疾病、目赤肿痛。

合谷

拇指掐按法

【穴位定位】

合谷穴位于手背，第一、二掌骨间，第二掌骨桡侧的中点处。

扫一扫
跟着视频学

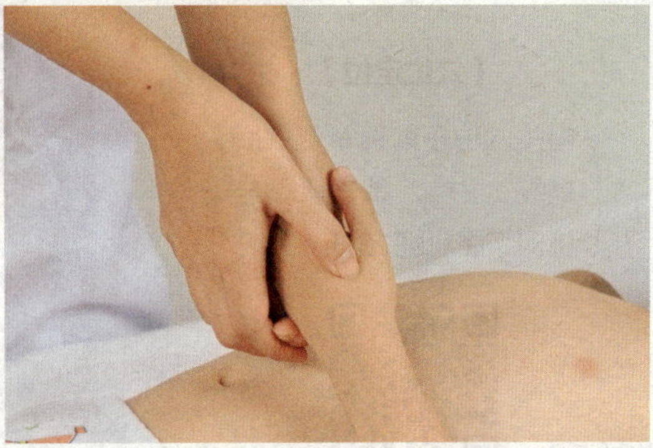

【推拿操作】一只手托起并固定小儿的手，充分暴露合谷穴，用另一只手的拇指指甲重掐合谷穴，以3～5次为宜。

【穴位作用】具有镇惊止痛、通经活络、清热解表的作用。

【穴位主治】主治小儿外感头痛、头晕、耳鸣、耳聋、鼻炎、扁桃体炎、腹痛、胃痛、胃气上逆、牙痛、口眼㖞斜等病症。

外关 拇指揉按法

【穴位定位】

外关穴位于前臂背侧，阳池与肘尖的连线上，腕背横纹上2寸，尺骨与桡骨之间。

扫一扫
跟着视频学

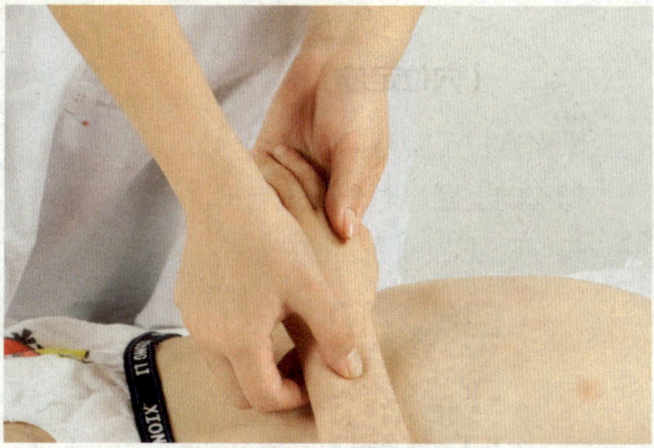

【推拿操作】将小儿掌心向下，用拇指指腹以顺时针方向揉按外关穴100~500次，力度稍重。

【穴位作用】具有补阳益气、消肿止痛的作用。

【穴位主治】主治小儿手指疼痛、肘臂屈伸不利、肩痛、头痛、目赤肿痛、耳鸣、耳聋等病症。

内关 拇指揉按法

【穴位定位】

内关穴位于前臂掌侧，腕横纹上2寸，掌长肌腱与桡侧腕屈肌腱之间。

扫一扫
跟着视频学

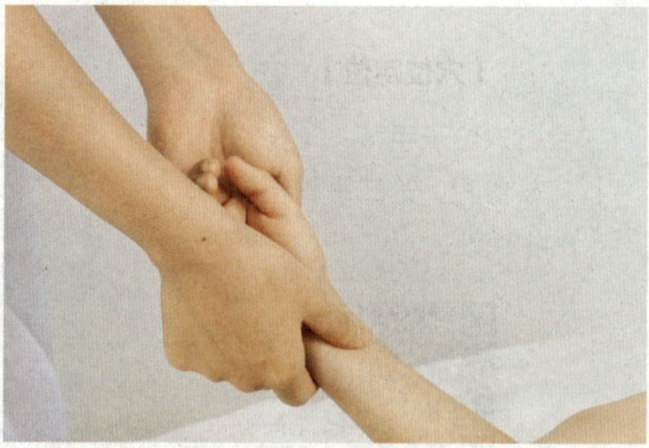

【推拿操作】用拇指指腹以顺时针方向揉按内关穴100~500次，以局部有酸胀感为度。

【穴位作用】具有宁心安神、理气镇痛的作用。

【穴位主治】主治小儿心痛、心悸、胸闷、胃痛、呕吐、上肢痹痛等病症。

大陵　拇指揉按法

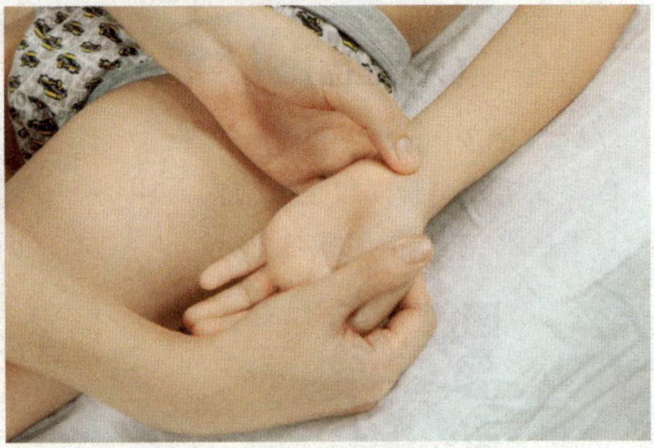

【穴位定位】

大陵穴位于腕掌横纹的中点处，掌长肌腱与桡侧腕屈肌腱之间。

扫一扫
跟着视频学

【推拿操作】用拇指指腹揉按大陵穴1～3分钟，以有酸胀感为宜。

【穴位作用】具有清心宁神的作用。

【穴位主治】主治小儿癫狂、呕吐等病症。

神门　拇指揉按法

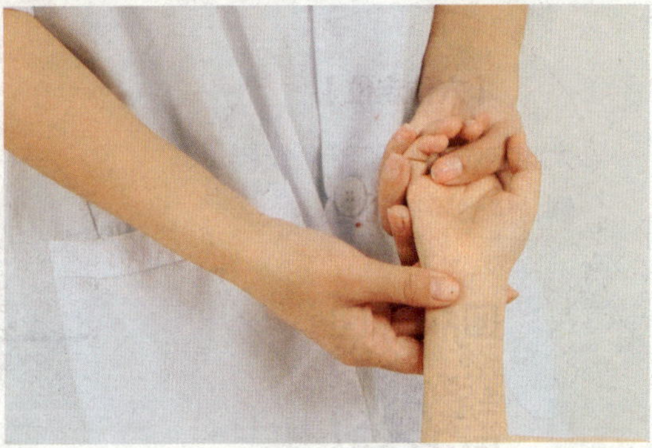

【穴位定位】

神门穴位于腕部，腕掌侧横纹尺侧端，尺侧腕屈肌腱的桡侧凹陷处。

扫一扫
跟着视频学

【推拿操作】将拇指置于神门穴上，用指腹揉按1～2分钟，以局部有酸胀感为度。

【穴位作用】具有益心安神、通经活络的作用。

【穴位主治】主治小儿失眠、惊悸、胸胁痛、前臂麻木等病症。

列缺 拇指揉按法、拇指弹拨法

【穴位定位】

列缺穴位于前臂桡侧缘，桡骨茎突上方，腕横纹上1.5寸，肱桡肌与拇长展肌腱之间。

扫一扫
跟着视频学

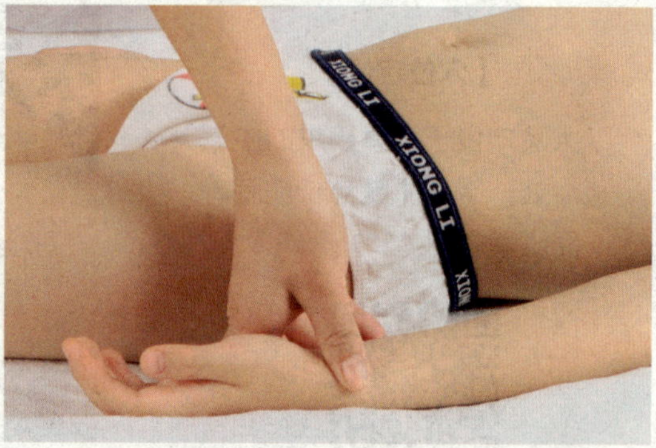

【推拿操作】用拇指揉按或弹拨列缺穴50~100次，以局部有酸胀感为宜。

【穴位作用】具有止咳平喘、通经活络的作用。

【穴位主治】主治小儿肺部疾病、头痛、颈痛、咽痛等病症。

太渊 拇指弹拨法

【穴位定位】

太渊穴位于腕掌侧横纹桡侧，桡动脉搏动处。

扫一扫
跟着视频学

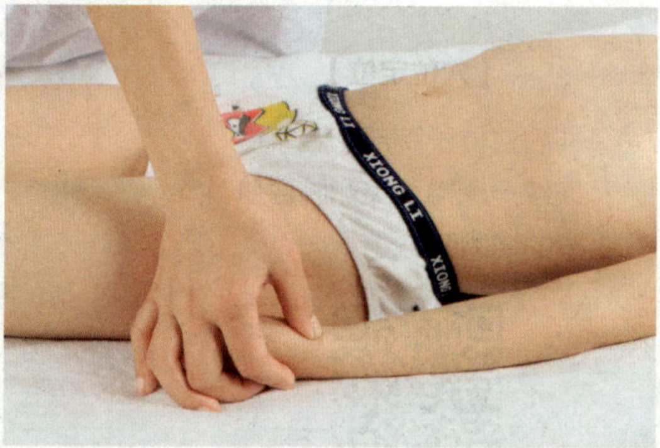

【推拿操作】将拇指置于太渊穴上，用指端弹拨3~5分钟，以局部皮肤潮红、发热为度。

【穴位作用】具有止咳化痰、通调血脉的作用。

【穴位主治】主治小儿咯血、胸闷、手掌冷痛麻木、支气管炎、失眠等病症。

三关　二指推摩法

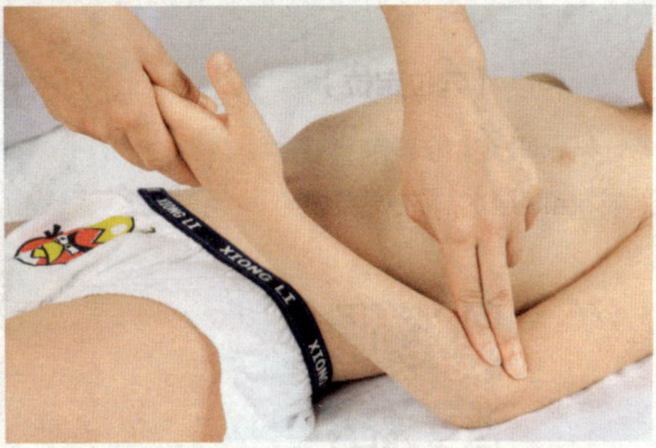

【穴位定位】

三关穴位于前臂桡侧阳池穴至曲池穴，成一直线。

扫一扫
跟着视频学

【推拿操作】并拢示指、中指，用两指指腹从手腕推向肘部，称为推三关。100～300次。

【穴位作用】具有温阳散寒、发汗解表的作用。

【穴位主治】主治小儿发热、恶寒、无汗、气血虚弱、病后体虚、阳虚肢冷、疹出不透、风寒感冒等虚寒病症。

六腑　拇指推摩法

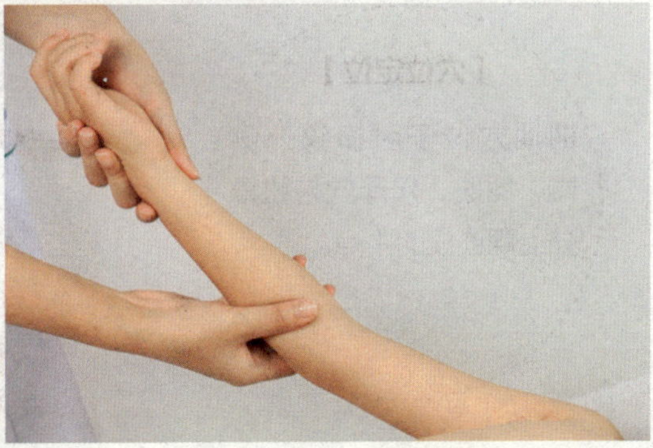

【穴位定位】

六腑穴位于前臂尺侧，阴池穴至肘，成一直线。

扫一扫
跟着视频学

【推拿操作】用拇指指腹自肘推向腕，称退六腑或推六腑。100～300次。力度由轻至重，再由重至轻。

【穴位作用】具有清热解毒、消肿止痛的作用。

【穴位主治】主治小儿发热、多汗、惊风、口疮、面肿、咽痛、便秘、腮腺炎等病症。

天河水 二指推摩法、二指弹打法

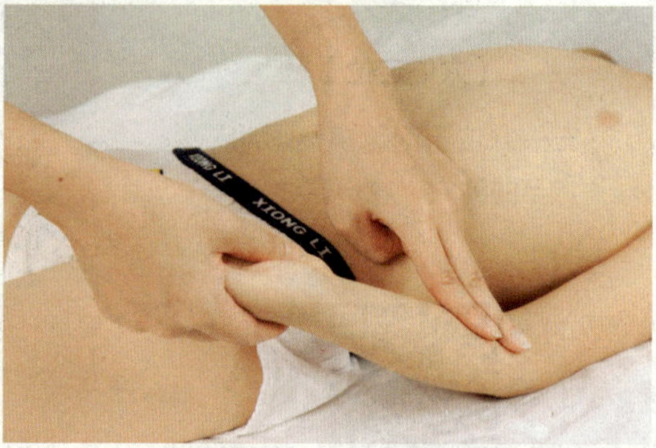

【穴位定位】

天河水穴位于前臂正中，自腕至肘，成一直线。

扫一扫
跟着视频学

【推拿操作】并拢示指、中指，用两指指腹从小儿的手腕推向手肘，称清天河水；用示指、中指从总筋开始，一起一落地弹打，直至肘部，称弹打天河水。推100～500次，或弹20遍。

【穴位作用】具有清热解表、泻火除烦的作用。

【穴位主治】主治小儿外感发热、口燥咽干、唇舌生疮、夜啼、头痛等病症。

曲池 拇指揉按法、二指点拍法

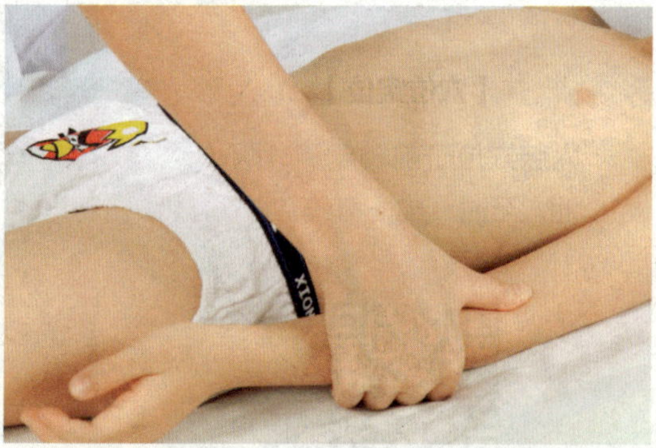

【穴位定位】

曲池穴位于肘横纹外侧端，屈肘，尺泽穴与肱骨外上髁连线的中点。

【推拿操作】将拇指置于曲池穴上，用指腹以顺时针方向揉按 100 次，或用示指、中指指腹点拍曲池穴20～30次，以有酸胀感为宜。

【穴位作用】具有解表退热、宣肺止咳的作用。

【穴位主治】主治小儿风热感冒、咽喉肿痛、抽搐、咳喘等病症。

胸腹部常用穴位及手法

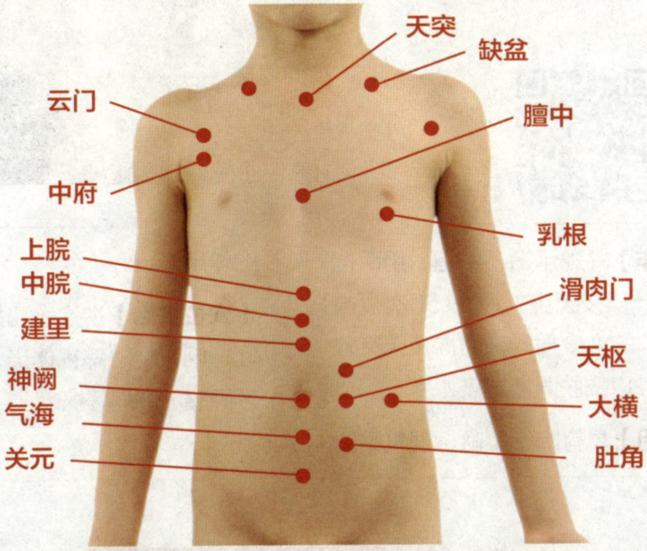

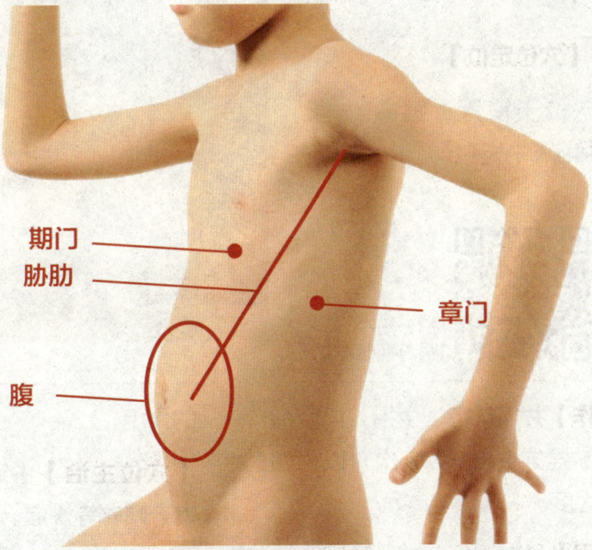

天突　二指揉按法、掌根推按法

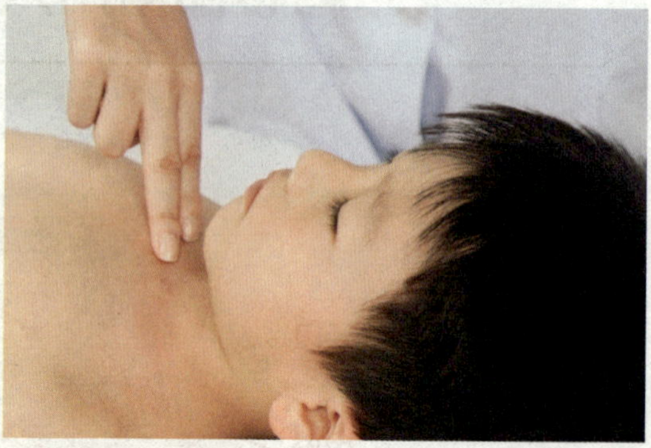

【穴位定位】

天突穴位于颈部，前正中线上，胸骨上窝中央。

扫一扫
跟着视频学

【推拿操作】并拢示指、中指，用两指指腹顺时针揉按天突穴30～50次。或用手掌根部的力度横向来回推按天突穴1～2分钟，以皮肤潮红发热为度。

【穴位作用】具有降逆止呕、理气平喘的作用。

【穴位主治】主治小儿打嗝、咳嗽、呕吐、咽喉炎、扁桃体炎、食欲缺乏、咽喉肿痛、胸闷等病症。

缺盆　二指揉按法

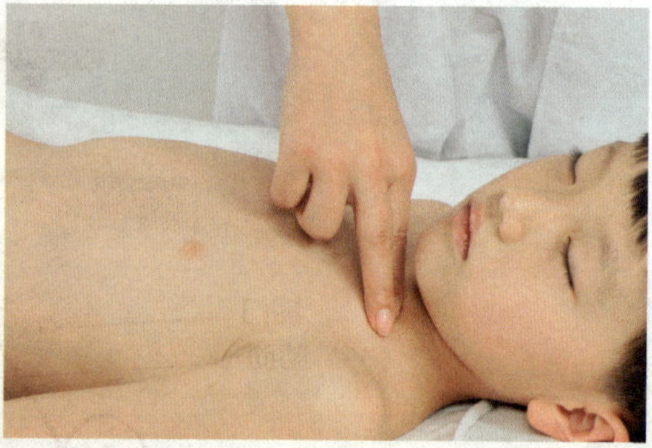

【穴位定位】

缺盆穴位于锁骨上窝中央，距前正中线4寸。

扫一扫
跟着视频学

【推拿操作】并拢示指、中指，用两指指腹揉按缺盆穴100～200次，以局部有酸胀感为度。

【穴位作用】具有调理气血、清咽止咳的作用。

【穴位主治】主治小儿咽喉肿痛、咳嗽、哮喘等病症。

云门　二指揉按法

【穴位定位】

云门穴位于胸前壁的外上方，肩胛骨喙突上方，锁骨下窝凹陷，距前正中线6寸。

扫一扫
跟着视频学

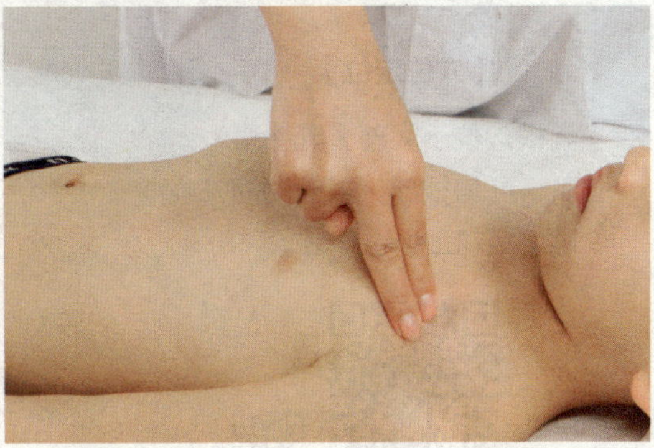

【推拿操作】并拢示指、中指，用两指指腹揉按云门穴60～80次，以局部有酸胀感为度。

【穴位作用】具有清肺平喘、理气化痰的作用。

【穴位主治】主治小儿咳嗽、咳痰、哮喘、呃逆等病症。

中府　二指揉按法

【穴位定位】

中府穴位于胸前壁的外上方，云门穴下1寸，平第一肋间隙，距前正中线 6 寸。

扫一扫
跟着视频学

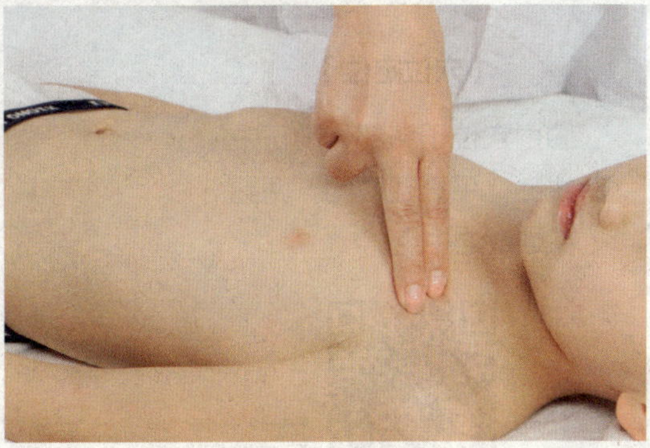

【推拿操作】并拢示指、中指，用两指指腹揉按中府穴100 次，以局部有酸胀感为度。

【穴位作用】具有清肺热、止咳喘的作用。

【穴位主治】主治小儿咳嗽、哮喘、肺炎、肺结核、胸痛等病症。

乳根　二指揉按法

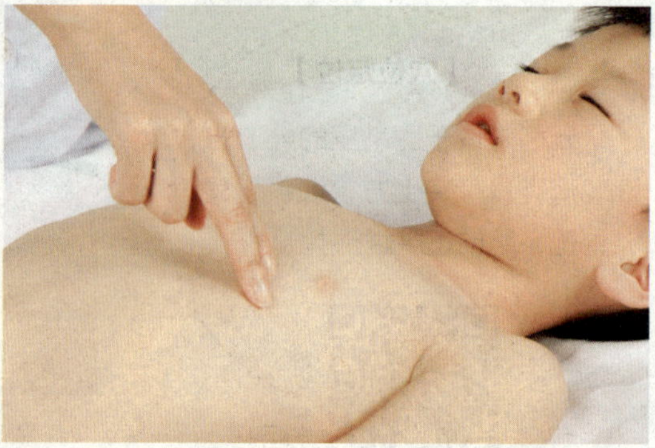

【穴位定位】

乳根穴位于胸部，乳头直下，乳房根部，第五肋间隙，距前正中线4寸。

扫一扫
跟着视频学

【推拿操作】 并拢示指、中指，用两指指腹以顺时针方向揉按乳根穴30～50次，力度适中，以局部皮肤发热为度。

【穴位作用】 具有化痰止咳、消食化滞的作用。

【穴位主治】 主治小儿胸闷、胸痛、咳喘、打嗝、呕吐、咳嗽、消化不良、食欲缺乏等病症。

膻中　拇指分推法、二指揉按法

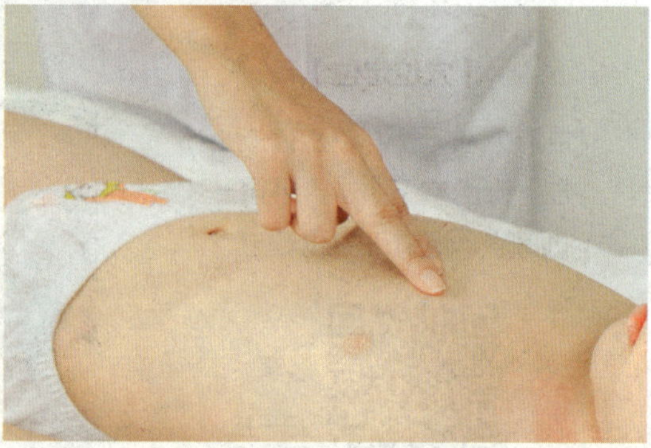

【穴位定位】

膻中穴位于胸部，前正中线上，平第四肋间，两乳头连线的中点。

扫一扫
跟着视频学

【推拿操作】 用双手拇指指腹从膻中穴向两边分推至乳头处30～50次；或并拢示指、中指，用两指指腹按膻中穴，以顺时针方向揉按，50～100次。

【穴位作用】 具有理气止痛、生津增液的作用。

【穴位主治】 主治小儿胸闷、吐逆、痰喘、咳嗽、支气管炎、心悸、心烦等病症。

上脘 三指揉按法

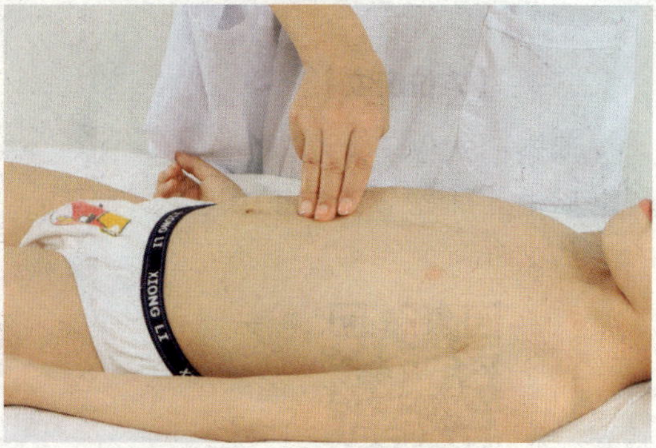

【穴位定位】

上脘穴位于上腹部，前正中线上，脐中上5寸。

扫一扫
跟着视频学

【推拿操作】并拢示指、中指、无名指，用三指指腹以顺时针方向揉按上脘穴1～3分钟，以局部皮肤潮红为度。

【穴位作用】具有和胃降逆、化痰宁神的作用。

【穴位主治】主治小儿消化不良、水肿、纳呆、腹泻、腹胀、咳嗽痰多等病症。

中脘 掌心揉按法、二指揉按法

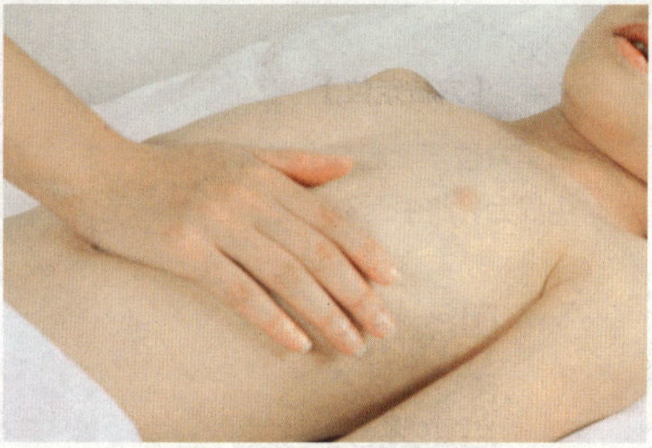

【穴位定位】

中脘穴位于上腹部，前正中线上，当脐中上4寸。

扫一扫
跟着视频学

【推拿操作】用手掌紧贴中脘穴揉动100～200次；或并拢示指、中指，以两指指腹揉按中脘穴80～100次。

【穴位作用】具有健脾养胃、降逆利水的作用。

【穴位主治】主治小儿泄泻、呕吐、腹胀、腹痛、食欲缺乏、嗳气、食积等。

滑肉门 拇指揉按法

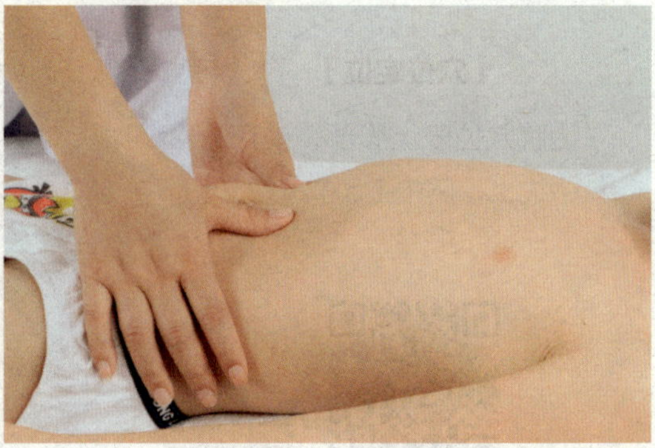

【穴位定位】

滑肉门穴位于上腹部，脐中上 1 寸，距前正中线 2 寸。

扫一扫
跟着视频学

【推拿操作】用拇指指腹揉按滑肉门穴1～2分钟，以局部皮肤潮红为度。

【穴位作用】具有健脾化湿、清心开窍的作用。

【穴位主治】主治小儿胃痛、恶心、呕吐、慢性胃肠炎、脱肛、吐舌、舌强等病症。

建里 三指揉按法

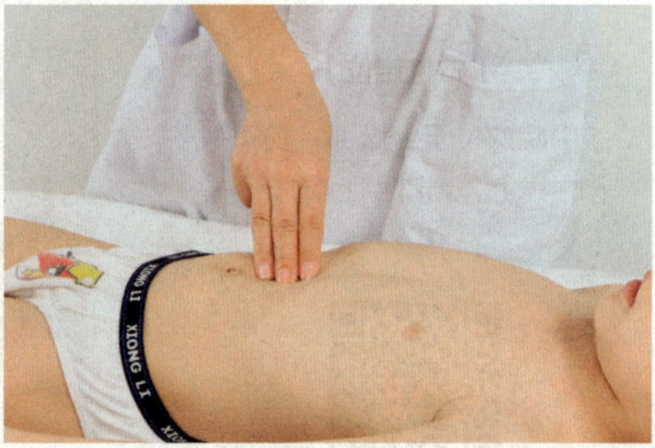

【穴位定位】

建里穴位于上腹部，前正中线上，脐中上3寸。

扫一扫
跟着视频学

【推拿操作】并拢示指、中指、无名指，用三指指腹揉按建里穴1～3分钟，以局部有酸胀感为度。

【穴位作用】具有和胃健脾、通降腑气的作用。

【穴位主治】主治小儿食欲缺乏、消化不良、肠炎、腹胀等病症。

神阙　掌心揉按法、拇指揉按法

【穴位定位】

神阙穴位于腹中部，脐中央。

扫一扫
跟着视频学

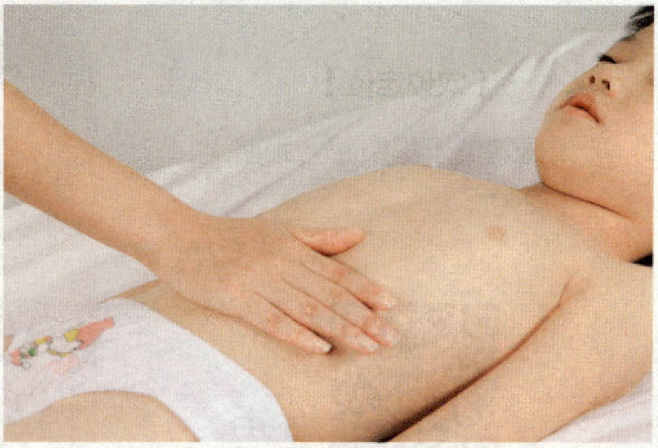

【推拿操作】把手掌放在神阙穴上，手掌不要紧贴皮肤，在皮肤表面做顺时针回旋性的摩动100～200次；或用拇指指腹揉按神阙穴5分钟，以皮肤发红为度。

【穴位作用】具有温阳散寒、消食导滞的作用。

【穴位主治】主治小儿腹痛、久泄、脱肛、痢疾、水肿、便秘、小便不禁、消化不良、疳积、腹胀等病症。

气海　二指揉按法

【穴位定位】

气海穴位于下腹部，前正中线上，脐下1.5寸。

扫一扫
跟着视频学

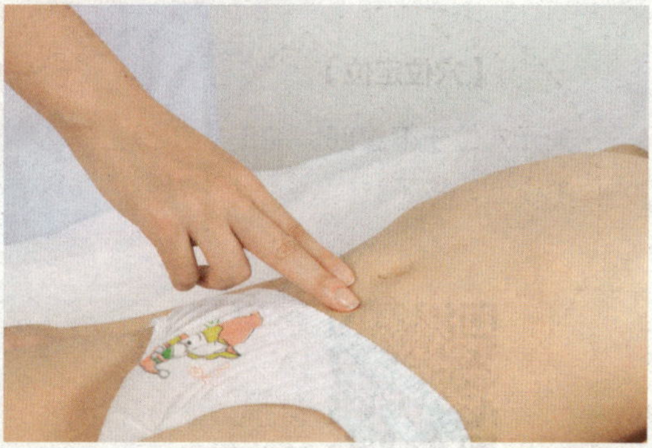

【推拿操作】并拢示指、中指，将两指指腹按压在气海穴上，以顺时针方向揉按80～100次。

【穴位作用】具有益气助阳、消食导滞的作用。

【穴位主治】主治小儿脘腹胀满、大便不通、泻痢不禁、食欲缺乏、夜尿症、胸膈不利等病症。

天枢 拇指揉按法

【穴位定位】

天枢穴位于腹中部，距脐中2寸。

扫一扫
跟着视频学

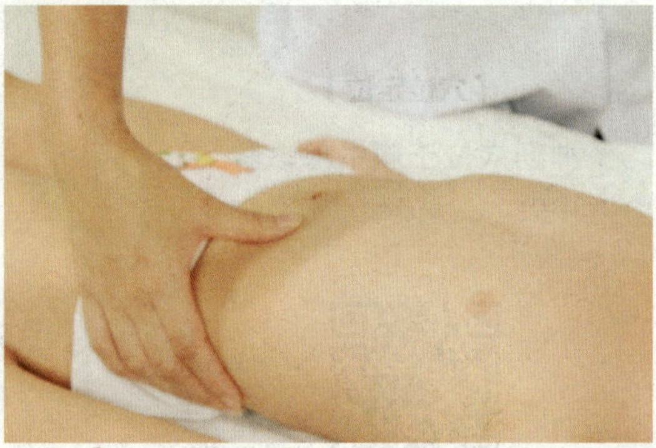

【推拿操作】将拇指指腹按压在天枢穴上，以顺时针方向揉按80~100次。

【穴位作用】具有消食导滞、调理肠道的作用。

【穴位主治】主治小儿腹胀、腹痛、腹泻、痢疾、便秘、食积不化、急慢性肠胃炎等病症。

关元 二指揉按法

【穴位定位】

关元穴位于下腹部，前正中线上，脐下3寸。

扫一扫
跟着视频学

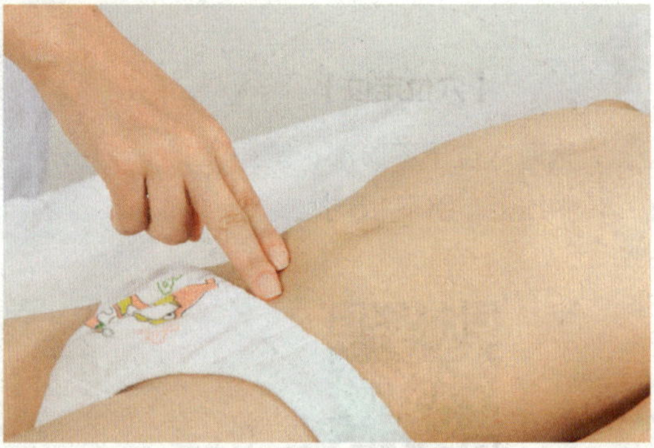

【推拿操作】并拢示指、中指，将两指指腹按压在关元穴上，以顺时针方向揉按80~100次。

【穴位作用】具有培补元气、泄浊通淋的作用。

【穴位主治】主治小儿小腹疼痛、吐泻、疝气、食欲缺乏、夜尿症、消化不良、慢性腹泻、腹胀、脱肛、遗尿、尿潴留等病症。

大横　拇指揉按法

【穴位定位】

大横穴位于腹中部，距脐中 4 寸。

扫一扫
跟着视频学

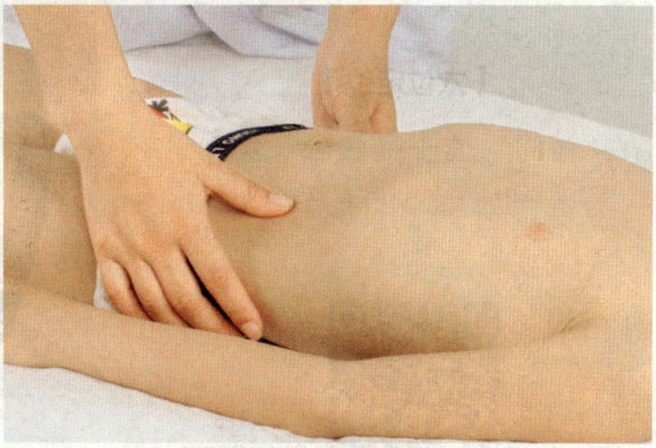

【推拿操作】将拇指置于大横穴上，用指腹揉按50～100次，以局部皮肤潮红为度。

【穴位作用】具有温中散寒、调理肠胃的作用。

【穴位主治】主治小儿腹胀、腹痛、脾胃虚寒、便秘、痢疾、泄泻等病症。

期门　拇指推揉法

【穴位定位】

期门穴位于胸部，乳头直下，第六肋间隙，前正中线旁开 4 寸。

扫一扫
跟着视频学

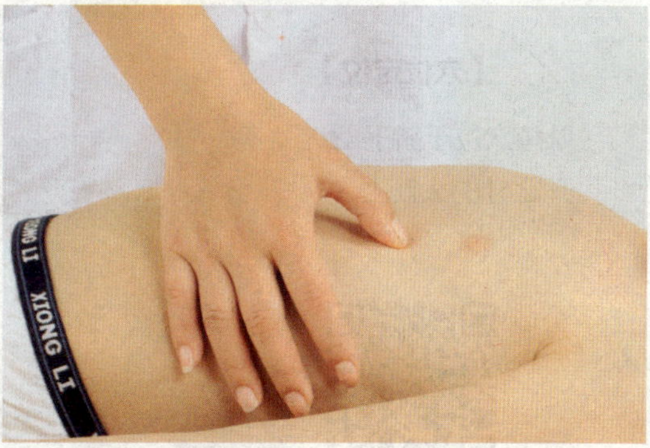

【推拿操作】将拇指置于期门穴上，先用指腹揉1～3分钟，再推揉1～3分钟，力度适中，以局部皮肤潮红为度。

【穴位作用】具有疏肝、理气、活血的作用。

【穴位主治】主治小儿胸胁胀痛、呕吐、肝炎、肝大、胆囊炎、黄疸等病症。

章门 二指揉按法

【穴位定位】

章门穴位于侧腹部，第十一肋游离端的下方。

扫一扫
跟着视频学

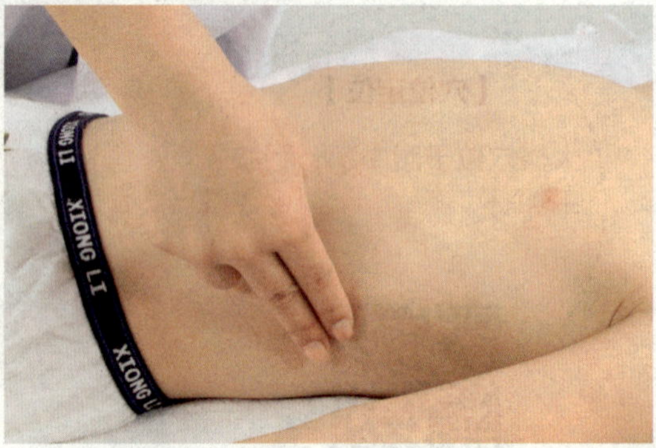

【推拿操作】并拢示指、中指，用两指指腹揉按章门穴1~3分钟，力度适中，以局部皮肤潮红为度。

【穴位作用】具有疏肝健脾、理气散结的作用。

【穴位主治】主治小儿消化不良、疳积、腹痛、腹胀、泄泻、呕吐、胸胁疼痛、黄疸等病症。

肚角 拇指揉按法

【穴位定位】

肚角穴位于脐下 2 寸，旁开 2 寸的大筋上。

扫一扫
跟着视频学

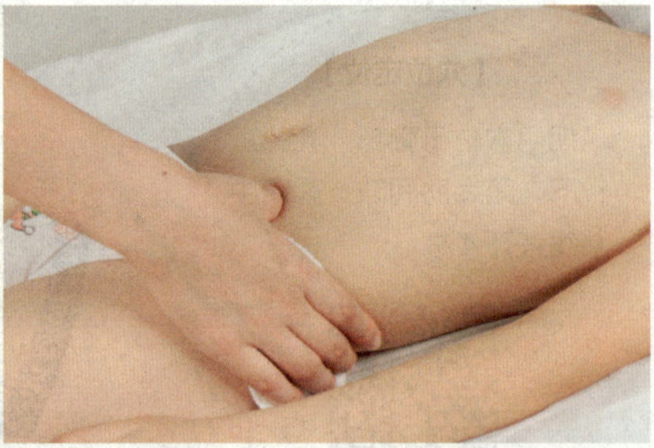

【推拿操作】将拇指指腹按压在肚角穴上，力度适中，以顺时针方向揉按80~100次。

【穴位作用】具有理气消滞、止泻止痛的作用。

【穴位主治】主治小儿腹痛、腹泻、便秘等病症。

腹　掌根分推法、掌心摩法

【穴位定位】

腹位于腹部，中脘穴与两肋下之软肉处。

扫一扫
跟着视频学

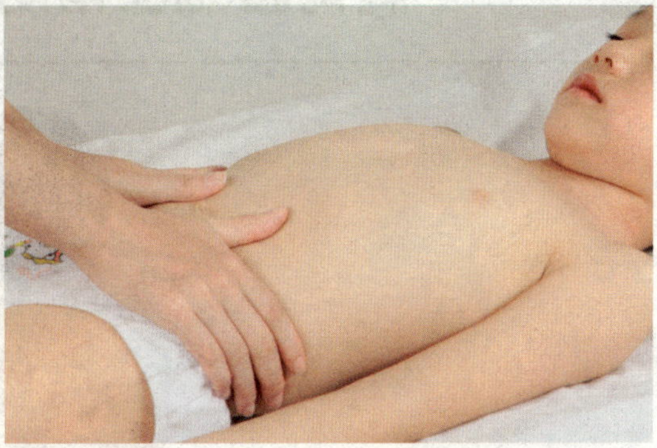

【推拿操作】将手掌根部从腹部向腰分推50～100次，然后手掌放在腹部上，做回旋性的摩动，100～200次。

【穴位作用】具有健脾和胃、理气消食的作用。

【穴位主治】主治小儿便秘、腹胀、厌食、泻痢不止、消化不良、腹痛、腹泻、疳积、恶心、呕吐等病症。

胁肋　手掌推按法

【穴位定位】

腋下两胁到肚脐旁边2寸的天枢穴，在幼儿推拿中称此处为胁肋。

扫一扫
跟着视频学

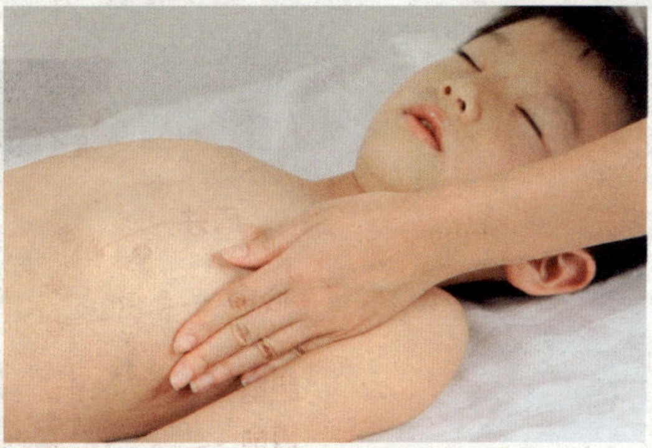

【推拿操作】用手掌从腋下推到天枢穴50～100次，力度适中，以局部皮肤潮红为度。

【穴位作用】具有顺气化痰、降气消积的作用。

【穴位主治】主治小儿胸闷、胁痛、痰喘气急、疳积、肝（脾）大、消化不良、腹胀等病症。

肩背腰骶部常用穴位及手法

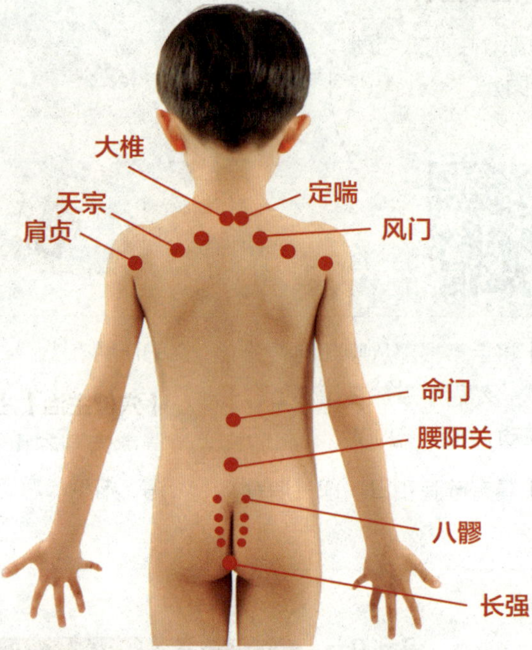

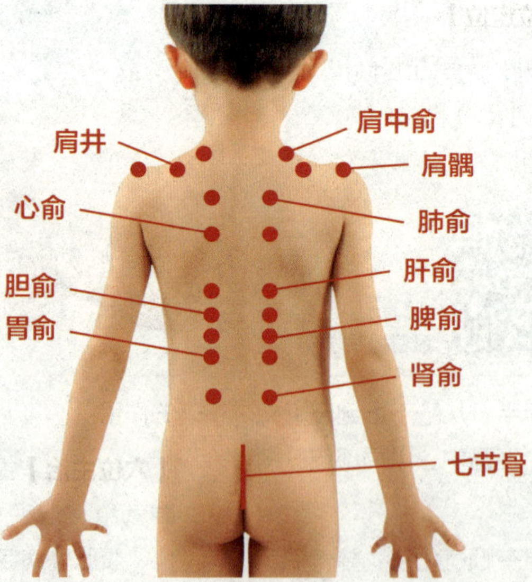

大椎　三指挟提法

【穴位定位】
大椎穴位于后正中线上，第七颈椎棘突下凹陷中。

扫一扫
跟着视频学

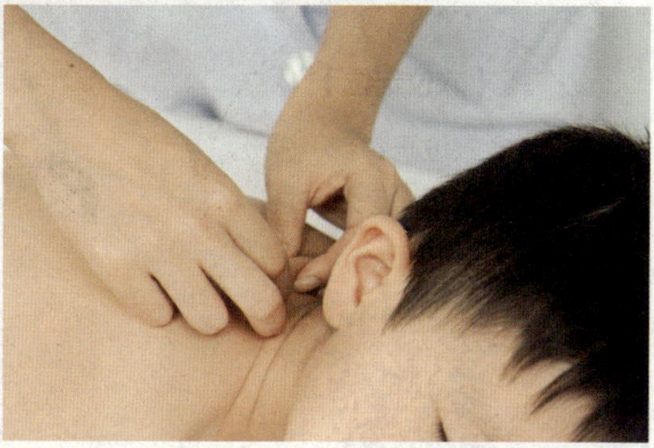

【推拿操作】将拇指和示指、中指相对，挟提大椎穴，双手交替捻动，向前推进，重复操作100次，力度由轻至重。

【穴位作用】具有清热解表、祛风止咳的作用。

【穴位主治】主治小儿项强、热病、咳嗽、感冒、气喘、落枕、麻痹后遗症等病症。

肩井　三指拿捏法

【穴位定位】
肩井穴位于肩上，前面直下对乳中，大椎穴与肩峰端连线的中点上。

扫一扫
跟着视频学

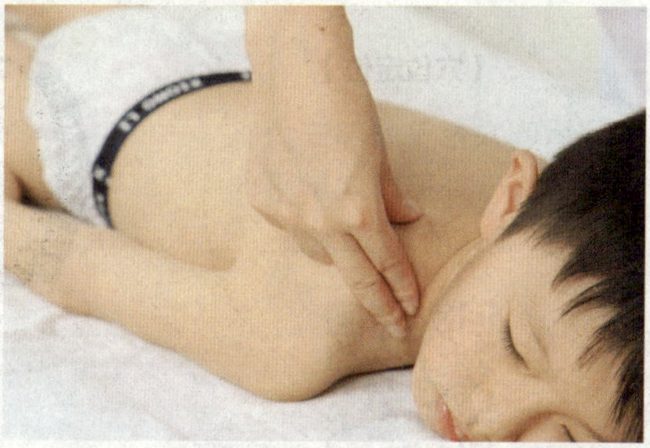

【推拿操作】将拇指与示指、中指相对成钳形用力，拿捏住肩井穴，做持续的揉捏动作100～200次。

【穴位作用】具有发汗解表、舒筋活络的作用。

【穴位主治】主治小儿感冒、惊厥、上肢抬举不利、颈项强痛、肩背肘臂疼痛等病症。

肩中俞 拇指揉按法

【穴位定位】

肩中俞穴位于背部，第七颈椎棘突下，旁开2寸。

扫一扫
跟着视频学

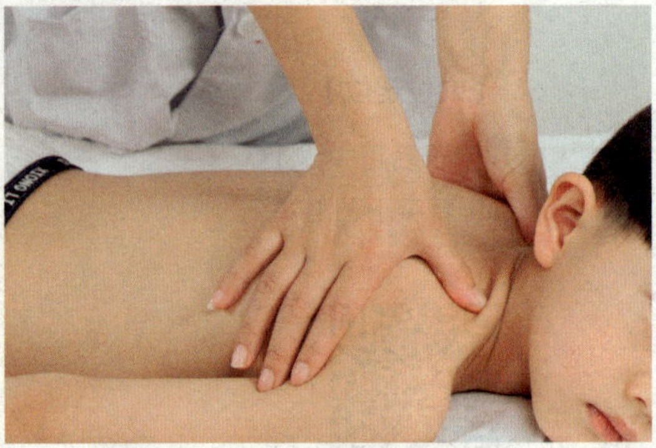

【推拿操作】用两手拇指指腹揉按肩中俞穴50~100次。

【穴位作用】具有解表宣肺的作用。

【穴位主治】主治小儿颈项强痛、支气管炎、咳嗽、气喘等病症。

肩髃 拇指揉按法

【穴位定位】

肩髃穴位于肩部三角肌上，臂外展或向前平伸时，肩峰前下方凹陷处。

扫一扫
跟着视频学

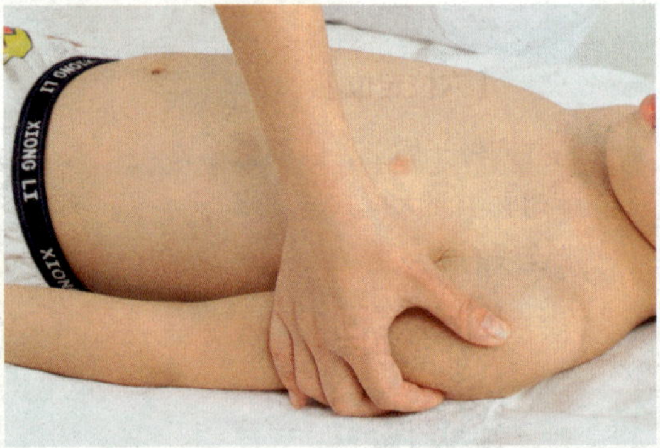

【推拿操作】将拇指置于肩髃穴上，用指腹揉按50~100次，以局部有酸胀感为度。

【穴位作用】具有通利关节、疏散风热的作用。

【穴位主治】主治小儿肩臂痹痛、肘痛、上肢酸软等病症。

肩贞　拇指揉按法

【穴位定位】

肩贞穴位于肩关节后下方，臂内收时，腋后纹头上 1 寸。

扫一扫
跟着视频学

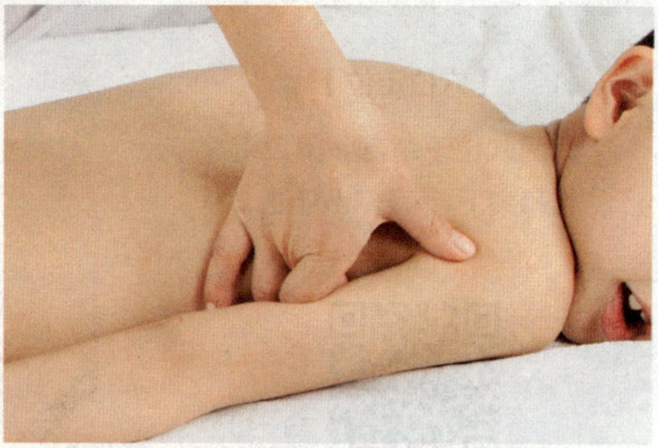

【推拿操作】将拇指置于肩贞穴上，用指腹揉按50～100次，以局部皮肤潮红为度。

【穴位作用】具有醒脑聪耳、消肿止痛的作用。

【穴位主治】主治小儿头痛、耳鸣、肩肘疼痛、颈项疼痛等病症。

天宗　拇指点按法

【穴位定位】

天宗穴位于肩胛骨，冈下窝中央凹陷处，约肩胛冈下缘与肩胛下角之间的上1/3折点处。

扫一扫
跟着视频学

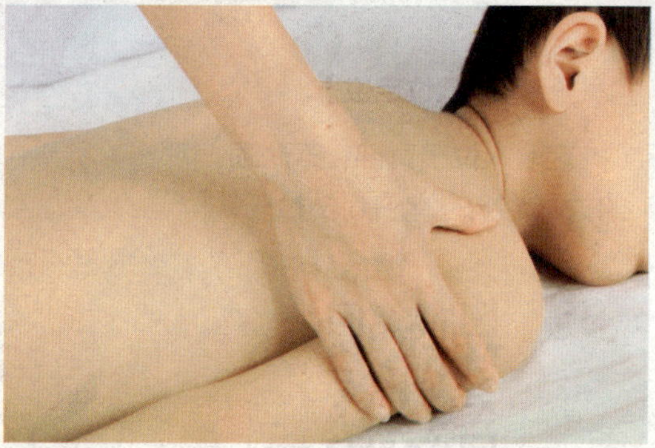

【推拿操作】用拇指指腹点按天宗穴，向外做回旋运动，揉按50～100圈，力度由轻至重。

【穴位作用】具有生发阳气、舒筋活络的作用。

【穴位主治】主治小儿近视、脑瘫、麻痹后遗症、肌性斜颈、项强等病症。

风门 二指按压法

【穴位定位】

风门穴位于背部，第二胸椎棘突下，旁开1.5寸处。

扫一扫
跟着视频学

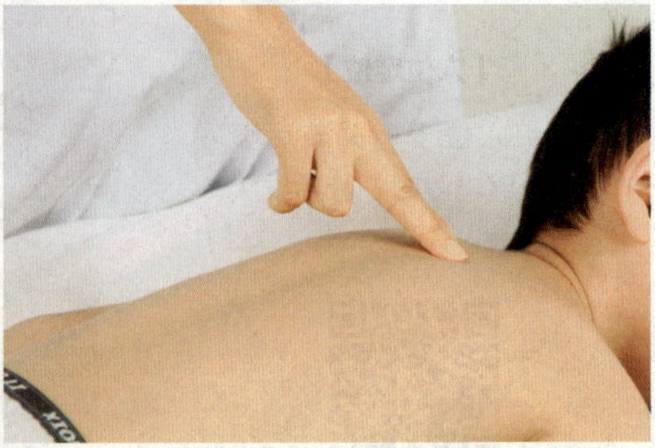

【推拿操作】并拢示指、中指，将两指指腹按压风门穴，以顺时针方向揉按20~30次，力度适中即可。

【穴位作用】具有解表通络、止咳平喘的作用。

【穴位主治】主治小儿伤风、咳嗽、发热、头痛、项强、胸背痛等病症。

定喘 拇指按压法

【穴位定位】

定喘穴位于背部，第七颈椎棘突下，旁开0.5寸处。

扫一扫
跟着视频学

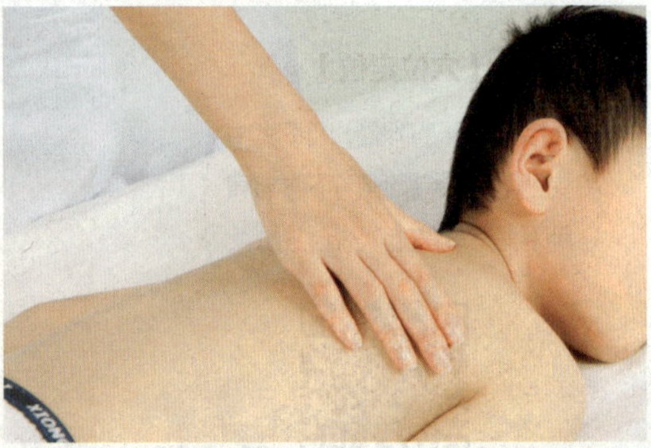

【推拿操作】用拇指指腹按压定喘穴，做顺时针方向回旋揉动，50~100次，力度先由轻至重，再由重至轻。

【穴位作用】具有止咳平喘、通宣理肺的作用。

【穴位主治】主治小儿哮喘、百日咳、落枕、肩背痛、支气管炎等病症。

肺俞　拇指揉按法

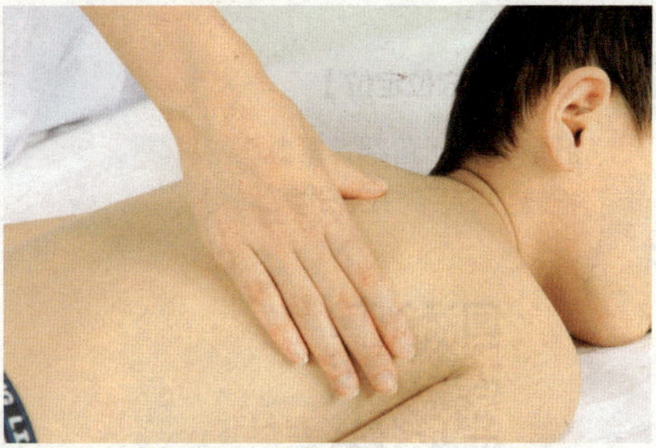

【穴位定位】

肺俞穴位于背部，第三胸椎棘突下，旁开1.5寸。

扫一扫
跟着视频学

【推拿操作】用拇指指腹点按肺俞穴，以顺时针方向揉按50～100次，再以逆时针方向揉按50～100次，力度先由轻至重，再由重至轻。

【穴位作用】具有疏风解表、宣肺止咳的作用。

【穴位主治】主治小儿发热、咳嗽、流鼻涕等外感病症，以及痰鸣、咳喘、胸闷、胸痛等病症。

心俞　拇指揉按法

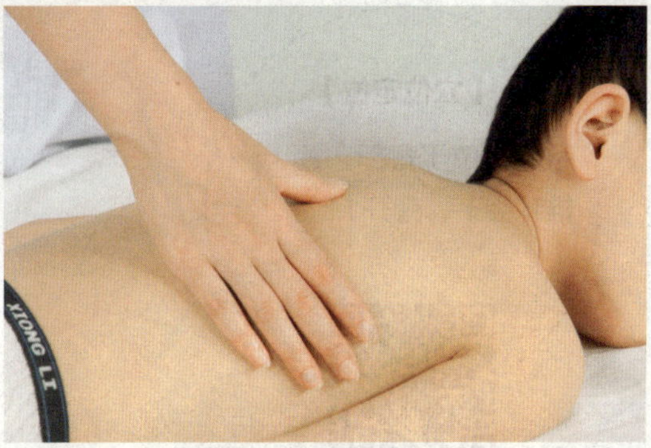

【穴位定位】

心俞穴位于背部，第五胸椎棘突下，旁开1.5寸。

扫一扫
跟着视频学

【推拿操作】用拇指指腹按压心俞穴，做顺时针方向回旋揉动20～30次，力度先由轻至重，再由重至轻。

【穴位作用】具有安神益智、疏肝解郁的作用。

【穴位主治】主治小儿心痛、惊悸、健忘、癫痫、胸闷、遗尿、脑瘫、盗汗等病症。

肝俞 拇指揉按法

【穴位定位】

肝俞穴位于背部，第九胸椎棘突下，旁开1.5寸。

扫一扫
跟着视频学

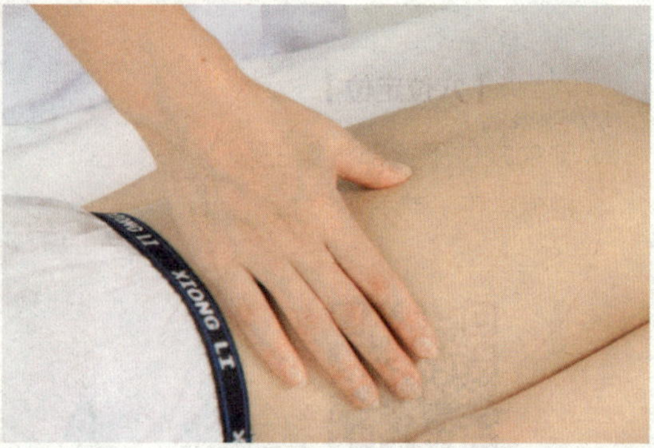

【推拿操作】用拇指指腹点按肝俞穴，以顺时针方向揉按10～30次，再以逆时针方向揉按10～30次，力度先由轻至重，再由重至轻。

【穴位作用】具有疏肝理气、通络明目的作用。

【穴位主治】主治小儿黄疸、胁痛、目赤肿痛、近视、烦躁、惊风等病症。

胆俞 拇指揉按法

【穴位定位】

胆俞穴位于背部，第十胸椎棘突下，旁开1.5寸。

扫一扫
跟着视频学

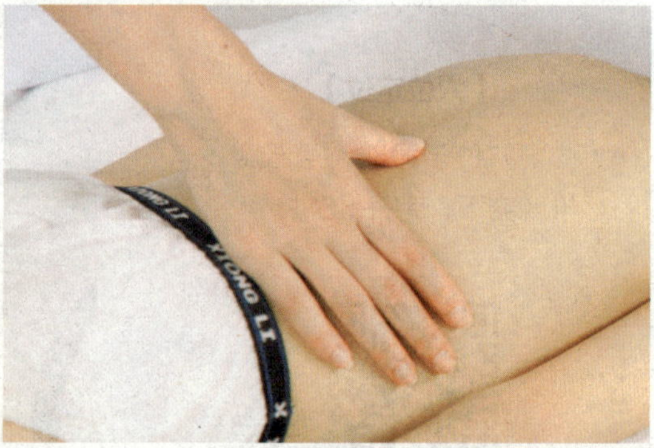

【推拿操作】用拇指指腹点按胆俞穴，以顺时针方向揉按50～100次，再以逆时针方向揉按50～100次，力度先由轻至重，再由重至轻。

【穴位作用】具有疏肝利胆、清热止痛的作用。

【穴位主治】主治小儿黄疸、口苦、呕吐、胸胁痛、潮热、咽痛等病症。

脾俞　拇指揉按法

【穴位定位】

脾俞穴位于背部，第十一胸椎棘突下，旁开1.5寸。

扫一扫
跟着视频学

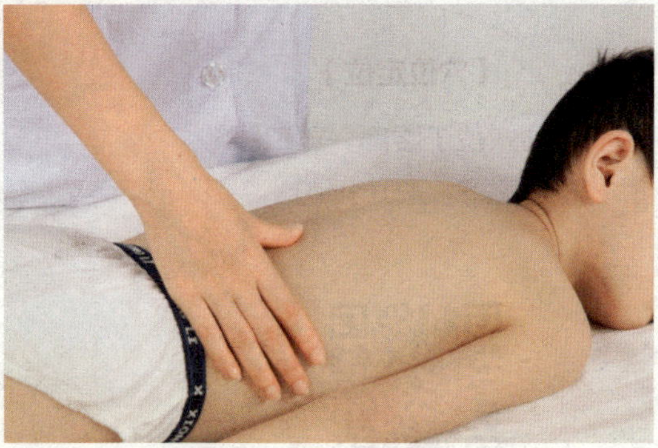

【推拿操作】用拇指指腹点按脾俞穴，以顺时针方向揉按50～100次，再以逆时针方向揉按50～100次，力度先由轻至重，再由重至轻。

【穴位作用】具有健脾和胃、止吐止泻的作用。

【穴位主治】主治小儿呕吐、腹泻、疳积、食欲缺乏、四肢乏力、消化不良等病症。

胃俞　拇指揉按法

【穴位定位】

胃俞穴位于背部，第十二胸椎棘突下，旁开1.5寸。

扫一扫
跟着视频学

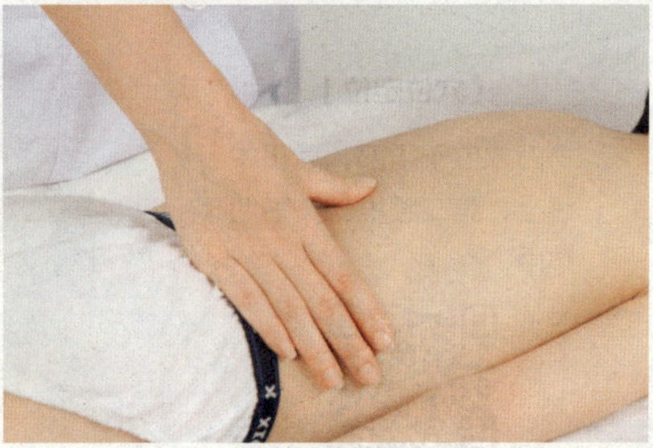

【推拿操作】用拇指指腹按压胃俞穴，做顺时针方向回旋揉动，50～100次，力度先由轻至重，再由重至轻。

【穴位作用】具有和胃助运、消食化积的作用。

【穴位主治】主治小儿胃脘痛、呕吐、腹胀、肠鸣、疳积等病症。

肾俞 拇指揉按法

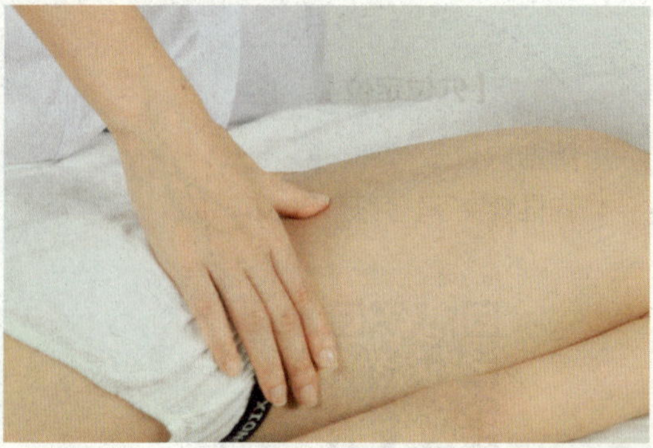

【穴位定位】

肾俞穴位于腰部，第二腰椎棘突下，旁开1.5寸。

扫一扫
跟着视频学

【推拿操作】用拇指指腹点按肾俞穴，以顺时针方向揉按10～30次，再以逆时针方向揉按10～30次，力度先由轻至重，再由重至轻。

【穴位作用】具有益肾助阳、聪耳止喘的作用。

【穴位主治】主治小儿腹泻、腹痛、便秘、遗尿、佝偻病、耳鸣、耳聋、哮喘、下肢痿软无力等病症。

命门 拇指揉按法

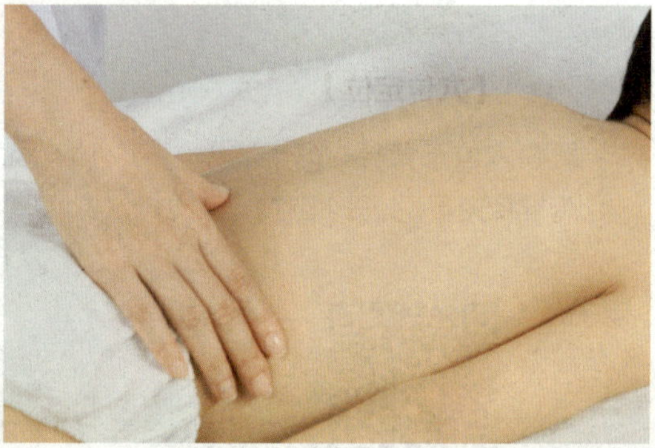

【穴位定位】

命门穴位于腰部，后正中线上，第二腰椎棘突下凹陷中。

扫一扫
跟着视频学

【推拿操作】用拇指指腹按压命门穴，做顺时针方向回旋揉动，50～100次，力度先由轻至重，再由重至轻。

【穴位作用】具有温肾壮阳、利水消肿的作用。

【穴位主治】主治小儿遗尿、腹泻、哮喘、水肿、头痛、耳鸣等病症。

八髎　掌根揉按法

【穴位定位】

八髎穴位于骶椎，左右共八穴，分别在第一、二、三、四骶后孔中。

扫一扫
跟着视频学

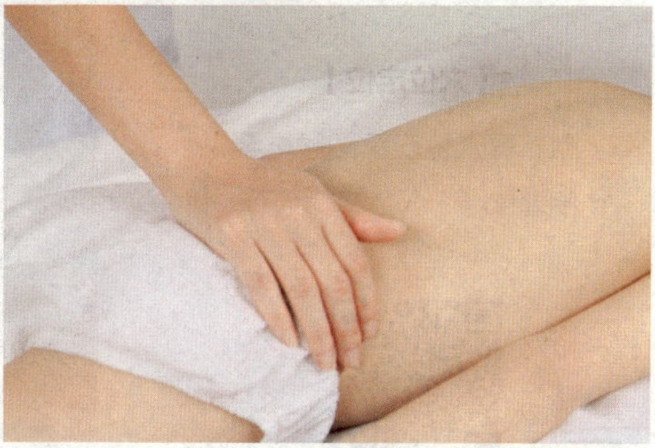

【推拿操作】用小鱼际横擦八髎穴，以皮肤微红为度，常规横擦10～15次；然后将掌根按压在八髎穴上，顺时针揉按30～50次。

【穴位作用】具有温补下元、调理肠道的作用。

【穴位主治】主治小儿小便不利、遗尿、腰痛、便秘、腹泻、佝偻病、麻痹后遗症等病症。

腰阳关　拇指揉按法

【穴位定位】

腰阳关穴位于腰部，后正中线上，第四腰椎棘突下凹陷中。

扫一扫
跟着视频学

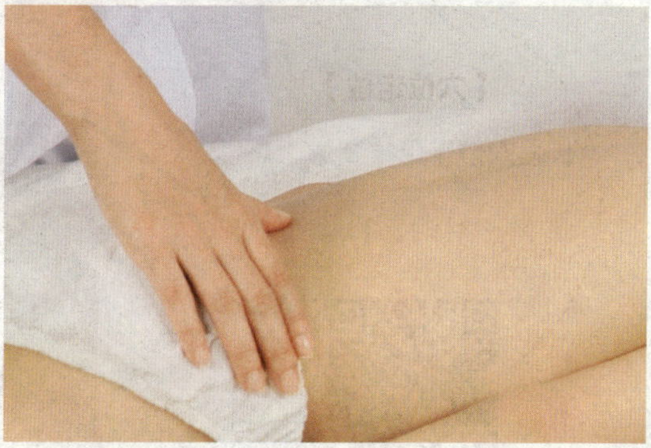

【推拿操作】用拇指指腹按压腰阳关穴，做顺时针方向回旋揉动，50～100次，力度先由轻至重，再由重至轻。

【穴位作用】具有补肾强腰、强健骨骼的作用。

【穴位主治】主治小儿遗尿、泄泻、哮喘、水肿、小儿麻痹、坐骨神经痛等病症。

七节骨 二指直推法

【穴位定位】

七节骨穴位于第四腰椎至尾椎骨端，成一直线。

扫一扫
跟着视频学

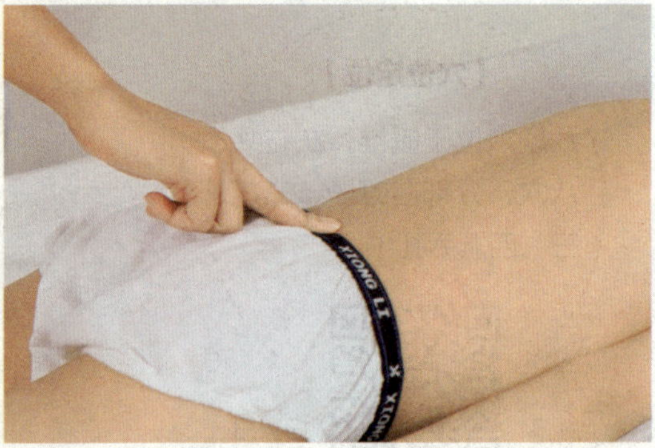

【推拿操作】并拢示指、中指，用两指指腹按压七节骨穴，先自上而下，再自下而上推七节骨，100～300次。自上而下推称推上七节骨，自下而上推称推下七节骨。

【穴位作用】具有温阳止泻、泻热通便的作用。

【穴位主治】主治小儿虚寒腹痛、腹泻、肠热便秘、痢疾等病症。

长强 拇指揉按法、二指直推法

【穴位定位】

长强穴位于尾椎骨端。

扫一扫
跟着视频学

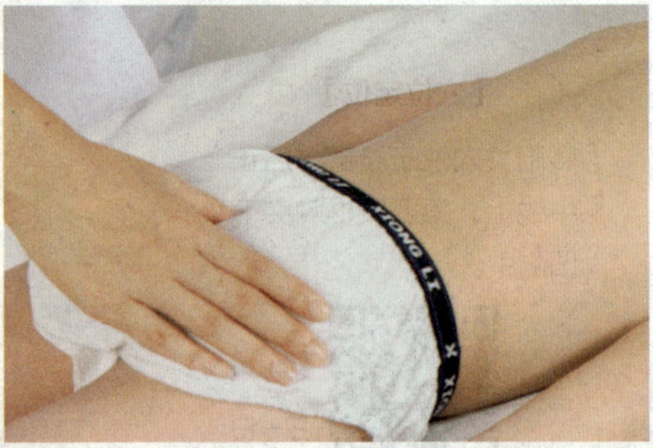

【推拿操作】用拇指指腹按压长强穴，做顺时针方向回旋揉动，100～300次；或并拢示指、中指，用两指指腹自下而上直推脊柱100～300次。

【穴位作用】具有通调督脉、和胃助运的作用。

【穴位主治】主治小儿腹泻、便秘、惊风、遗尿、脱肛等病症。

下肢常用穴位及手法

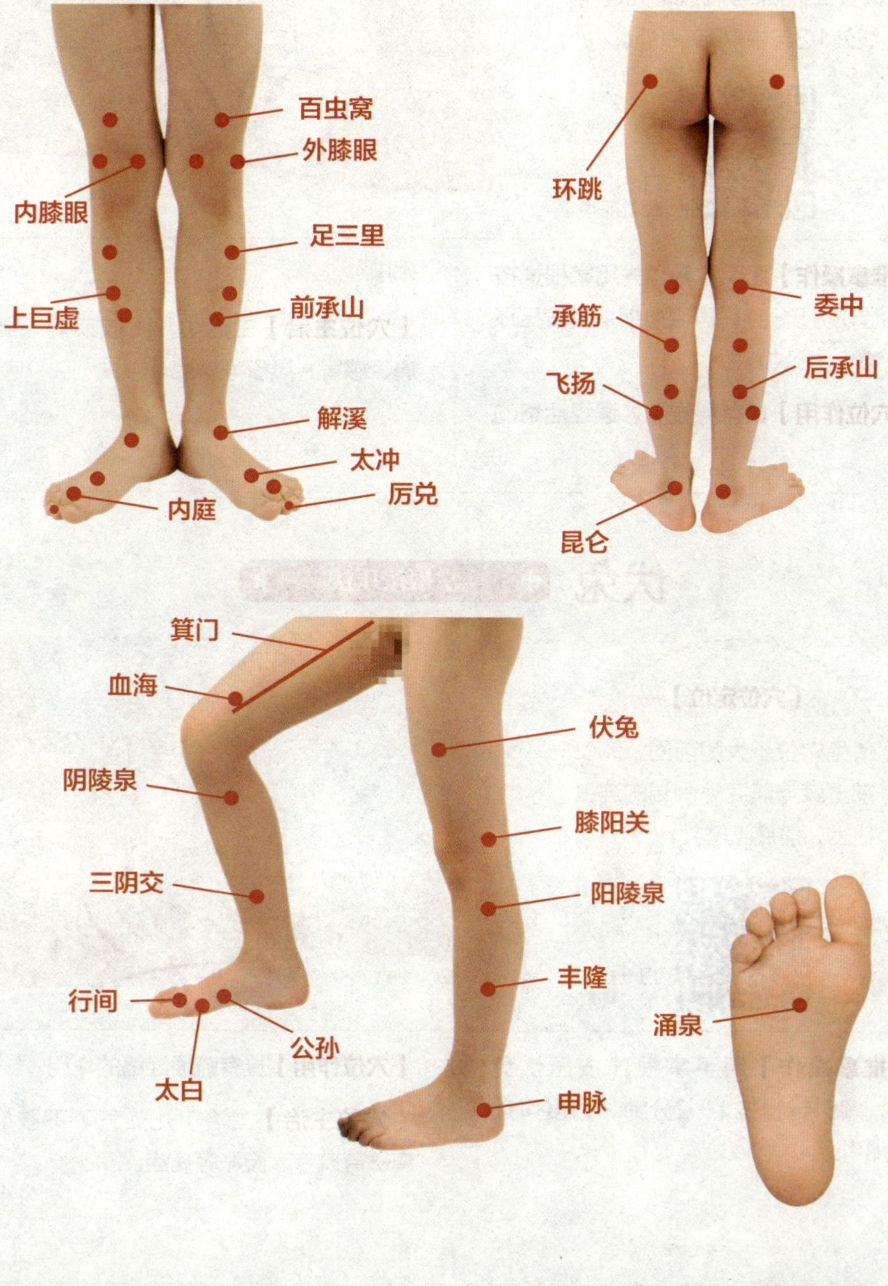
百虫窝
外膝眼
内膝眼
足三里
上巨虚
前承山
解溪
太冲
内庭
厉兑
环跳
委中
承筋
后承山
飞扬
昆仑
箕门
血海
伏兔
阴陵泉
膝阳关
三阴交
阳陵泉
丰隆
行间
公孙
太白
涌泉
申脉

环跳 掌根揉按法、拇指按压法

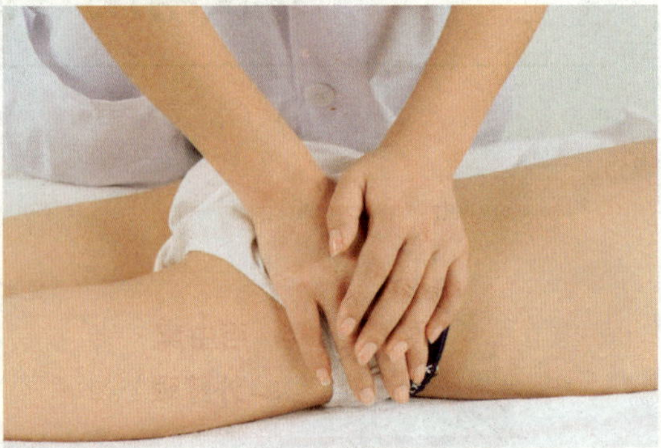

【穴位定位】

环跳穴位于股外侧股骨大转子最凸点与骶管裂孔连线外1/3与中1/3交点处。

扫一扫
跟着视频学

【推拿操作】双手重叠，先用掌根揉按环跳穴3~5分钟，再用拇指指腹按压环跳穴3~5分钟。

【穴位作用】具有利腰腿、通经活络的作用。

【穴位主治】主治小儿下肢麻痹、腿痛、感冒、风疹等病症。

伏兔 掌根按压法

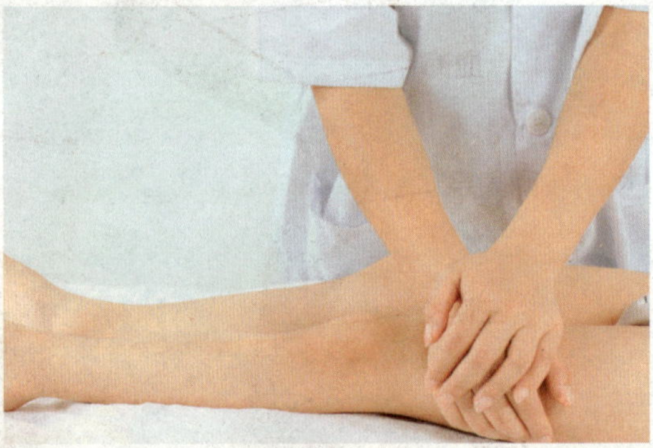

【穴位定位】

伏兔穴位于大腿前面，髂前上棘与髌底外侧端的连线上，髌底上6寸。

扫一扫
跟着视频学

【推拿操作】用手掌根部按压伏兔穴，顺时针揉按1~2分钟，力度可逐渐加重。

【穴位作用】具有疏通经络的作用。

【穴位主治】主治小儿疝气、下肢麻痹、荨麻疹、腹胀等病症。

血海　拇指点按法、二指点按法

【穴位定位】

屈膝，血海穴位于大腿内侧，髌底内侧端上2寸，股四头肌内侧头的隆起处。

扫一扫
跟着视频学

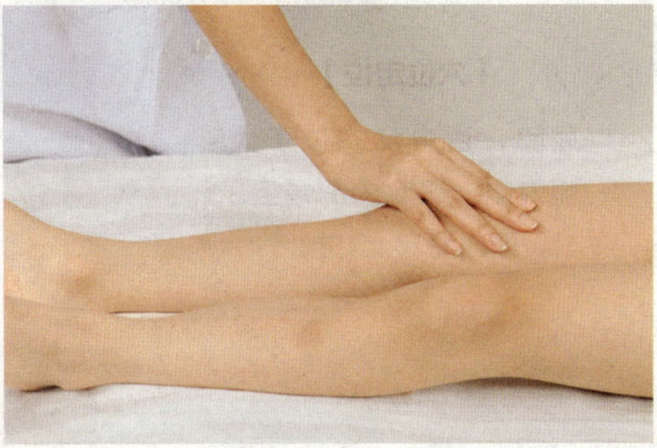

【推拿操作】用拇指指腹或示指、中指二指指腹，点按血海穴，以顺时针方向揉按，50~100次，力度先由轻至重，再由重至轻。

【穴位作用】具有调经统血、健脾化湿的作用。

【穴位主治】主治小儿湿疹、荨麻疹、膝痛、腹胀等病症。

箕门　二指直推法

【穴位定位】

箕门穴位于大腿内侧，膝盖上缘至腹股沟成一直线。

扫一扫
跟着视频学

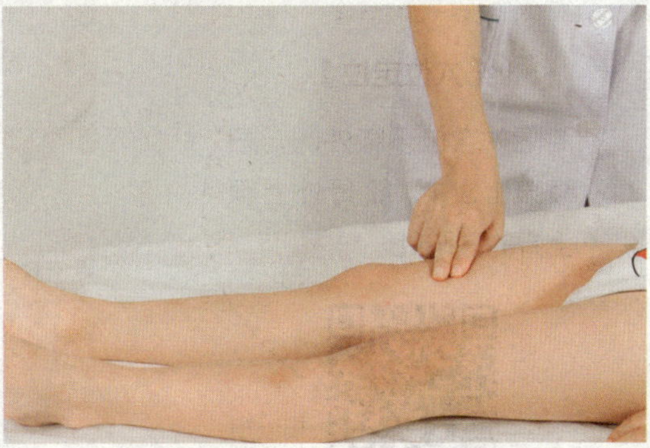

【推拿操作】并拢示指、中指，用两指指腹从腹股沟至膝盖内侧上缘直推，称推箕门。100~300次。

【穴位作用】具有健脾渗湿、通利下焦的作用。

【穴位主治】主治小儿小便短赤、尿闭、遗尿等病症。

百虫窝 拇指点按法、三指拿捏法

【穴位定位】

屈膝，百虫窝穴位于大腿内侧，髌底内侧端上3寸，即血海穴上1寸。

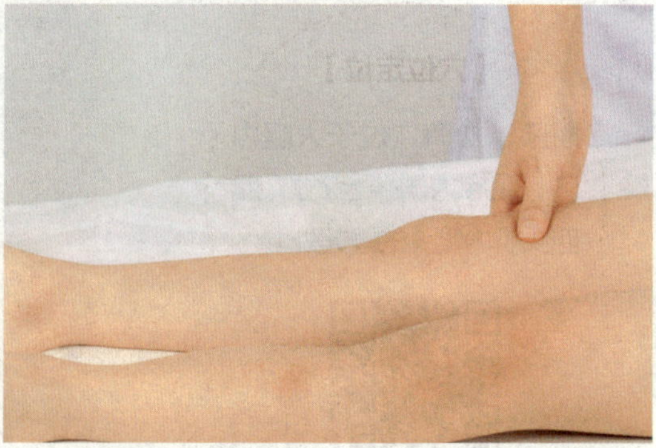

【推拿操作】用拇指点按百虫窝穴，以顺时针方向揉按50～100次，称为揉按百虫窝。以拇指指腹与示指、中指指腹相对用力拿捏百虫窝25～50次，称为拿百虫窝。

【穴位作用】具有祛风活血、驱虫止痒的作用。

【穴位主治】主治小儿下肢瘫痪及痹痛、四肢抽搐、惊风、昏迷不醒等病症。

膝阳关 拇指揉按法

【穴位定位】

膝阳关穴位于膝外侧，阳陵泉上3寸，股骨外上髁上方的凹陷处。

扫一扫
跟着视频学

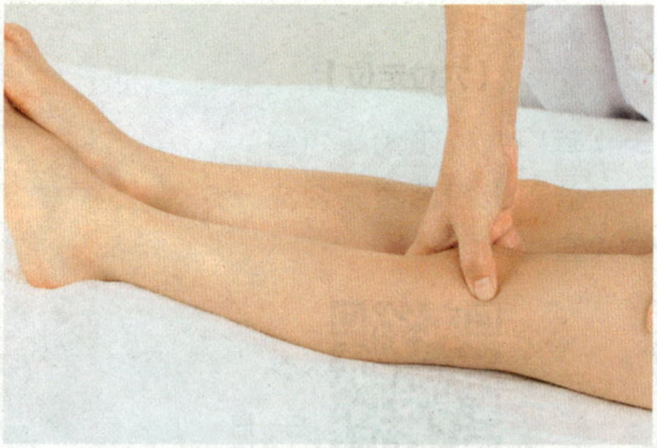

【推拿操作】用拇指指腹揉按膝阳关穴3～5分钟，以局部有酸胀感为宜。

【穴位作用】具有疏利关节、祛风化湿的作用。

【穴位主治】主治小儿皮肤瘙痒、小腿麻木等病症。

膝眼 拇指揉按法

【穴位定位】

屈膝，膝眼穴位于髌韧带两侧凹陷处，在内侧的称内膝眼穴，在外侧的称外膝眼穴。

扫一扫
跟着视频学

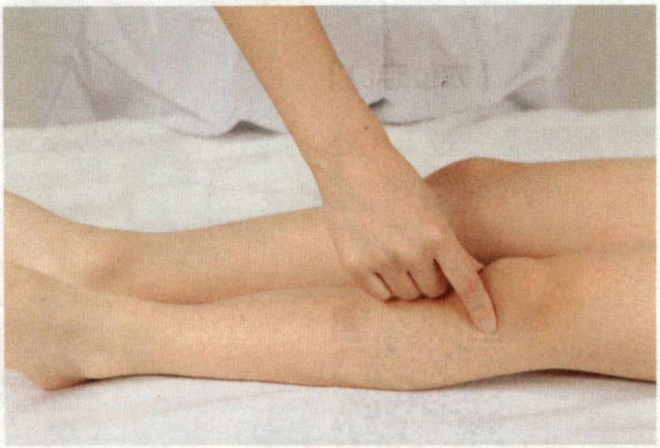

【推拿操作】用拇指、示指分别点按内、外膝眼穴，由外向内揉按3～5分钟，力度由轻至重。用相同手法揉按另一侧膝眼穴。

【穴位作用】具有活血通络、疏利关节的作用。

【穴位主治】主治小儿下肢瘫软、惊风抽搐、膝关节扭挫伤、昏迷不醒等病症。

委中 拇指点按法

【穴位定位】

委中穴位于腘横纹中点，股二头肌腱与半腱肌肌腱的中间。

扫一扫
跟着视频学

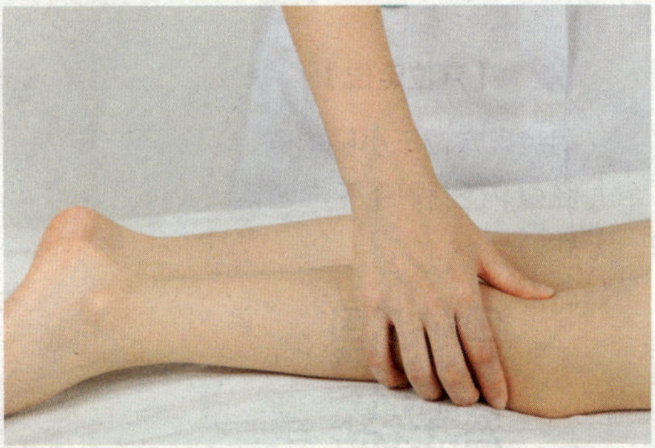

【推拿操作】用拇指指腹点按委中穴，以顺时针方向揉按30～50次，力度由轻至重。

【穴位作用】具有疏通经络、熄风止痉的作用。

【穴位主治】主治小儿惊风、抽搐、下肢痿软无力、腹痛、急性吐泻、小便不利、遗尿等疾病。

阳陵泉 拇指揉按法

【穴位定位】

阳陵泉穴位于小腿外侧，腓骨头前下方凹陷处。

扫一扫
跟着视频学

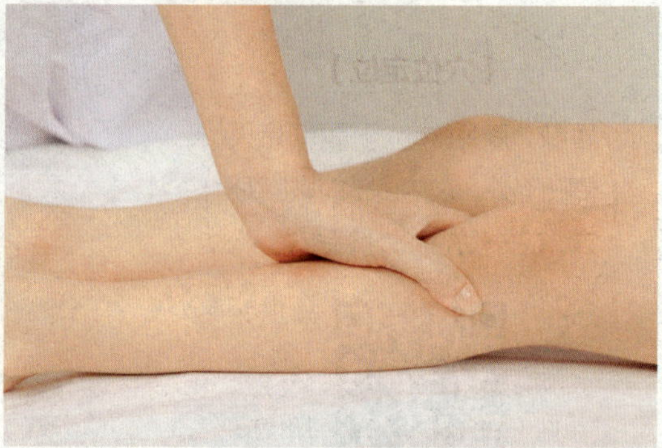

【推拿操作】用拇指点按阳陵泉穴，以顺时针方向揉按2~3分钟，力度先由轻至重，再由重至轻。

【穴位作用】具有清热利湿、舒筋通络的作用。

【穴位主治】主治小儿半身不遂、下肢痿痹、麻木、膝髌肿痛、脚气、胁肋痛、口苦、呕吐、黄疸、惊风，现多用于坐骨神经痛、肝炎、胆囊炎、胆道蛔虫症、膝关节炎等病症。

阴陵泉 拇指揉按法

【穴位定位】

阴陵泉穴位于小腿内侧，胫骨内侧髁后下方凹陷处。

扫一扫
跟着视频学

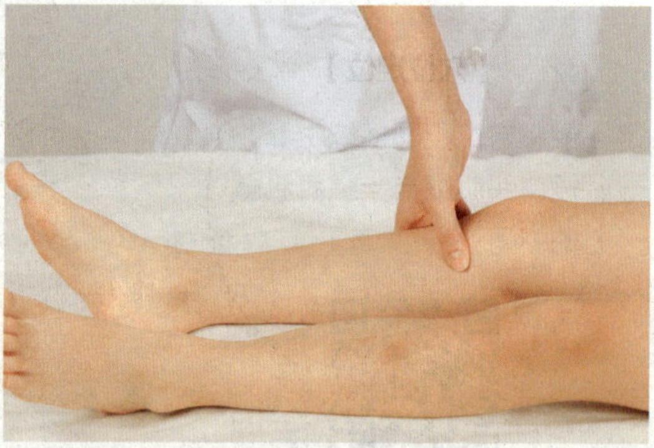

【推拿操作】用拇指点按阴陵泉穴，以顺时针方向揉按30~50次，力度先由轻至重，再由重至轻。

【穴位作用】具有健脾理气、通经活络的作用。

【穴位主治】主治小儿遗尿、尿潴留、尿失禁、尿路感染、腹水、肠炎、痢疾、消化不良等疾病。

承筋　拇指揉按法

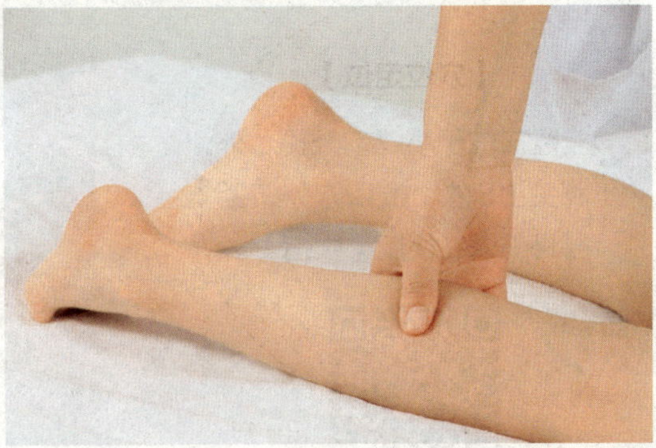

【穴位定位】

承筋穴位于小腿后面，委中与承山的连线上，腓肠肌肌腹中央，委中下5寸。

扫一扫
跟着视频学

【推拿操作】用拇指指腹揉按一侧承筋穴1～3分钟，再用相同的方法按另一侧承筋穴。

【穴位作用】具有疏经活络的作用。

【穴位主治】主治小儿下肢挛痛、抽筋。

足三里　拇指按压法、拇指揉按法

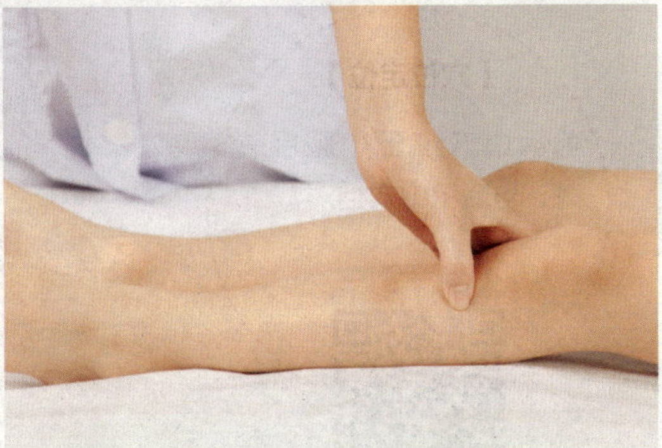

【穴位定位】

足三里穴位于小腿前外侧，犊鼻下3寸，距胫骨前缘一横指（中指）。

扫一扫
跟着视频学

【推拿操作】用拇指指腹用力按压足三里穴一下，然后以顺时针方向揉按三下，称一按三揉，一按三揉为1次，操作50～100次。

【穴位作用】具有通络导滞的作用。

【穴位主治】主治小儿呕吐、腹泻腹胀、肠鸣、下肢痿痹、便秘、痢疾、疳积、腹痛等病症。

丰隆 拇指揉按法

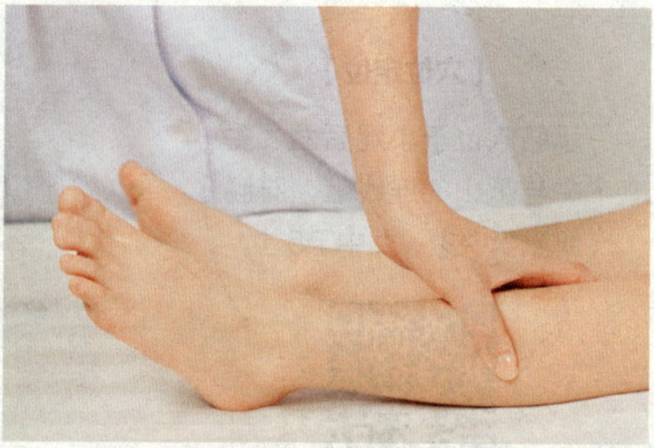

【穴位定位】

丰隆穴位于小腿前外侧，外踝尖上8寸，条口穴外，距胫骨前缘二横指（中指）。

扫一扫
跟着视频学

【推拿操作】用拇指指腹按压丰隆穴，以顺时针方向揉按30～50下，再以逆时针方向揉按30～50下。

【穴位作用】具有化痰平喘、和胃气的作用。

【穴位主治】主治小儿头痛、眩晕、癫狂、痰多咳嗽、下肢痿痹、腹胀、便秘等病症。

前承山 拇指掐压法、拇指揉按法

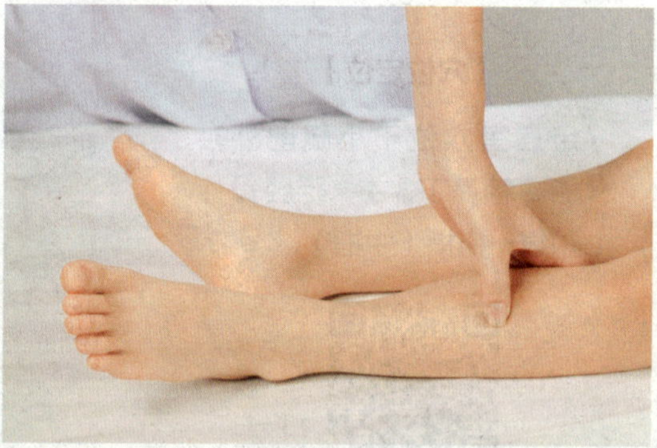

【穴位定位】

前承山穴位于小腿胫骨旁，与后承山穴相对。

扫一扫
跟着视频学

【推拿操作】将拇指指甲按在前承山穴上，做持续又深入的掐压3～5下；然后用拇指指腹按压此穴，以顺时针方向揉按30～50下。

【穴位作用】具有熄风定惊、行气通络的作用。

【穴位主治】主治小儿下肢抽搐、麻痹症、肌肉萎缩、惊风、昏迷不醒等病症。

后承山　拇指弹拨法

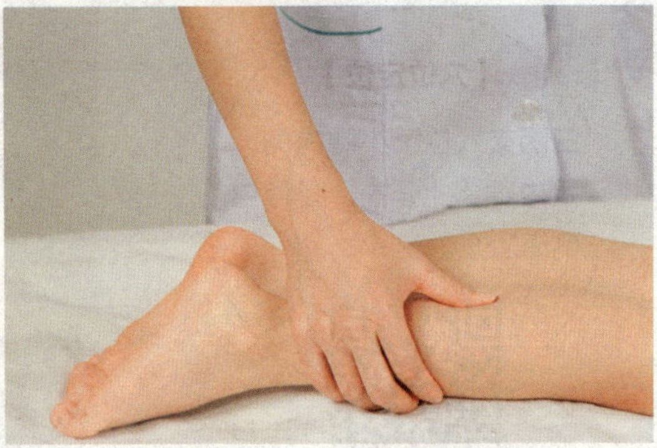

【穴位定位】

后承山穴位于腓肠肌交界的尖端，人字形凹陷处。

扫一扫
跟着视频学

【推拿操作】将手指端嵌入后承山穴所在的软组织缝隙中，然后横向拨动该处的筋腱，称为拿承山，操作10～30次。

【穴位作用】具有通经活络、止抽搐的作用。

【穴位主治】主治小儿惊风抽搐、下肢痿软、腿痛转筋、腹泻、便秘等病症。

上巨虚　拇指按压法、拇指揉按法

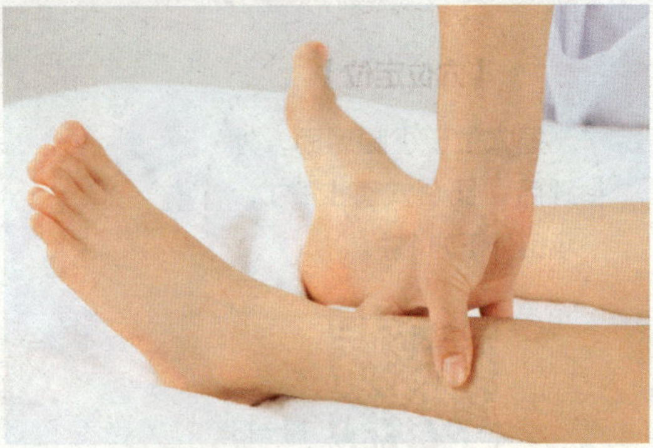

【穴位定位】

上巨虚穴位于小腿前外侧，犊鼻下6寸，距胫骨前缘一横指（中指）。

扫一扫
跟着视频学

【推拿操作】用拇指指腹用力按压上巨虚穴一下，然后以顺时针方向揉按三下，称一按三揉，操作3～5分钟。

【穴位作用】具有通经活络、调肠胃的作用。

【穴位主治】主治小儿阑尾炎、胃肠炎、泄泻、痢疾、疝气、便秘、下肢麻痹等消化系统疾病，以及痉挛、膝关节肿痛等病症。

三阴交 拇指揉按法

【穴位定位】

三阴交穴位于小腿内侧，足内踝尖上3寸，胫骨内侧缘后方。

扫一扫
跟着视频学

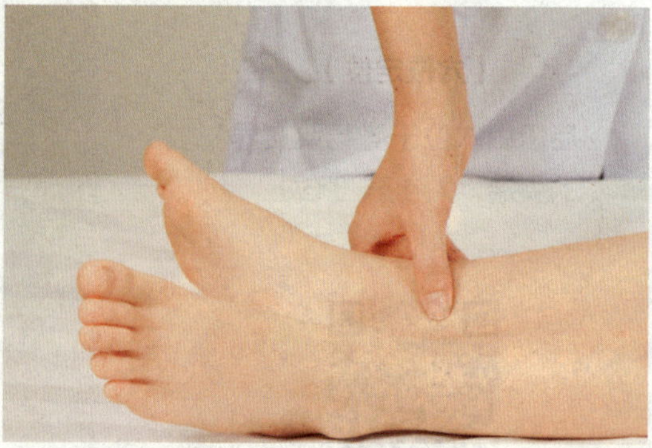

【推拿操作】用拇指指腹按压三阴交穴，以顺时针方向揉按20～30下，再以逆时针方向揉按20～30下。

【穴位作用】具有通经活络、调和气血的作用。

【穴位主治】主治小儿遗尿、小便频数、涩痛不利、癃闭等泌尿系统疾病，以及下肢痿软、贫血乏力等病症。

飞扬 拇指揉按法

【穴位定位】

飞扬穴位于小腿后面，外踝后，昆仑穴直上7寸，承山外下方1寸。

扫一扫
跟着视频学

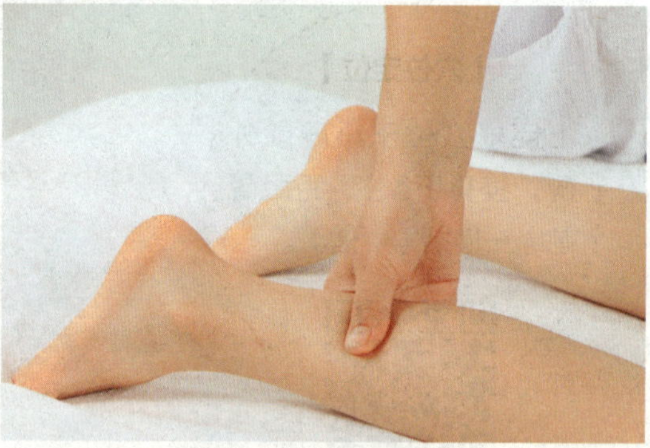

【推拿操作】用拇指指腹揉按一侧飞扬穴1～3分钟，用相同的方法揉按另一侧飞扬穴。

【穴位作用】具有清热安神、舒筋活络的作用。

【穴位主治】主治小儿下肢挛痛、头痛、风寒感冒等病症。

申脉　拇指揉按法

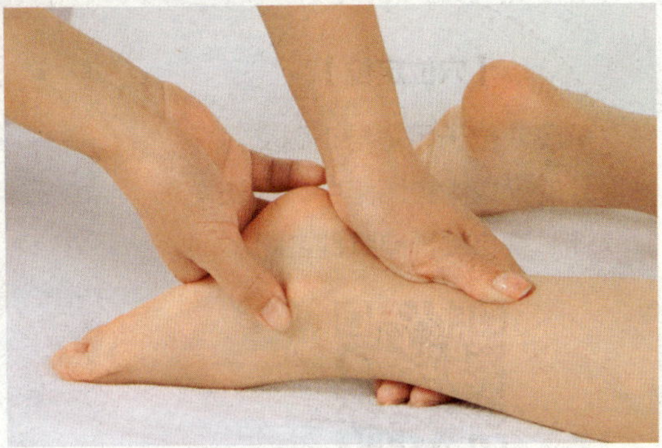

【穴位定位】

申脉穴位于足外侧部，外踝直下方凹陷中。

扫一扫
跟着视频学

【推拿操作】用拇指指腹揉按一侧申脉穴1～3分钟，用相同的方法揉按另一侧。

【穴位作用】具有清热安神、利腰膝的作用。

【穴位主治】主治小儿头痛、目赤肿痛、下肢痿痹等病症。

昆仑　二指揉按法、拇指掐按法

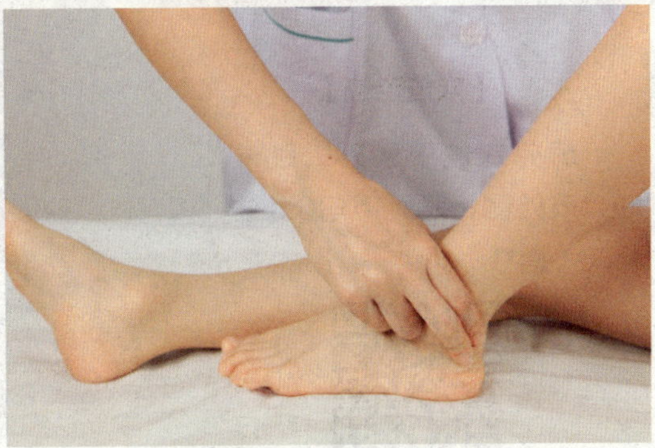

【穴位定位】

昆仑穴位于足部外踝后方，外踝尖与跟腱之间的凹陷处。

扫一扫
跟着视频学

【推拿操作】并拢示指、中指，用两指指腹上下揉按昆仑穴30～50次，然后用拇指指甲掐按昆仑穴5次。

【穴位作用】具有散热化气、通经活络的作用。

【穴位主治】主治小儿头痛、惊风、腰腿疼痛、下肢痉挛、足跟痛等病症。

解溪　拇指掐按法

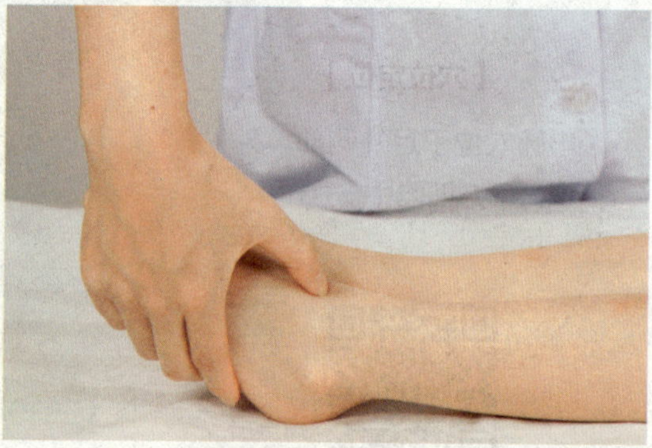

【穴位定位】

解溪穴位于足背与小腿交界处的横纹中央凹陷中，拇长伸肌腱与趾长伸肌腱之间。

扫一扫
跟着视频学

【推拿操作】将拇指指甲放于解溪穴上，重掐3～5次，以局部有酸痛感为宜。

【穴位作用】具有清胃化痰、镇惊安神的作用。

【穴位主治】主治小儿下肢痿痹、踝关节病、头痛、眩晕、癫狂、腹胀、便秘、腹泻等病症。

厉兑　二指夹按法

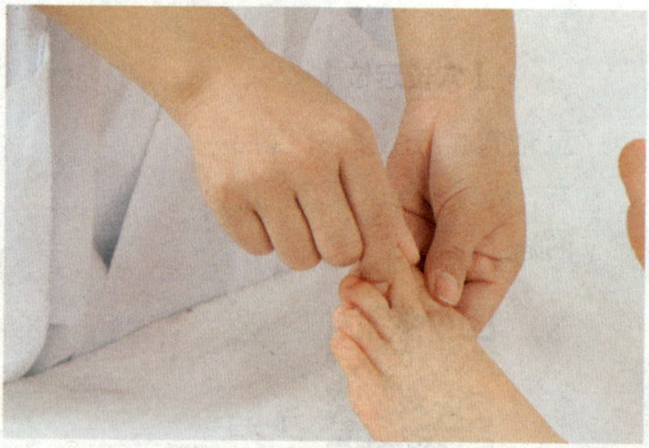

【穴位定位】

厉兑穴位于足第二趾末节外侧，距趾甲角0.1寸（指寸）。

扫一扫
跟着视频学

【推拿操作】用手指关节夹按厉兑穴1～2分钟，用相同的方法操作另一侧厉兑穴。

【穴位作用】具有清热和胃、苏厥醒神的作用。

【穴位主治】主治小儿咽喉肿痛、腹胀腹痛、热病、多梦等病症。

内庭　拇指揉按法

【穴位定位】

内庭穴位于足背，二、三趾间，趾蹼缘后方赤白肉际处。

扫一扫
跟着视频学

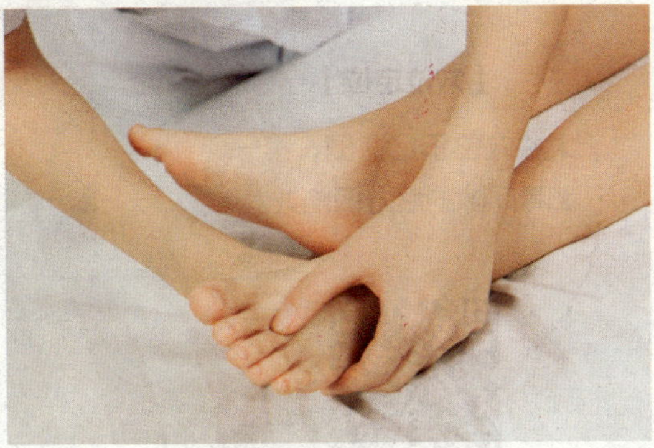

【推拿操作】将拇指置于内庭穴上，用指腹揉按1～2分钟，以局部有酸胀感为度。

【穴位作用】具有清胃泻火、理气止痛的作用。

【穴位主治】主治小儿胃热上冲、胸腹胀满、小便出血、耳鸣等病症。

行间　拇指揉按法、拇指掐按法

【穴位定位】

行间穴位于足背侧，第一、二趾间，趾蹼缘的后方赤白肉际处。

扫一扫
跟着视频学

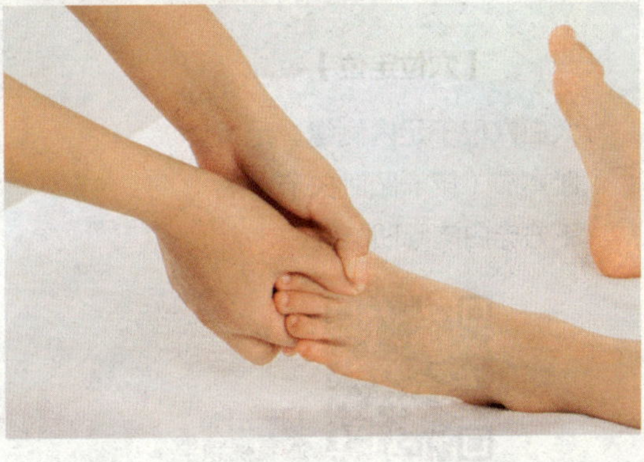

【推拿操作】先用拇指指腹揉按一侧行间穴1～3分钟，再以拇指、示指相对成钳状掐按一侧行间穴1～3分钟。

【穴位作用】具有熄风活络的作用。

【穴位主治】主治小儿遗尿、疝气、耳鸣、耳聋、眩晕等病症。

太冲 拇指揉按法、拇指推揉法

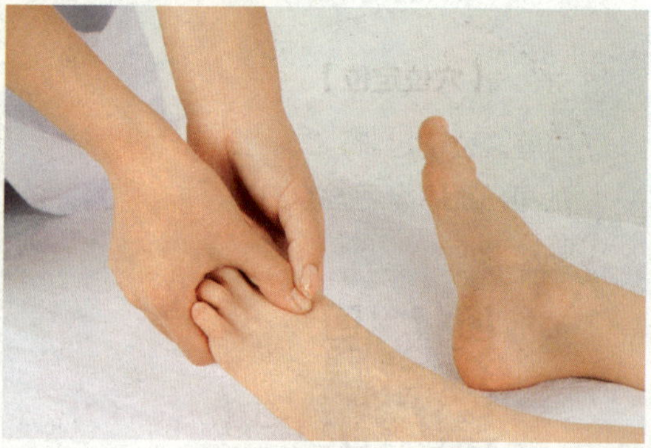

【穴位定位】

太冲穴位于足背侧，第一跖骨间隙的后方凹陷处。

扫一扫
跟着视频学

【推拿操作】先伸直拇指，以拇指指腹揉按太冲穴1～3分钟，再用两手拇指指腹推揉一侧太冲穴1～3分钟。

【穴位作用】具有疏肝养血、清利下焦的作用。

【穴位主治】主治小儿头晕、目眩、遗尿、胸胁胀痛等病症。

太白 拇指推按法

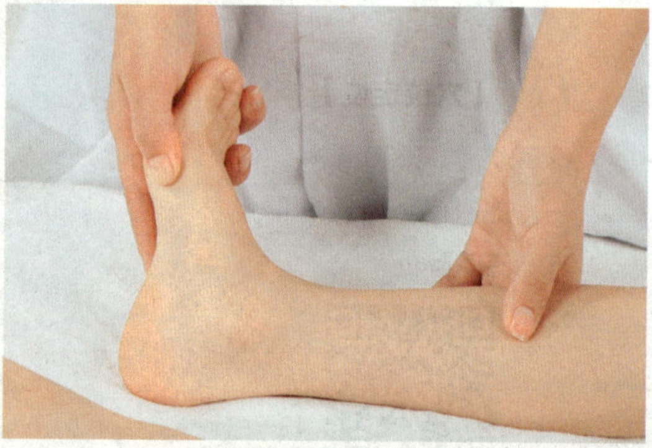

【穴位定位】

太白穴位于足内侧缘，足大趾本节（第一跖趾关节）后下方赤白肉际凹陷处。

扫一扫
跟着视频学

【推拿操作】将拇指置于太白穴上，用指腹推按太白穴50～100次，以局部皮肤潮红为度。

【穴位作用】具有健脾强消化的作用。

【穴位主治】主治小儿腹胀、胃痛、完谷不化、肠鸣、腹泻等病症。

公孙　拇指揉按法

【穴位定位】

公孙穴位于足内侧缘，第一跖骨基底的前下方。

扫一扫
跟着视频学

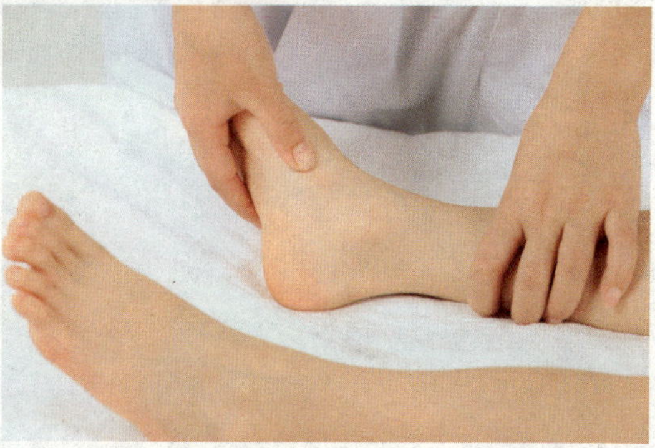

【推拿操作】 将拇指置于公孙穴上，用指腹揉按50～100次，以局部皮肤潮红为度。

【穴位作用】 具有强健脾胃、助消化的作用。

【穴位主治】 主治小儿腹痛、呕吐、水肿、胃痛、消化不良等病症。

涌泉　拇指直推法、拇指揉按法

【穴位定位】

涌泉穴位于足掌心前1/3与后2/3交界处的凹陷处。

扫一扫
跟着视频学

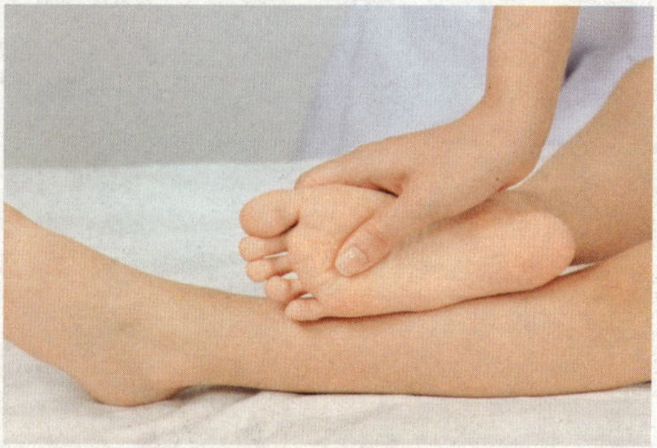

【推拿操作】 将拇指指腹按压在涌泉穴上，先向足趾方向推50～100 次，再以顺时针方向揉按 100～300次。

【穴位作用】 具有散热生气、聪耳明目的作用。

【穴位主治】 主治小儿发热、呕吐、腹泻、五心烦热、失眠、便秘、头痛、目赤肿痛等病症。

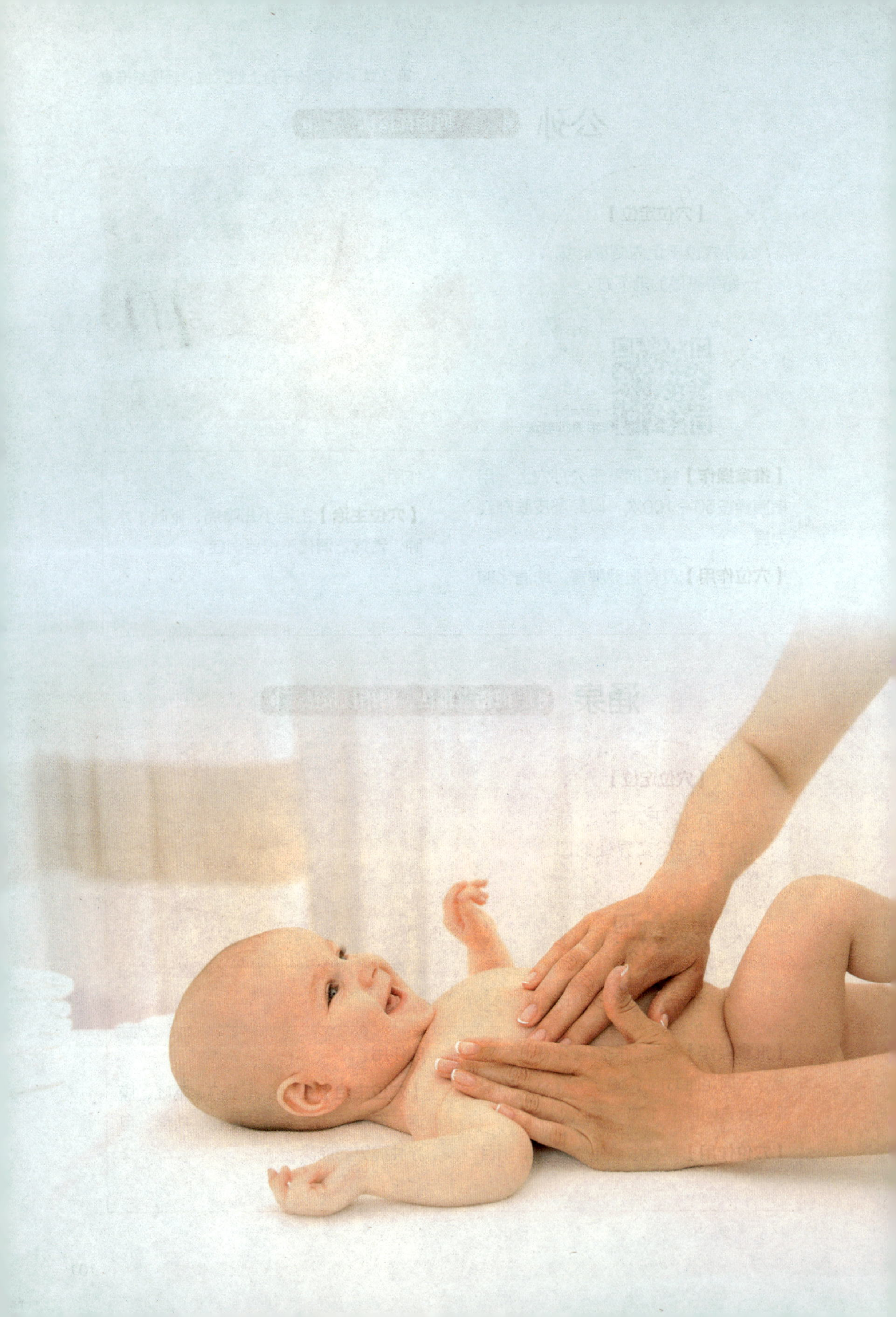

第 3 章

孩了日常小问题推拿

在日常生活中，孩子总会出现一些让家长头疼的小问题，如不爱吃饭、睡觉不踏实、眼疲劳等，这些小问题若不加以重视和及时解决，就会影响孩子的健康。本章介绍的推拿调理法，旨在帮助家长及时调理孩子的身体，使孩子能够拥有强健的体魄，少受疾病的折磨。

脾胃强健，孩子爱上吃饭

扫一扫
跟着视频学

在生活中，很多家长最操心的事莫过于孩子不爱吃饭了。不少家长反映，自己的孩子非常挑食，这不喜欢吃，那不愿意吃，真是伤透了脑筋。在婴幼儿时期，孩子的脾胃非常娇嫩，功能发育也不完善，一旦外感或内伤都容易伤及脾胃，出现食欲不振、泄泻、消瘦等症状。中医认为，“四季脾旺不受邪”，意思是说脾的功能强健，一年四季不容易受邪而生病。因此，家长可以通过推拿的方法帮助孩子调理脾胃功能。孩子吃饭香，营养供给充足，身体自然强健。

推拿健脾养胃

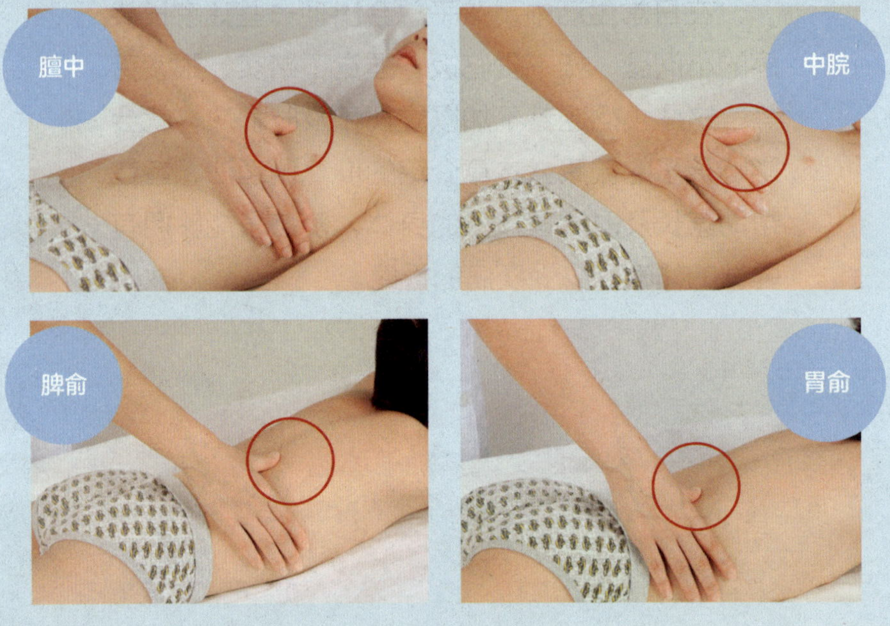

膻中：用拇指指腹从膻中穴向两边分推至乳头处。30~50次。

中脘：用手掌紧贴中脘穴，手掌与穴位之间不能移动，皮下的组织要被揉动，揉按幅度逐渐扩大。100~200次。

脾俞：用拇指指腹点按在一侧脾俞穴上，以顺时针方向揉按。50~100次。

胃俞：用拇指指腹点按在一侧胃俞穴上，以顺时针方向揉按。50~100次。

营养吸收不好，这样调脾胃

有的家长发现，自家孩子的饮食营养丰富，搭配合理，但是孩子就是比同龄的其他孩子要瘦小，甚至体重也明显低于参考标准，这多是由于孩子脾胃虚弱、吸收不好而引起的。孩子的脾胃发育尚未健全，其功能较弱，如果饮食不加以节制，那么很容易出现腹胀、食欲不振、腹泻、便秘等积食、消化不良的症状，同时伴随小便黄、大便干等症状。家长通过推拿来帮助孩子增强脾胃功能，能促进孩子对营养的吸收，营养跟上了，身体自然强壮。

推拿消食化积

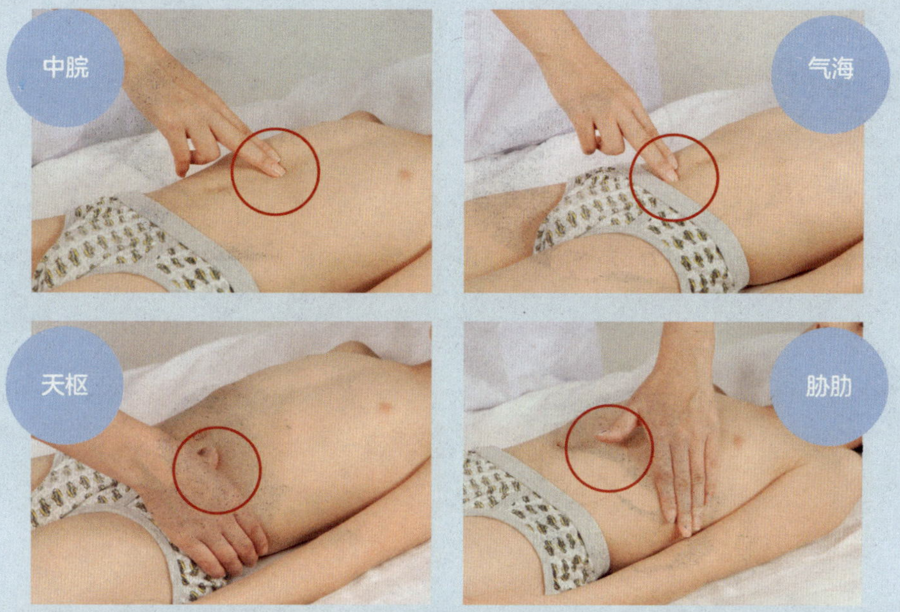

中脘：合并示指、中指，以两指指腹按压在中脘穴上，以顺时针方向揉按。80～100次。

气海：用示指、中指指腹按压在气海穴上，以顺时针方向揉按。80～100次。

天枢：用手掌从一侧腋下推到同侧天枢穴，力度适中。50～100次。

胁肋：用拇指指腹揉按一侧胁肋穴，力度适中。100次。

睡前推拿，孩子睡得香

扫一扫
跟着视频学

低月龄的宝宝由于神经系统发育未全，容易受惊而哭闹不已，如开门声、东西坠落声等都会使宝宝受惊而啼哭。而较大一些的孩子则会因为睡前过饱，或饮水过多等原因，导致入睡困难或入睡后辗转反侧。通过推拿，可以养心安神，帮助哭闹的孩子尽快安静下来，使睡眠质量不佳的孩子得到安稳的睡眠。

推拿养心安神

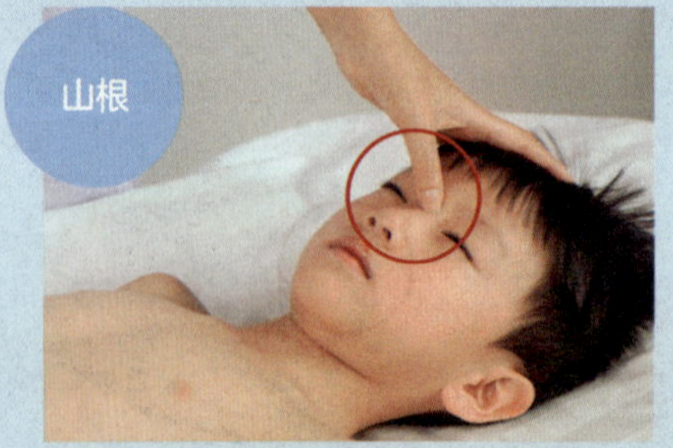

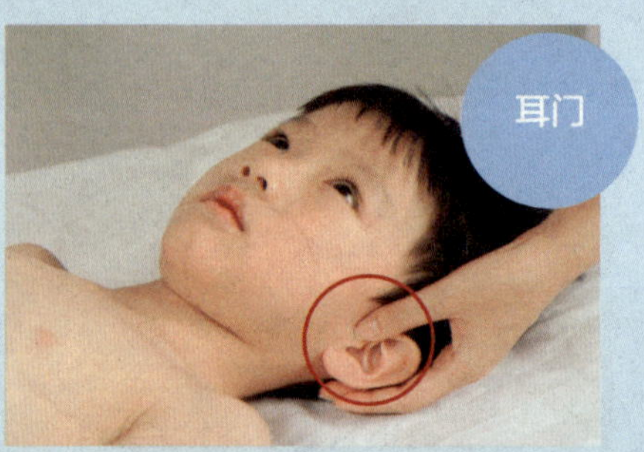

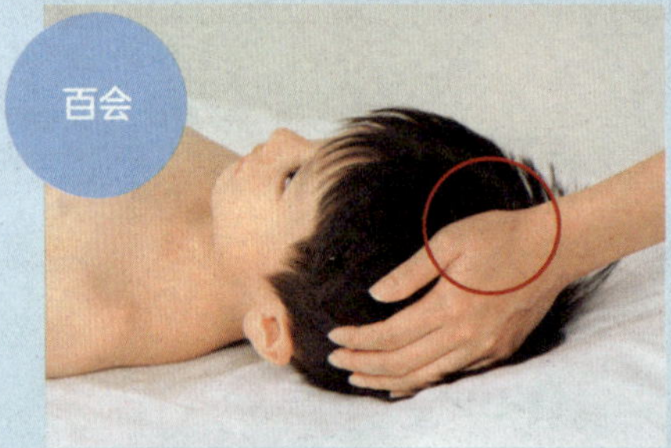

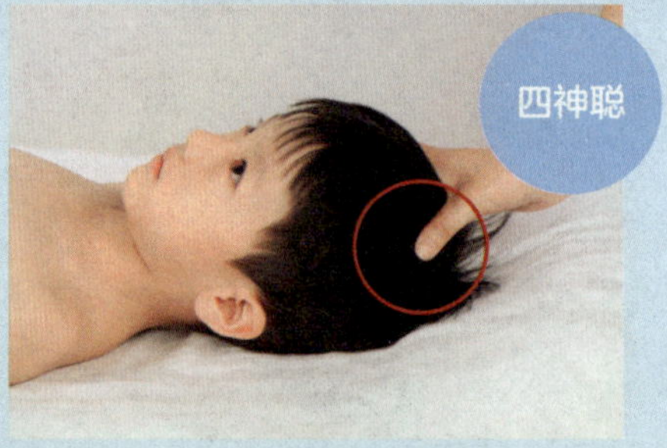

山根：用拇指掐压山根穴，做深入并持续的掐压。30次。

耳门：用手指指腹紧贴耳门穴，以先逆时针再顺时针方向揉按，以皮肤微微发红为度。30~50次。

百会：用手掌按在头顶中央的百会穴上，以顺时针方向揉按。50圈。

四神聪：用拇指依次沿着四个四神聪穴揉按一圈，边揉按边绕圈。30~50圈。

强健筋骨，利于成长

扫一扫
跟着视频学

中医学认为，骨骼的生长有赖于骨髓的滋养，人体的筋骨强健时，处于生长发育期的孩子，其身高自然有增长的机会。推拿能疏通人体经络的气血运行，气血充足则骨髓充盈，从而强健筋骨。

推拿强健筋骨

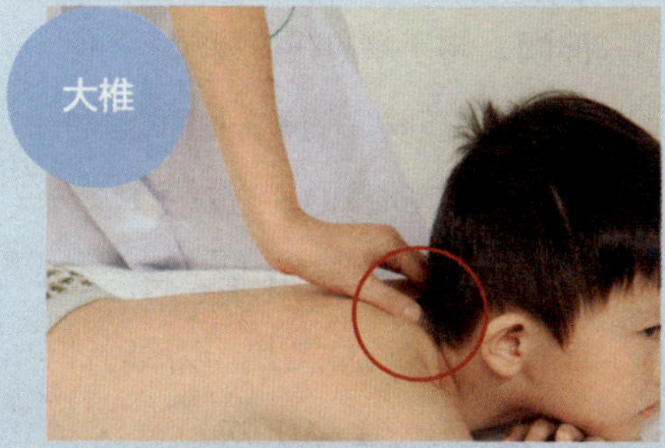

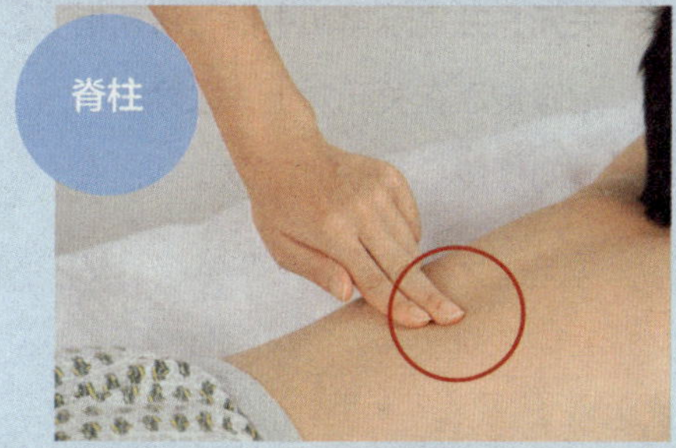

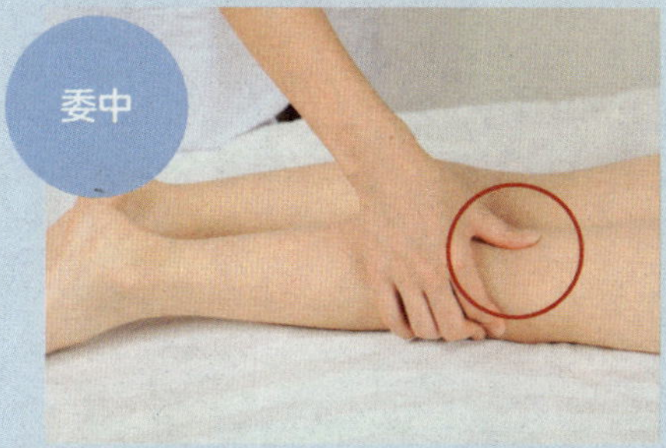

大椎：拇指和示指、中指相对，挟提大椎穴，力度由轻至重。10～20次。

脊柱：用示指、中指指腹自下而上直推脊柱。100～300次。

委中：用拇指指腹揉按委中穴，做持续的揉按动作。2分钟。

益气养血，孩子活力十足

扫一扫
跟着视频学

生活中，我们会看到一些孩子看似身体健壮，却给人一种缺乏活力的感觉。其实孩子不够朝气蓬勃，总是一副病恹恹的样子，可能是体内气血不足。中医认为，气血是维持人体生命活动的基本物质之一。孩子气血充足，则精神焕发，身体强健，活力充沛；若气血亏虚，则会出现少气懒言、面色苍白、自汗、腹胀、消化不良、便秘等症状。推拿有助于益气养血，增强孩子的活力。

推拿益气养血

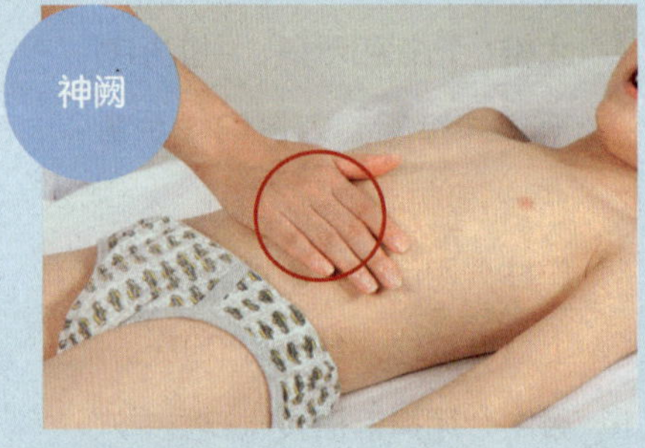

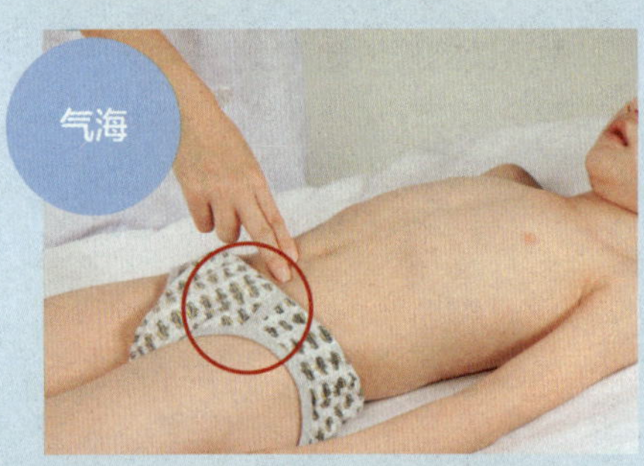

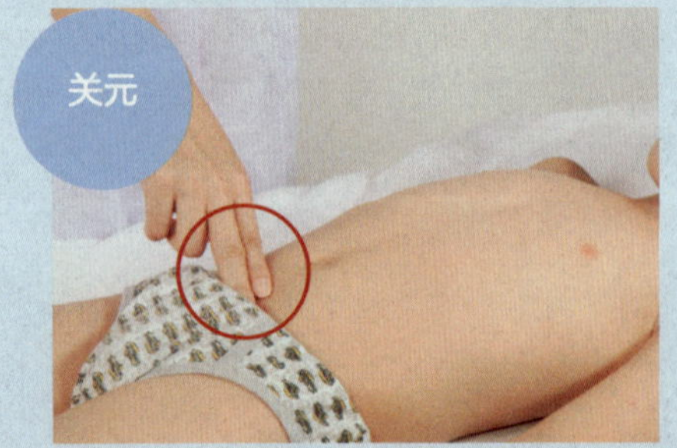

神阙：将手掌放在神阙穴上，但不要紧贴皮肤，在皮肤表面做顺时针回旋式摩动。100~200次。

气海：并拢示指和中指，将两指指腹按压在气海穴上，以顺时针方向揉按。80~100次。

关元：并拢示指和中指，将两指指腹按压在关元穴上，以顺时针方向揉按。80~100次。

四个穴位改善感冒症状

扫一扫
跟着视频学

孩子的免疫力和抵抗力较成人而言相对较弱，更容易受到外界病菌的侵袭而产生各种各样的疾病，最为常见的是感冒、腹泻。在面对孩子免疫力和抵抗力不足时，家长除了改善孩子的营养，督促孩子加强身体锻炼外，还可以通过小儿推拿来帮助孩子增强免疫力和抵抗力，这样孩子才能拥有较强的身体素质，即使生病恢复得也较快。

推拿强身健体

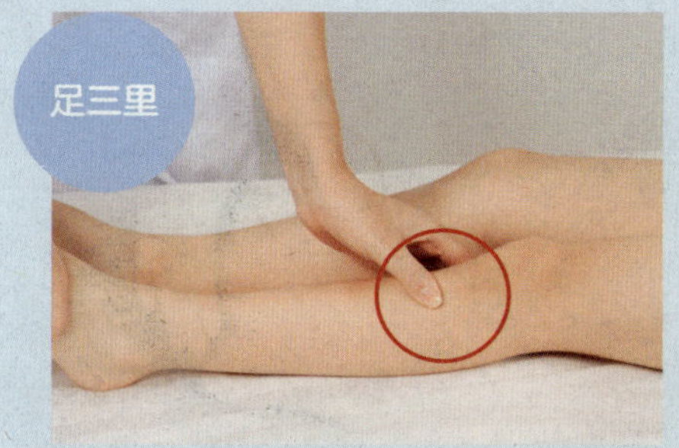

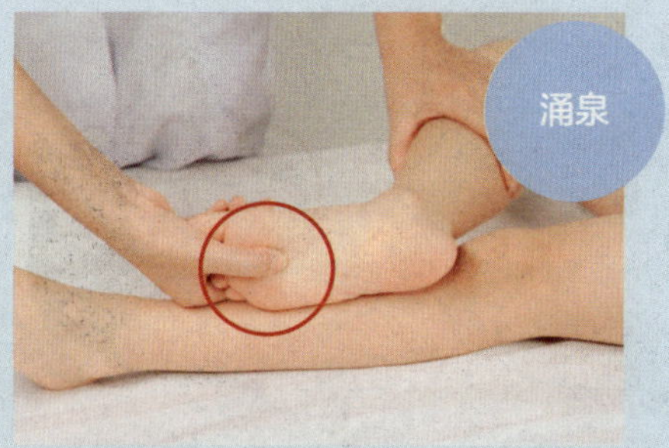

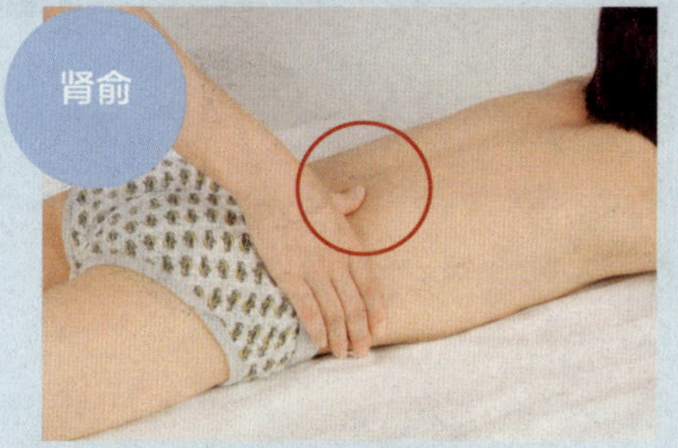

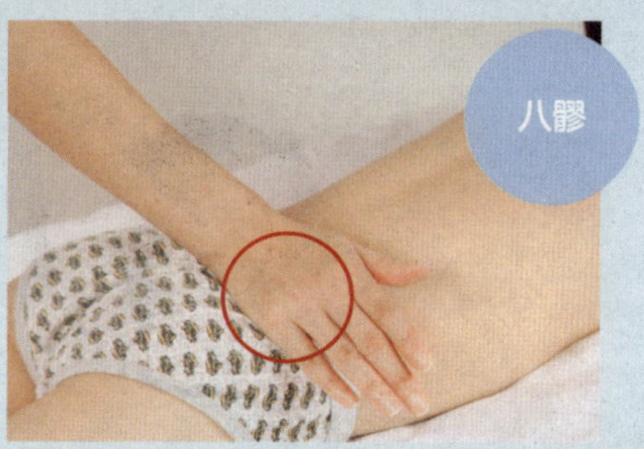

足三里： 用拇指指腹用力按压足三里穴1下，然后以顺时针方向揉按3下，一按三揉为1次。50～100次。

涌泉： 用拇指指腹按压在涌泉穴上，用力向足趾方向推；然后用拇指指腹按压在此穴上，以顺时针方向揉按。推50～100次，揉按100～300次。

肾俞： 用拇指指腹点按肾俞穴，分别以顺、逆时针方向揉按。10～30次。

八髎： 用小鱼际横擦八髎穴，以皮肤微红为度；然后用掌根按压在八髎穴上，以顺时针方向揉按。30～50次。

推拿缓解视疲劳

扫一扫
跟着视频学

孩子在学习时会长时间用眼，孩子们通过各种电子产品观看动画片，在没有家长监督的情况下，很多孩子常会一看就是几个小时。因而眼干、眼涩、眼酸胀、视物模糊等视疲劳症状随之而来，近些年来出现视力下降的孩子的数量在不断增长。如何帮助孩子保护眼睛、缓解视疲劳和预防近视，成为很多家长的烦心事。通过对眼部周围进行推拿，可以辅助调节眼部的血液循环，缓解眼疲劳，从而达到保护眼睛、改善视力的目的。

推拿保护视力

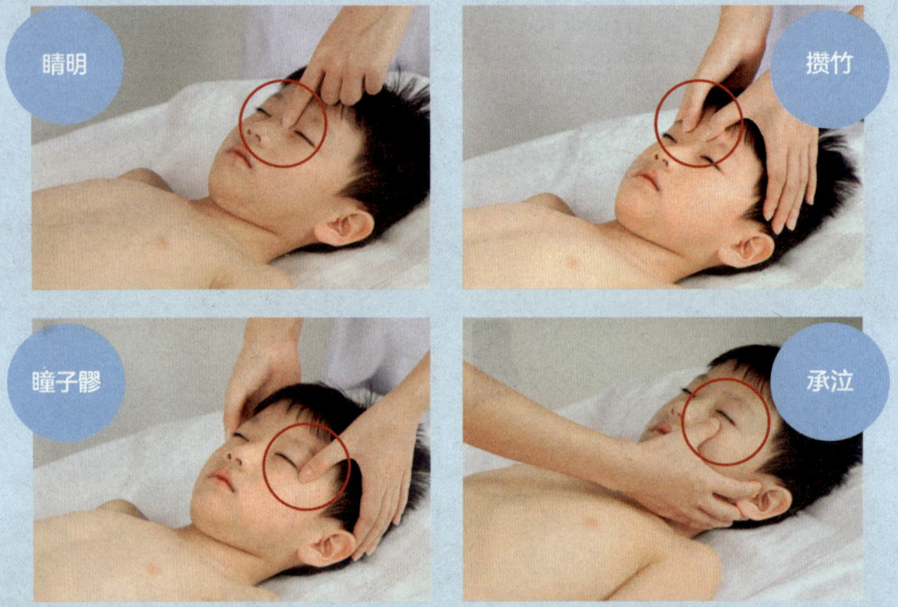

睛明：用示指指腹揉按睛明穴，能够带动深层神经，从而加速眼部血液循环。1～2分钟。

攒竹：用拇指从眉头攒竹穴按摩至眉尾，可舒缓上眼骨的神经。5～10次。

瞳子髎：用拇指点按瞳子髎穴，以局部有酸胀感为宜。10次。

承泣：用拇指指腹揉按承泣穴，力度适中，以局部有酸胀感为宜。1～2分钟。

推拿健脑

扫一扫
跟着视频学

对于大多数家长而言，在关心孩子身体健康的同时，也会注重孩子的智力发育，希望孩子既聪明又健康。有些家长甚至从备孕初期就早早为孩子将来的智力发育做准备，比如胎教、早教、补充各种营养元素、掌握益智小游戏等。其实除了这些方法，还可以通过抚触、推拿等方法，促进孩子的脑部血液循环，达到清醒大脑、增强记忆力的效果，从而刺激智力发育。

推拿益智补脑

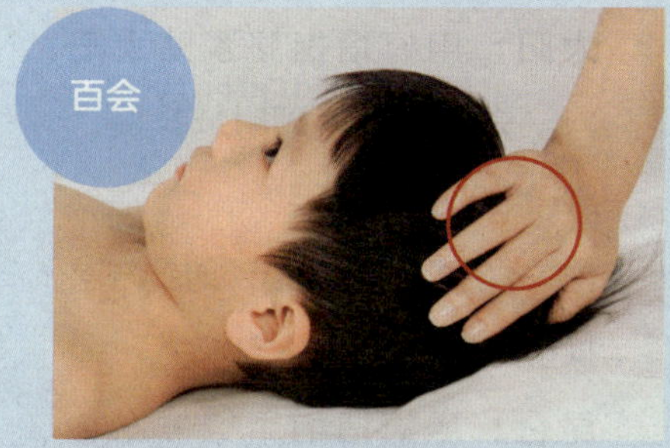

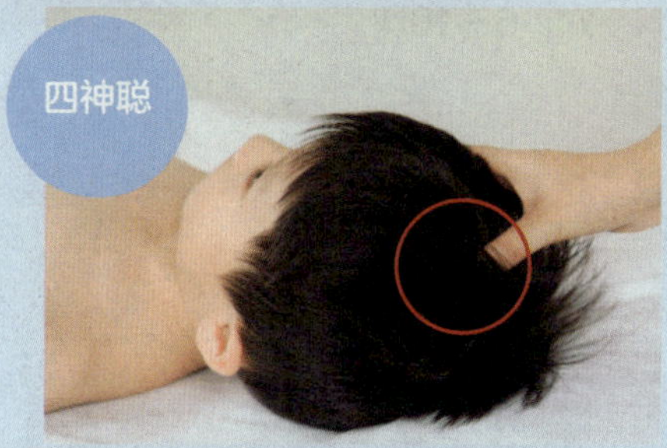

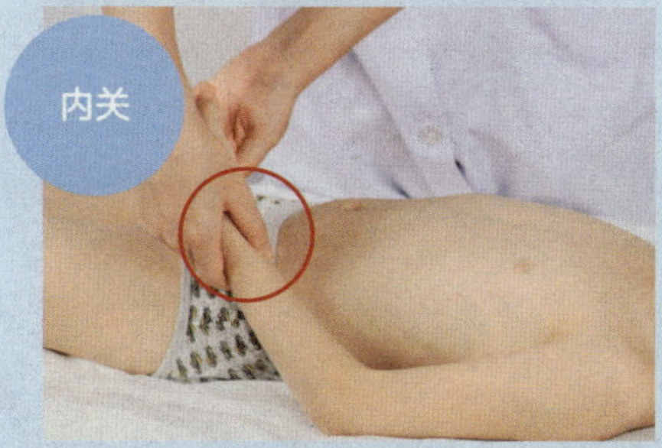

百会：用手掌按在百会穴上，以顺时针方向揉按20圈，再以逆时针方向揉按20圈。2~3分钟。

四神聪：用拇指指腹逆时针沿着四个四神聪穴揉按一圈，边揉按边绕圈。30~50圈。

内关：用拇指指腹以顺时针方向揉按内关穴，力度稍重。100次。

缓解大脑疲劳

当我们经过长时间的工作或学习之后，大脑会处于疲乏状态，从而影响效率，对于孩子而言也是如此。当孩子大脑疲劳时，会出现学习时常昏昏欲睡、写作业时常出错、记忆力下降、提不起精神等表现。这时，作为家长需要帮助孩了减少过度用脑，让孩子疲惫的大脑得到适当的休息。推拿可以通过促进脑部的血液循环增强脑部营养物质的吸收，从而缓解大脑疲劳。

推拿缓解脑疲劳

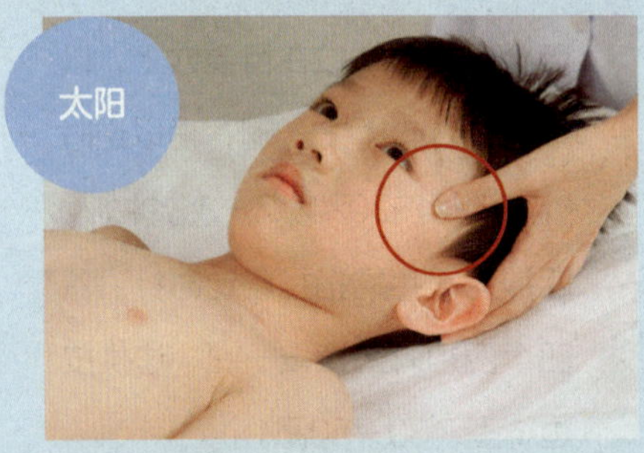

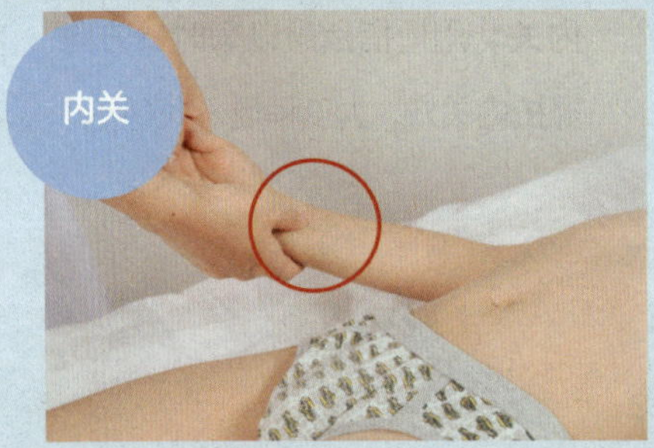

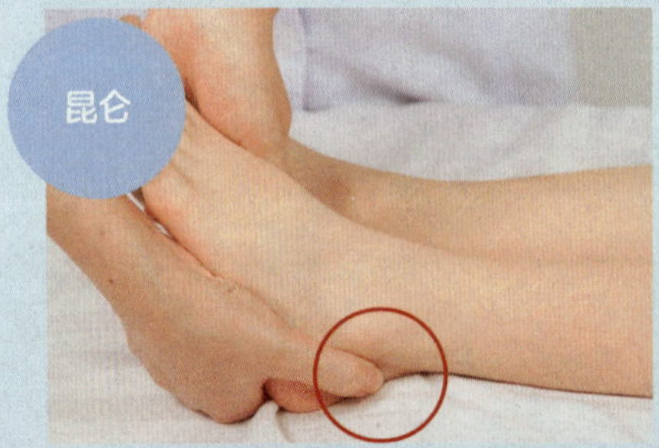

太阳：用拇指指腹紧贴太阳穴，先逆时针再顺时针揉按。30~50次。

内关：用拇指指腹以顺时针方向揉按内关穴。100~500次。

昆仑：用拇指指甲掐按昆仑穴。5~10次。

推拿祛火

扫一扫
跟着视频学

当孩子出现眼睛红肿、口腔溃疡、尿黄、咽喉痛等症状时，很多家长都知道孩子这是“上火”了。上火其实是体内有热气的表现，属于中医热证的范畴。阴虚而生内热，内热进而化为虚火，出现各种“上火症状”。当孩子“上火”时，家长除了可以给孩子做一些清热滋阴的膳食外，还可以运用抚触、推拿等方法来帮助孩子清热祛火，消除或缓解“上火”症状。

推拿清热泻火

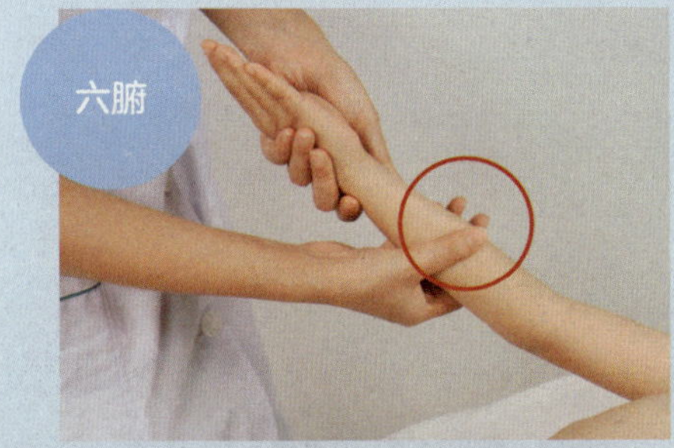

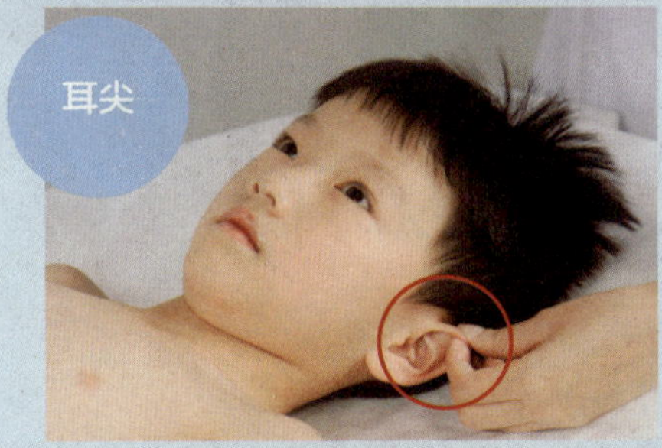

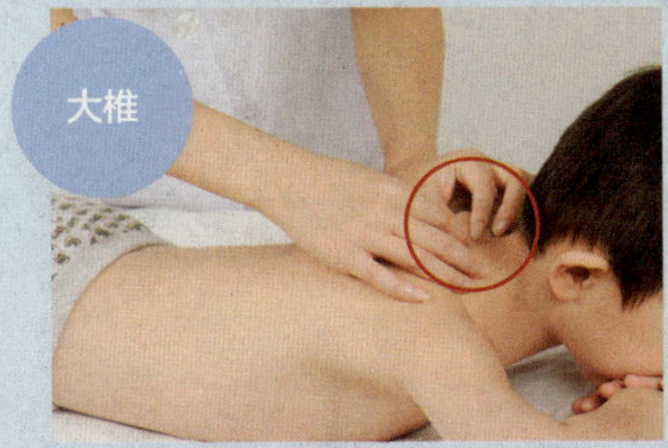

六腑：用拇指指腹自腕推向肘，称退六腑或推六腑。100~300次。

耳尖：用拇指和示指、中指相对，挟提耳尖穴，力度由轻至重。10次。

大椎：用拇指和示指、中指相对，挟提大椎穴，双手交替捻动，向前推进。100次。

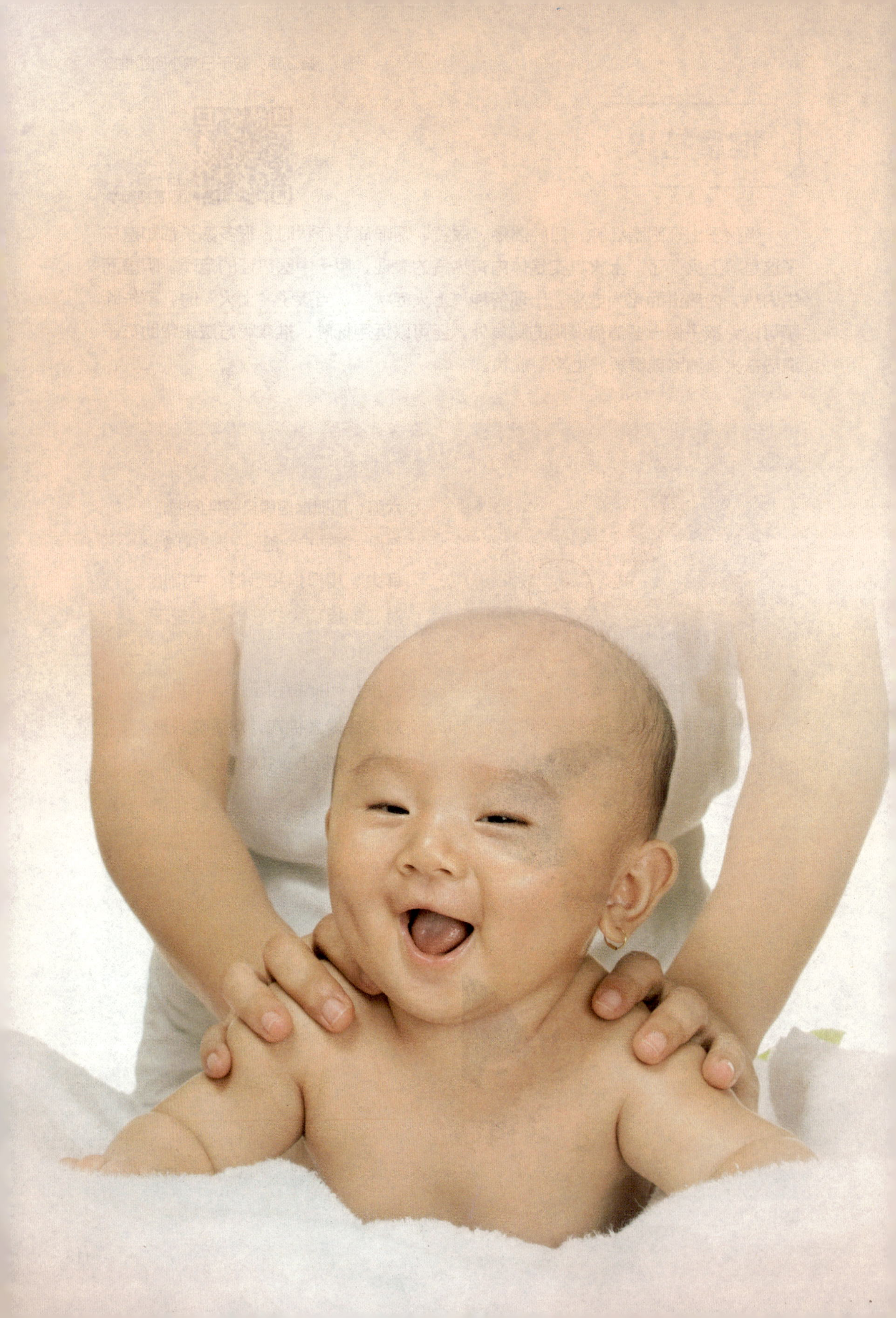

第 4 章

小儿常见病推拿

孩子生病时，最忧心的莫过于家长了。一般治疗疾病的方式以打针、吃药为主，这些方式往往让孩子产生恐惧而抗拒不已，孩子不配合，治疗效果也大打折扣。小儿推拿疗法已有上千年的历史，对孩子的各种常见病、多发病都有较好的疗效。本章介绍孩子各种常见病的各类型症状、推拿方法及居家防护方法，希望家长能够学以致用，赶走孩子的小毛病。

发热

扫一扫
跟着视频学

只要小儿体温超过37.3℃即为发热。小儿正常体温为36～37.3℃，低度发热体温为37.3～38℃，中度发热体温为38.1～39℃，高度发热体温为39.1℃～41℃，超高热则为41℃及以上。其实发热是人体免疫系统和病原微生物双方“交战”的表现。发热时体温升高，一些病原微生物的活性和繁殖速率会受到抑制，人体免疫系统反应会显著增强，从而保护人体功能。当小儿发热时，家长不必过于惊慌，应理性对待，及时治疗。

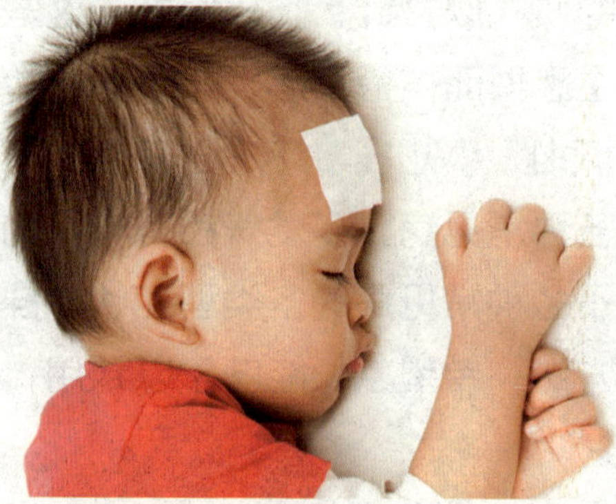

各类型发热

1.风寒型：发热，无汗，头痛，鼻塞，流清涕，喉痒，指纹鲜红，浮露。

2.风热型：发热，微出汗，口干，咽喉肿痛，鼻流黄涕，指纹红紫。

3.食积型：高热，烦躁不安，面色发红，呼吸急促，口渴，喜饮水，不思食，腹胀，腹痛，大便干燥，舌苔黄，指纹紫滞。

4.久病及阴虚型：午后低热，手足心热，盗汗，心烦易怒，食欲缺乏，身体消瘦，舌红，指纹淡紫。

推拿助退热

1) 拍打曲池

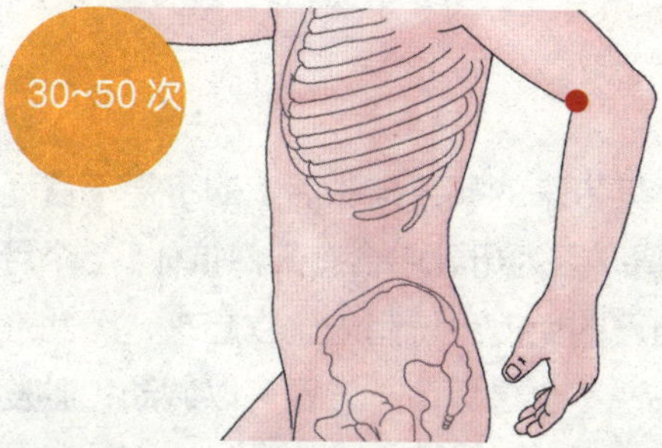

对掌搓热掌心，手掌成真空状，有节奏地拍打曲池穴，力度要适中，以皮肤发热、发红为度。

2) 点揉合谷

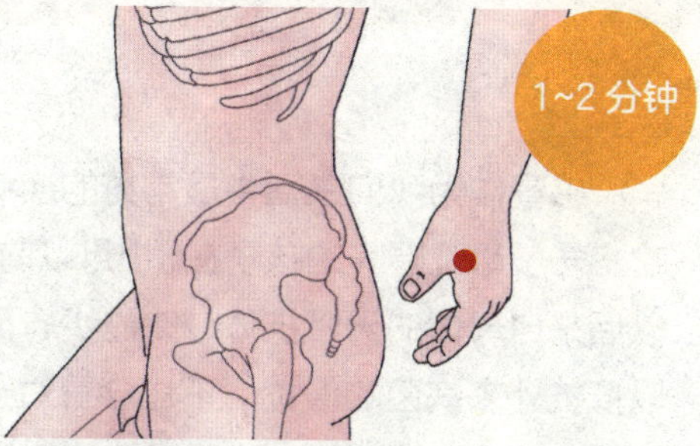

用拇指指腹点揉合谷穴。

3) 清天河水

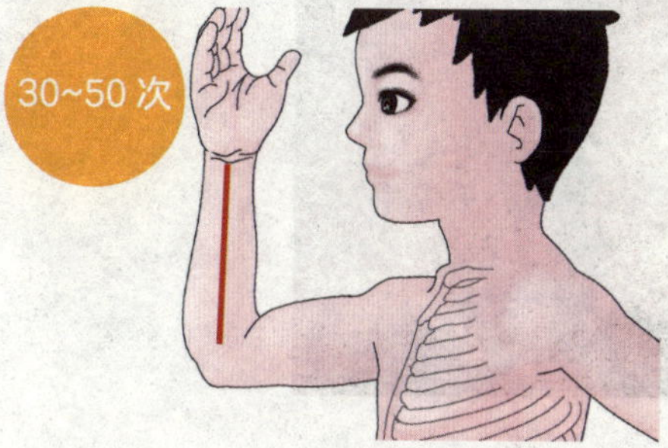

并拢示指、中指，用两指指腹自下而上推摩天河水穴，以皮肤发红、发热为度。

4) 退六腑

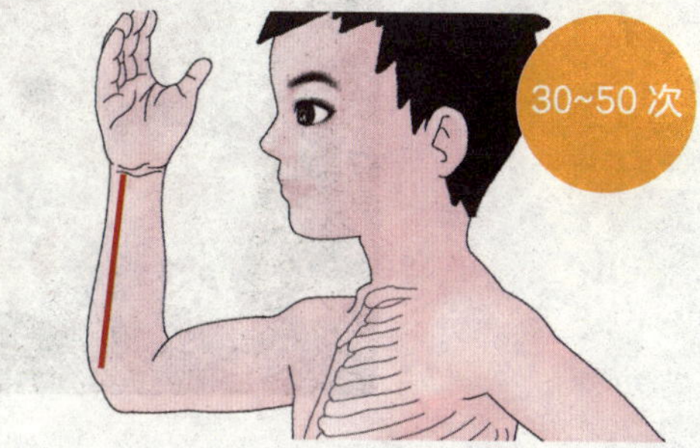

并拢示指、中指，用两指指腹自下而上推摩六腑穴，以皮肤发红、发热为度。

家庭防护小贴士

发热超过 38.5℃时，孩子的免疫力会大大地被激发。因此发热初始，如果孩子的精神状态不错，不建议立刻退热。如果体温在 38.5℃以下，家长们只需要用一些简单的物理方法进行降温，如用温水擦拭身体（额头、腋下、腹肌沟等），或者给孩子洗个温水澡。

感冒

扫一扫
跟着视频学

感冒作为我们生活中最常见的疾病之一，其带来的痛苦与生活上的不便不言而喻。一般母乳喂养的孩子在6个月以前很少感冒，因为母乳中含有天然抗体，6个月以后来自母体的天然抗体越来越少，而孩子自己的免疫系统尚未建立起来，因此难以抵抗外来病菌的侵扰。不过感冒对于孩子来说不全是坏事，感冒可以调动和激发孩子自身的免疫细胞，完善其免疫功能。

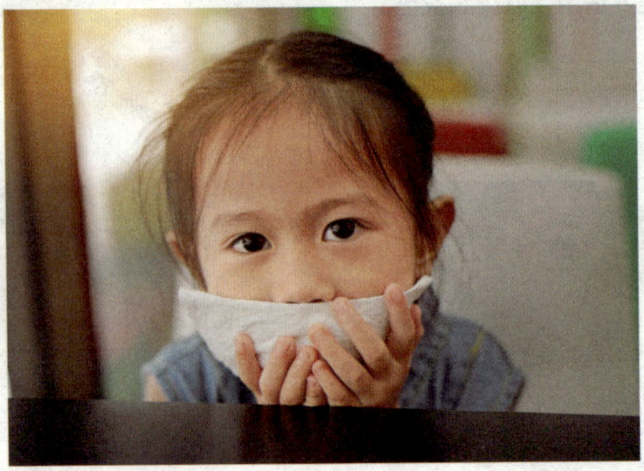

各类型感冒

1.风寒型： 畏寒，发热，头痛，全身疼，无汗，打喷嚏，鼻塞，流清涕，咳嗽痰稀，口不渴，食欲缺乏，呕吐，舌偏淡，苔薄白。

2.风热型： 发热重，遇风觉冷，头痛，鼻塞，流脓涕，喷嚏，咳嗽，痰黄黏，咽红或肿，口干而渴，舌质红，苔薄白或黄。

3.流行型： 高热，嗜睡，汗出热不解，目赤咽红，肌肉酸痛，恶心，呕吐，疹点散布，舌红，苔黄。

4.暑邪型： 发热，无汗，头痛，鼻塞，身重，困倦，咳嗽不剧，胸闷泛恶，食欲缺乏，呕吐，泄泻，舌红，苔黄腻。

推拿解表散邪

1）开天门

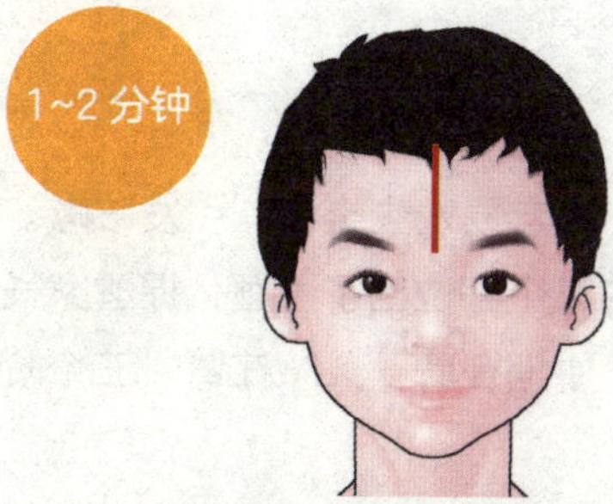

用双手拇指交替推摩天门穴。

2）推坎宫

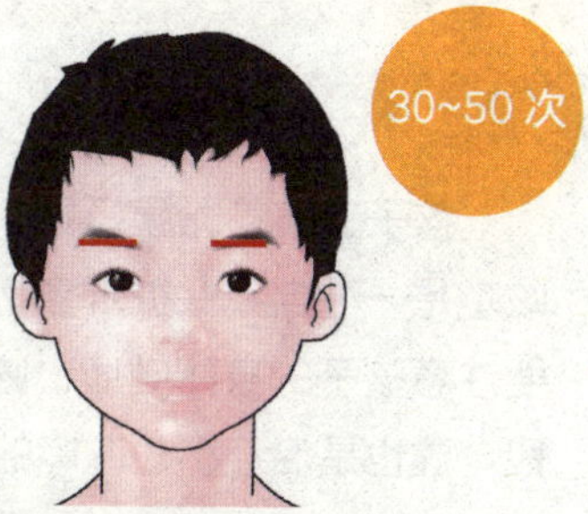

用双手拇指从眉心推至眉梢，推摩坎宫穴。

3）点揉太阳、迎香

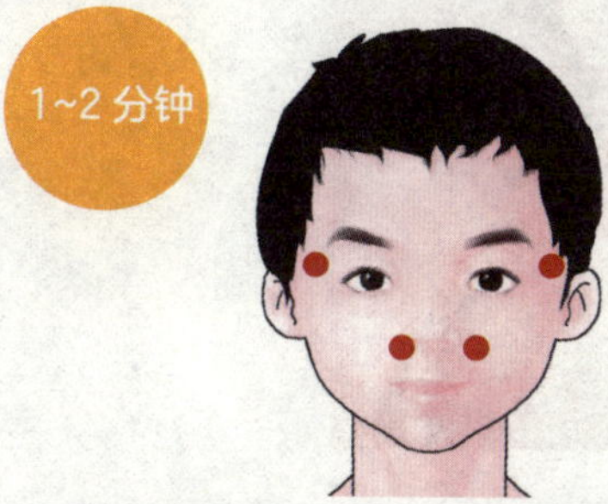

用拇指指腹点揉太阳穴，然后用同样的方法按摩迎香穴。

4）点按一窝风、合谷

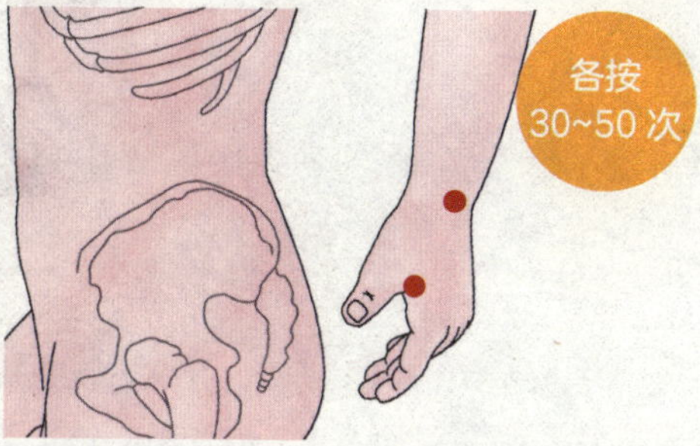

用拇指指腹点按一窝风穴，接着用拇指指腹点按合谷穴。

家庭防护小贴士

一般情况下，室内与室外温度之差不宜超过 7℃。天气由热变冷时，不要急于给孩子添衣服。对于不会表达的孩子，家长可以用手掌触摸孩子的后背，以孩子后背温暖而无汗为宜。

咳嗽

扫一扫
跟着视频学

孩子支气管黏膜娇嫩，抵抗病毒感染的能力差，很容易发生炎症，引发咳嗽。咳嗽是一种自我保护现象，同时也预示着孩子身体的某个部位出了问题，提醒家长要注意孩子的身体健康。咳嗽大致分为“初咳在肺，中期在脾，久咳在肾”三个阶段，这也是治疗小儿咳嗽的总纲。

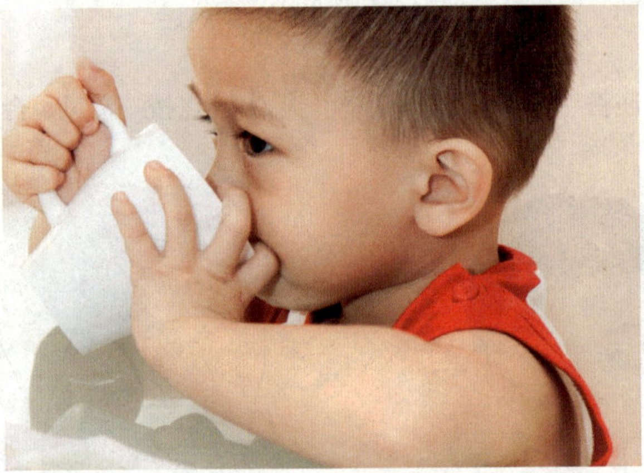

各类型咳嗽

1.风寒型：咳嗽频作，咽痒声重，痰白清稀，鼻塞流涕，恶寒，少汗，或有发热头痛，全身酸痛，舌苔薄白，指纹浮红。

2.风热型：咳嗽不爽，痰黄黏稠，不易咳出，口渴咽痛，鼻流浊涕，伴有发热头痛，恶风，微汗出，舌质红，苔薄黄，指纹红紫。

3.痰热型：咳嗽痰黄，黏稠难咳，面赤唇红，口苦作渴，或有发热、烦躁不宁，小便少、色黄，舌红苔黄腻，指纹色紫。

4.阴虚型：干咳无痰，或痰少而黏，不易咳出，口渴咽干，喉痒声嘶，手足心热，或咳嗽带血，午后潮热，舌红少苔。

推拿止咳平喘

1) 揉按风池、风府、肺俞

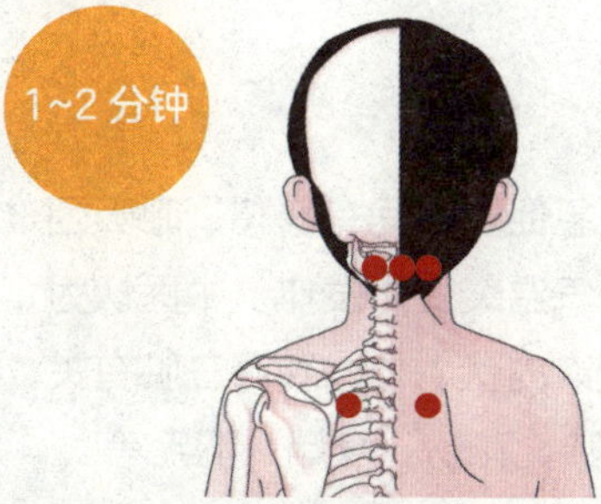

用拇指指腹揉按风池穴、风府穴、肺俞穴，力度适中。

2) 揉按缺盆、中府、膻中

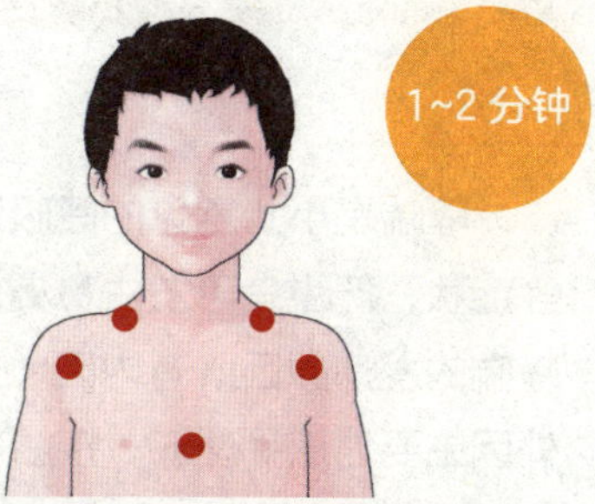

用拇指指腹揉按缺盆穴、中府穴、膻中穴。

3) 点揉合谷

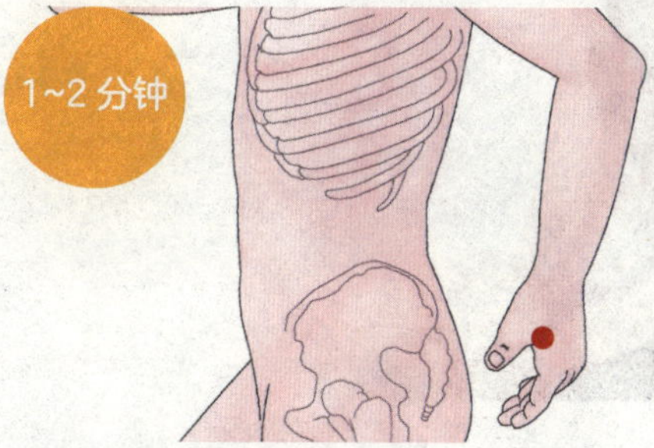

用拇指指腹点揉合谷穴。

4) 刮擦少商

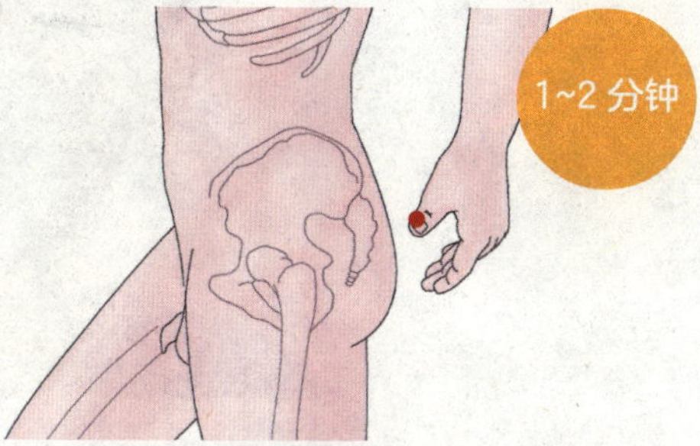

用示指和中指弯曲刮擦少商穴。

家庭防护小贴士

当孩子咳嗽时，尽量不要给孩子用止咳药。用止咳药后虽然咳嗽会暂时停止，但痰液却不能顺利排出，如果痰液大量积蓄在气管和支气管内，造成堵塞，会使咳嗽变得更厉害。多饮水可以缓解因咽喉干痒而导致的咳嗽。此外，家长还可以适当使用空气加湿器，以减轻孩子咳嗽的症状。

哮喘

扫一扫
跟着视频学

哮喘是小儿常见的呼吸道疾病，主要表现为呼吸急促、喉间有哮鸣、呼吸困难等症状，严重者可发生鼻翼扇动，此病多在寒冷季节气温突变时发作。中医认为，哮喘的发病原因既有内因，又有外因。内因责之于痰饮内伏，与肺脾肾三脏有关，外因主要为感受外邪，接触刺激或过敏的因素，如异味、花粉、煤烟、羽毛等。

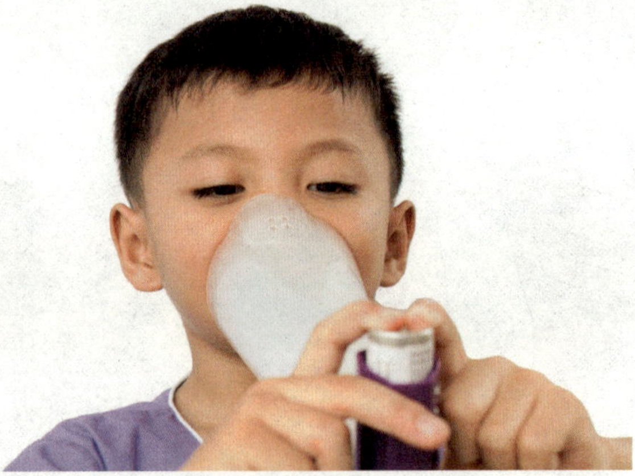

各类型哮喘

1.寒型：咳嗽气喘，喉间有痰鸣音，痰多白沫，形寒肢冷，鼻流清涕，面色淡白，恶寒，无汗，舌淡红，苔白滑。

2.热型：咳嗽哮喘，声高息涌，咯痰稠黄，喉间哮吼痰鸣，胸膈满闷，身热，面赤，口干，咽红，小便黄，便秘，舌质红，苔黄腻。

3.肺脾气虚型：气短多汗，咳嗽无力，常见感冒，神疲乏力，形瘦纳差，面色苍白，便溏，舌淡，苔薄白。

4.脾肾阳虚型：面色苍白，形寒肢冷，脚软无力，动则气短心悸，腹胀纳差，大便溏泻，舌淡苔薄白。

推拿化痰平喘

1）揉按天突

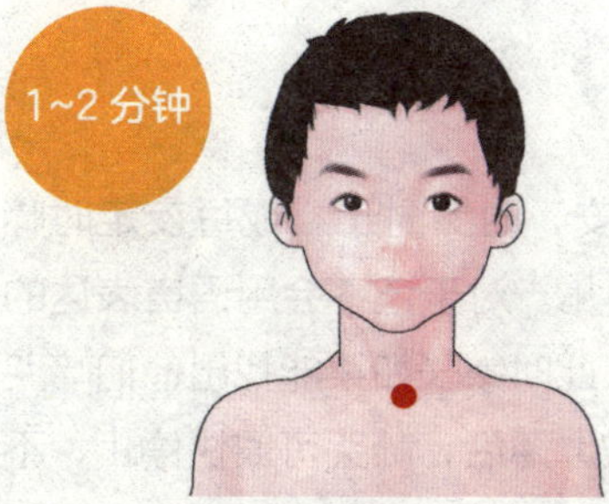

用拇指指腹揉按天突穴，以揉按至潮红发热为度。

2）揉按太渊

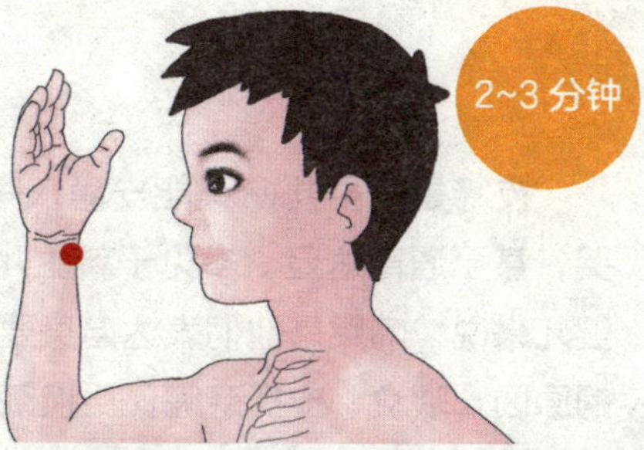

用拇指指腹揉按太渊穴。

3）推揉身柱

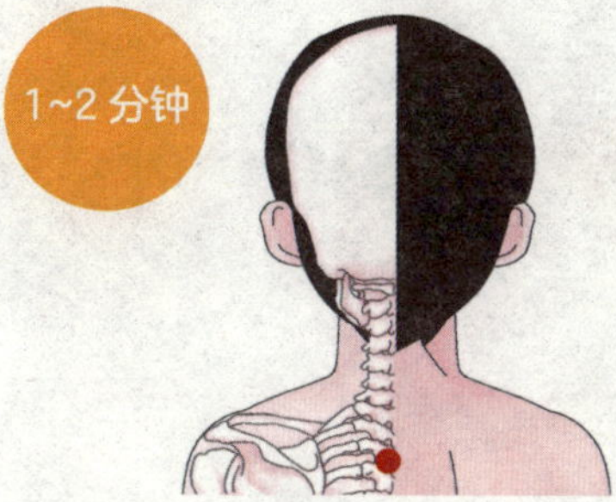

用示指指腹推揉身柱穴，以有酸麻胀痛的感觉为佳。

4）推揉肺俞

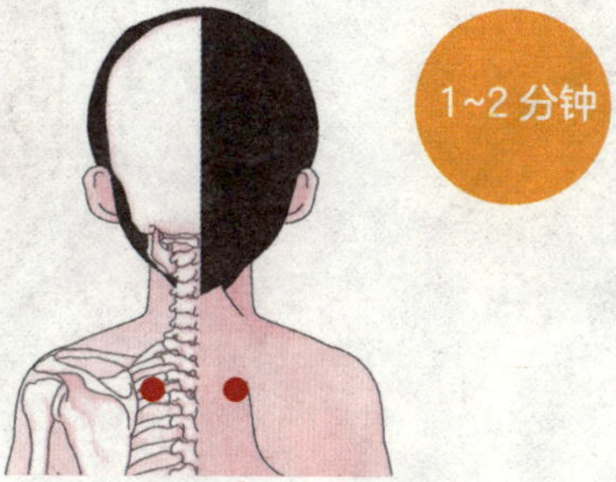

用双手大拇指推揉肺俞穴，以有酸麻胀痛的感觉为佳。

家庭防护小贴士

家长如果发现孩子咳痰无力，可帮助孩子排痰，方法是五指并拢，略弯曲，轻拍孩子背部，先自边缘向中心、再自下而上拍打，一边拍打一边鼓励孩子将痰咳出。空气中的花粉、粉尘，螨虫，衣物中的人造纤维，皮毛，家中的猫、狗皮屑均是导致哮喘急性发作的主要原因，要积极避免。

夜啼

扫一扫
跟着视频学

夜啼是指婴儿白天能安静入睡，入夜则啼哭不安，时哭时止，或每夜定时啼哭，甚至通宵达旦。多见于新生儿及6个月龄内的婴儿。对于还不会用语言表达的婴儿来说，啼哭是他们表达自身要求或痛苦的方式，此时家长如果能找出他们啼哭的原因，喂食、安抚亲昵、更换潮湿尿布、调整衣被厚薄后，啼哭可很快停止，不属于病态。

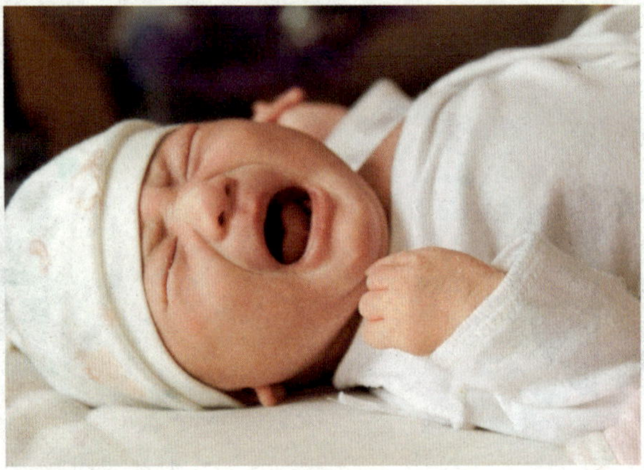

各类型夜啼

1.脾虚型：哭声无力，曲腰而啼，睡喜俯卧，面色青白，口中气冷，四肢厥冷，遇温则止，不思乳，大便不成形似稀泥，唇舌淡白。

2.心热型：哭声高亢，见灯光啼甚，面红心烦，口中气热，身腹俱暖，眼屎多，大便干燥，小便短黄。

3.惊吓型：日受惊吓，夜间阵发性啼哭惊叫，时见恐惧状，面色晦暗，呆若木鸡，遇声则惊，不欲见人。

4.气滞型：哭声低弱，时哭时止，睡喜蜷曲，四肢欠温，吮乳无力，胃纳欠佳，大便稀薄，小便较清，面色青白，唇色淡红，舌苔薄白，指纹多淡红。

推拿安抚止啼

1）掐压印堂

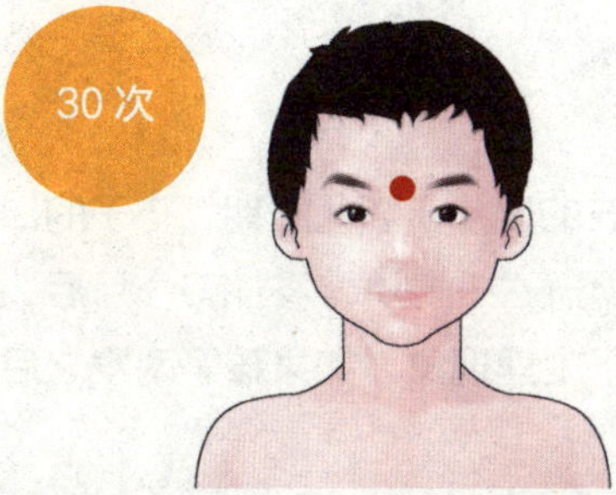

用拇指指尖掐压印堂穴，以每秒钟 1 次的频率有节奏地掐压，手法尽量轻柔。

2）点揉胆俞、脾俞

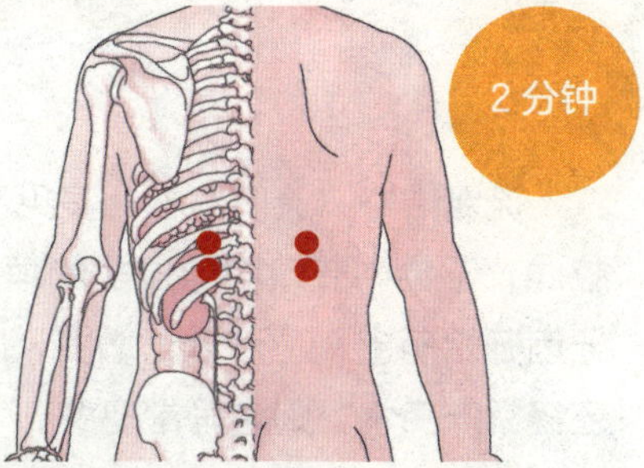

用拇指指腹点揉双侧胆俞穴、脾俞穴。

3）点揉神门

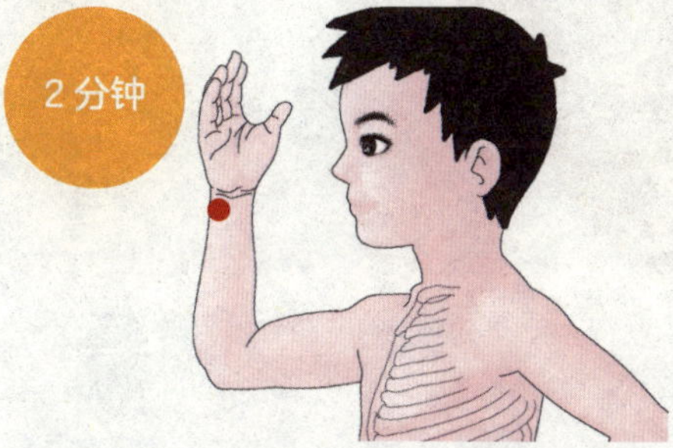

用拇指指腹以点两下揉三下的频率，点揉神门穴。

4）点揉足三里、三阴交

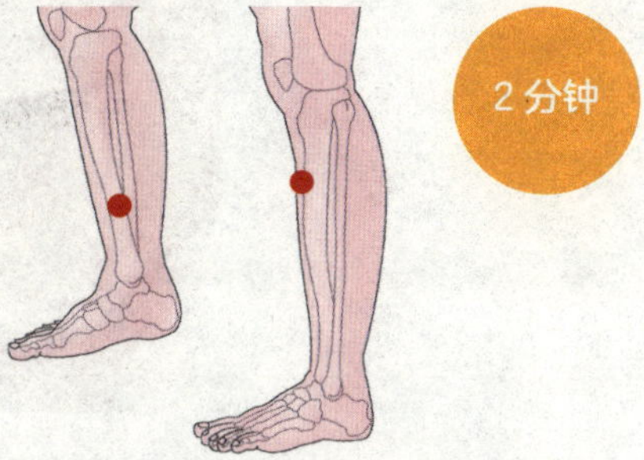

用拇指指腹以点两下揉三下的频率，点揉足三里穴、三阴交穴。

家庭防护小贴士

入睡前 0.5 ~ 1 小时，应让孩子安静下来，睡前不要玩儿得太兴奋，更不要过分逗弄孩子，不要让孩子在睡前看刺激性的电视节目，不讲可怕的故事，也不玩儿新玩具。孩子夜里醒来的时候，可以用很低的声音跟他说话，房间最好不要开灯，也不要随意走动。

流涎

扫一扫
跟着视频学

流涎俗称“流口水”，多见于6个月至1岁半左右的婴儿。婴儿时期，孩子的口腔浅，不会调节口腔内过多的唾液，偶尔发生流涎属于生理现象。婴儿6个月后，牙齿开始萌出，唾液分泌增多，以致流涎稍多，属于生理现象。如果孩子两岁之后还经常流口水，则为异常现象。

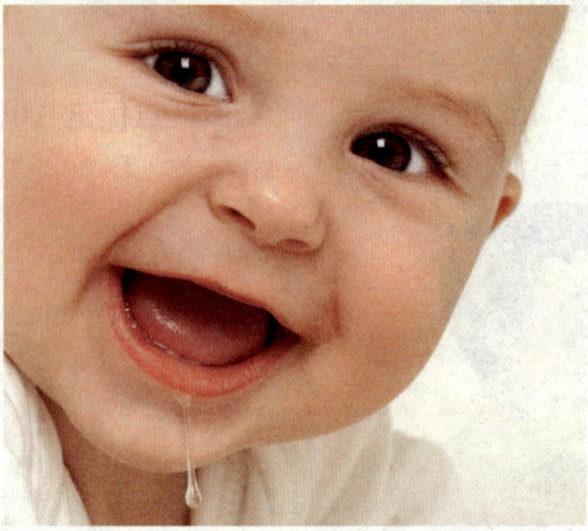

各类型流涎

1.实热型：口角流涎，甚则口角赤烂，口水黏稠，口渴思饮水，小便短赤，大便臭秽或干结，面赤唇红，舌质红，指纹紫。

2.虚寒型：口角流涎，质清稀，食欲缺乏，面白唇淡，舌质淡红，指纹青红。

3.脾虚型：神情疲惫，面色萎黄，口角流涎多，质清稀。

4.脾风型：口角流涎，不吮乳，甚则昏昏欲睡。

推拿健脾摄涎

1）分推中脘

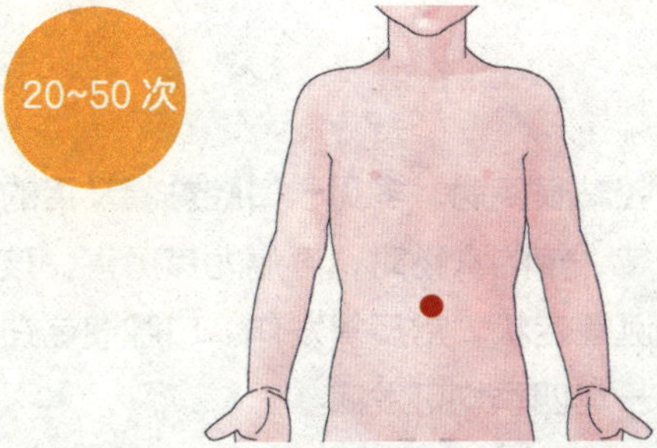

用大拇指自中脘穴向脐两旁分推。

2）补脾经

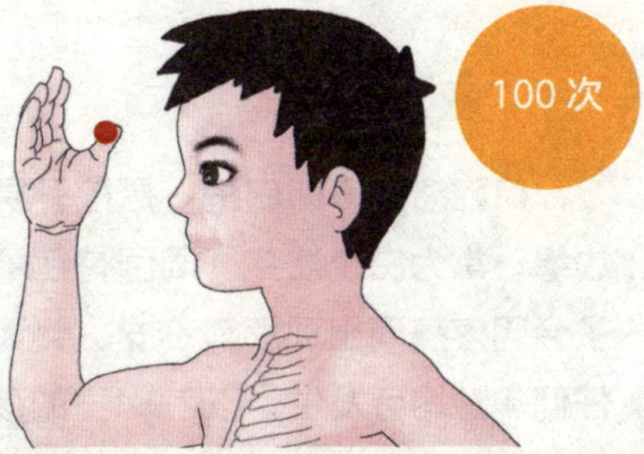

用拇指指腹，从小儿拇指指尖桡侧面向指根方向直推。

3）揉按板门

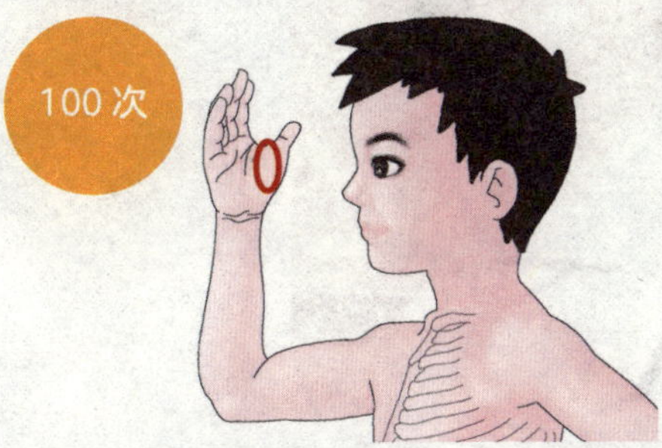

大拇指指腹在患儿手掌大鱼际中心揉按板门穴 10 秒，然后微用力，自小儿大拇指指根大鱼际处，往腕横纹处直推。

4）揉按承浆、地仓

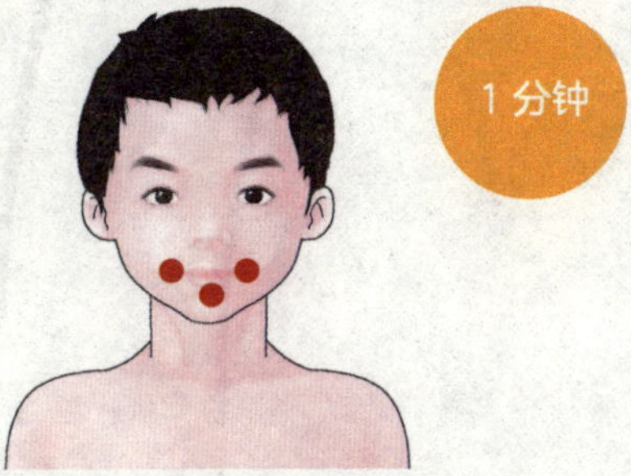

用中指指腹顺时针揉按承浆穴和地仓穴。

家庭防护小贴士

家长要每天用温水清洁宝宝口水浸泡的部位，如嘴、面颊等，并涂上婴儿润肤乳等来滋养皮肤。孩子的衣物、围嘴等一旦被口水浸湿，要及时更换。此外，孩子睡过的枕头、被子要经常晒太阳。孩子的口水会不定时流出，家长要及时擦拭。擦洗的毛巾最好是棉的，动作要轻柔，以免弄伤孩子柔嫩的皮肤。

口腔溃疡

扫一扫
跟着视频学

口腔溃疡，即口疮，是孩子易患的一种口腔黏膜疾病，多见于口腔黏膜及舌的边缘，常为白色溃疡，周围有红晕，当遇酸、咸、辣的食物时，疼痛尤其厉害。孩子会因疼痛而出现烦躁不安、哭闹、拒食、流涎等症状，常反复发作。口腔溃疡在任何年龄均可发生，以2～4岁的孩子多见，且一年四季均可发病。

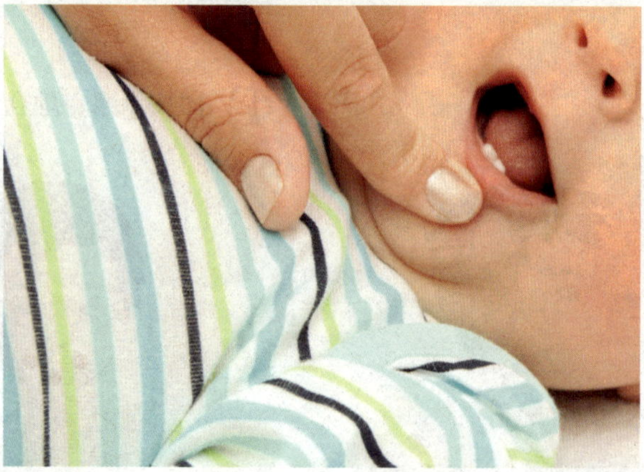

各类型口腔溃疡

1.心火上炎型：舌上、舌边溃疡较多，色红疼痛，心烦不安，口干欲饮，小便短赤，舌尖红，苔薄黄。

2.虚火上炎型：口舌溃疡或糜烂，稀散色淡，不甚疼痛，反复发作或迁延难愈，神疲颧红，口干不渴，舌红，苔少或花剥。

3.风热乘脾型：以口颊、上腭、齿龈、口角溃疡为主，甚则满口糜烂，或为疱疹转为溃疡，周围鲜红疼痛拒食，烦躁不安，口臭，涎多，小便短赤，大便秘结，或伴发热，咽红，舌红，苔薄黄。

推拿清热止痛

1) 揉按肾经

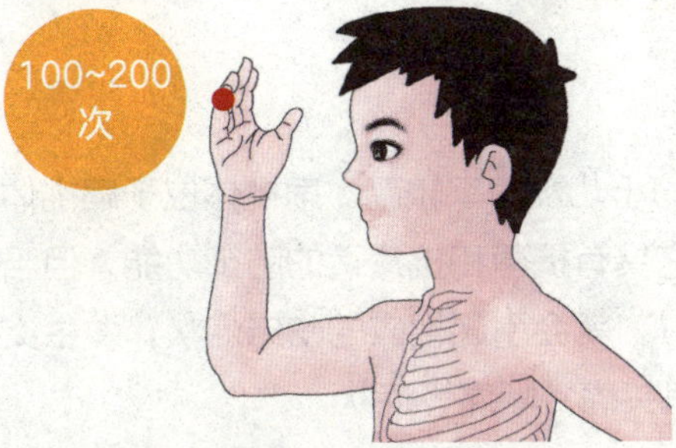

用拇指指腹揉按肾经。

2) 清天河水

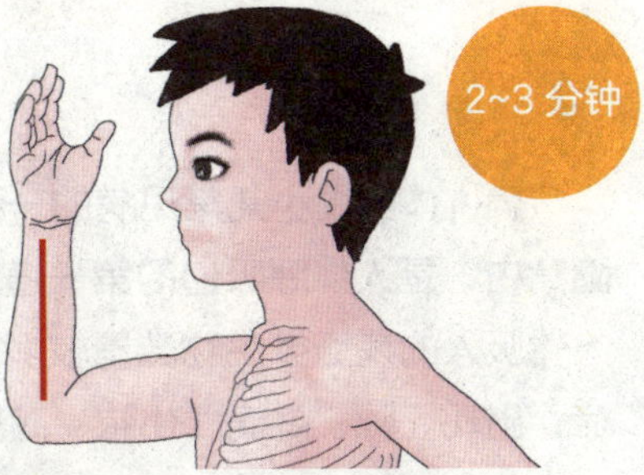

并拢示指和中指，用两指指腹推擦天河水穴，自下而上推，以皮肤发红、发热为度。

3) 点揉合谷

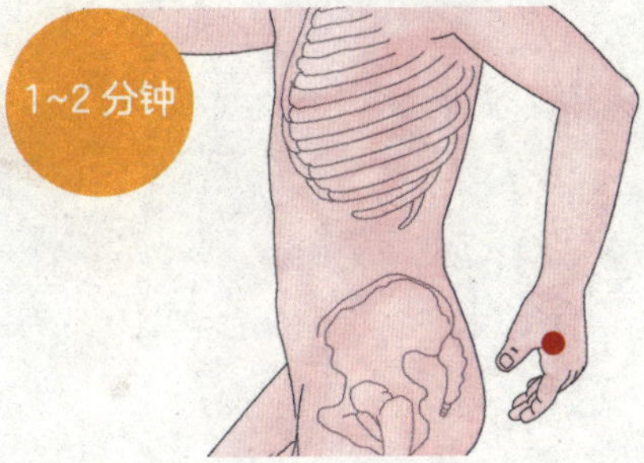

用拇指指腹点揉合谷穴。

4) 推擦涌泉

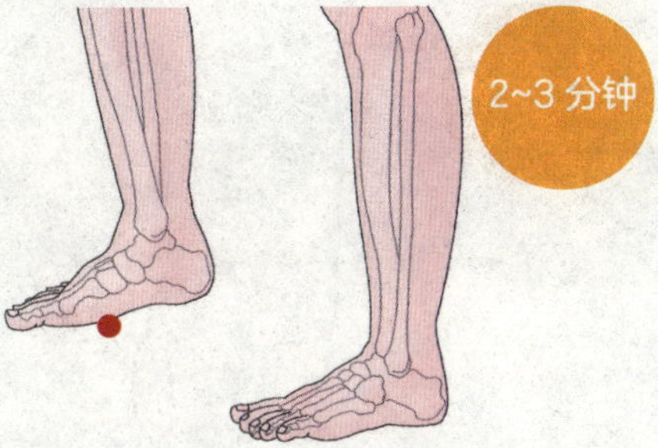

用手掌的大鱼际肌推擦涌泉穴。

家庭防护小贴士

家长可以用淡盐水给宝宝漱口，注意不要过咸，以入口微有咸为宜，以免过度刺激溃疡处产生剧烈疼痛。口腔溃疡期间，刷牙漱口时都会不可避免地刺激溃疡处，但家长也要坚持让孩子按时刷牙漱口。不要用手指或粗糙的布擦孩子的口腔，以免引起破损和感染。

扁桃体炎

扁桃体炎是小儿常见病的一种，4～6岁的小儿发病率较高。扁桃体位于扁桃体隐窝内，是人体呼吸道的第一道免疫器官，它具有抗菌和抗病毒的防御功能，但当人体吸入的病原微生物数量较多或毒性较强时，就会引起相应的临床症状，发生炎症，出现红肿、疼痛、化脓、高热畏寒，伴有头痛、咽痛等症状。

推拿消肿止痛

1）点揉合谷

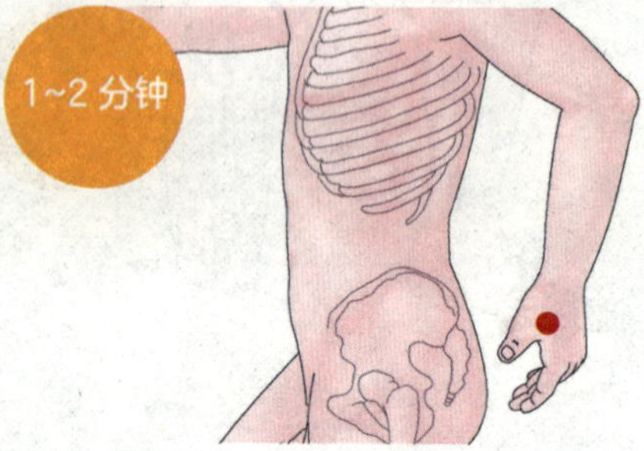

用拇指指腹点揉合谷穴，以局部有酸胀感为宜。

2）清肺经

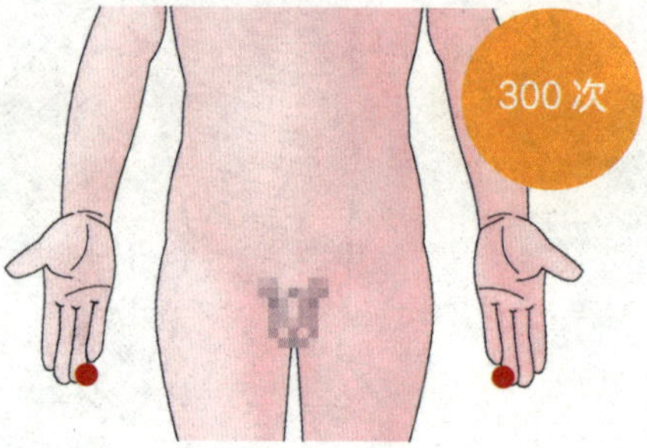

用拇指指腹由无名指指尖推到指根，手法连贯。

3）清心经

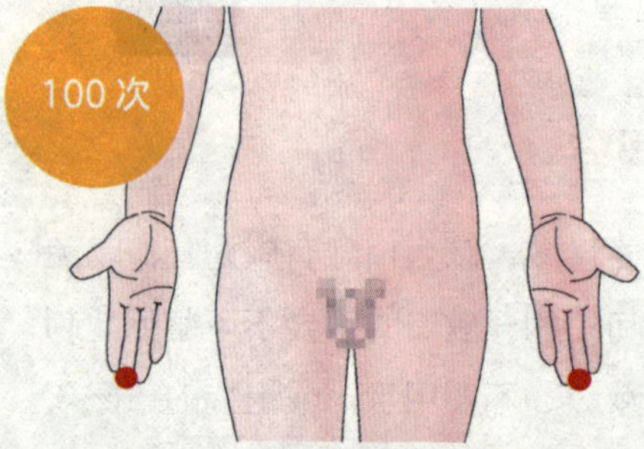

用拇指指腹自中指根横纹处推向指尖。

4）推摩脊柱

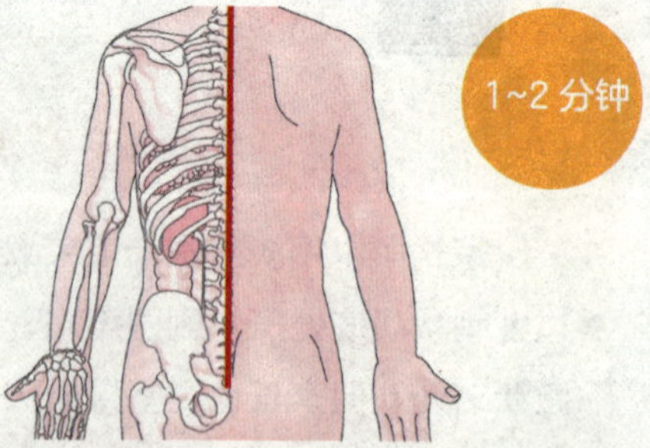

用手掌紧贴于后脊正中线上，轻轻地推摩，以皮肤发热为度。

咽炎

扫一扫
跟着视频学

咽炎分为急性咽炎和慢性咽炎。急性咽炎起病较急，初起时咽部干燥、灼热，继而出现咽痛、唾液增多。慢性咽炎时张口可见咽部呈慢性充血，咽部有各种不适感，如发痒、异物感等。小儿患咽炎主要是由于受凉、过度疲劳等导致全身及局部抵抗力下降，病邪乘虚而入所致。

推拿清热利咽

1）点揉天突

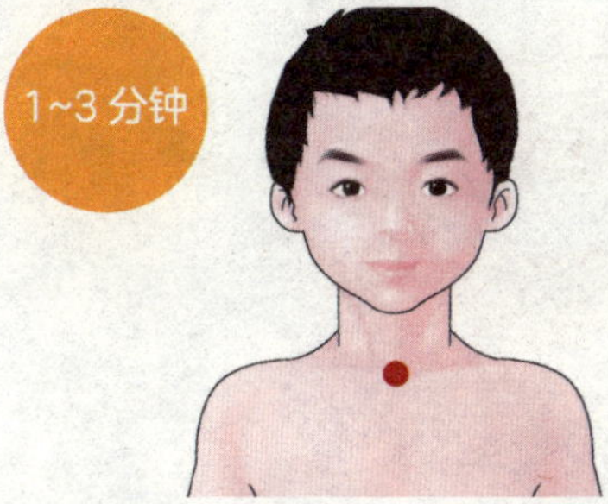

用拇指指腹点揉天突穴，以局部潮红为度。

2）揉按合谷

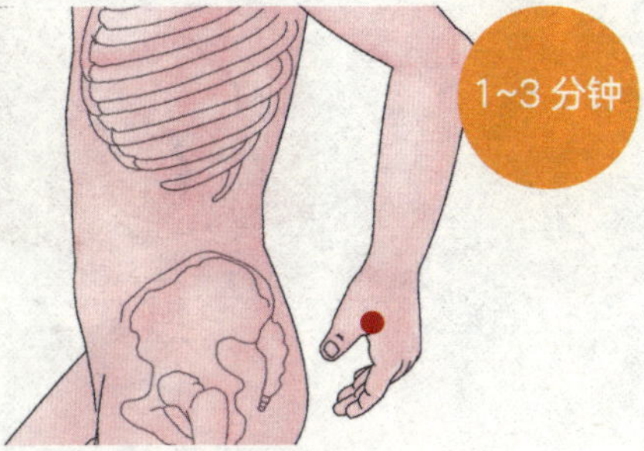

用拇指指腹揉按合谷穴。

3）揉按大鱼际

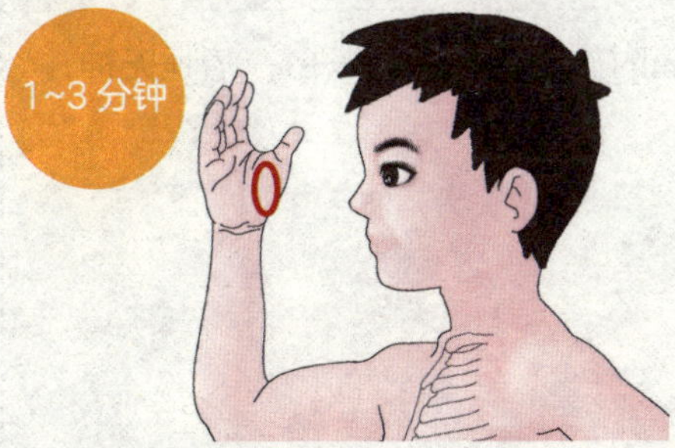

用拇指指腹揉按大鱼际穴。

4）按压少商

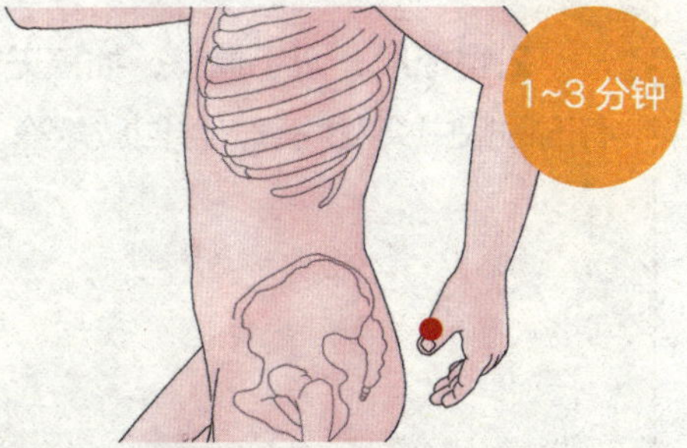

拇指和示指做钳状，夹住大拇指的指甲旁两侧，一夹一松，按压少商穴。

惊风

扫一扫
跟着视频学

惊风是儿童时期常见的一种急重病症，又称“惊厥”，俗名“抽风”，以临床出现抽搐、昏迷为主要特征。常见于5岁以下的儿童，年龄越小，发病率越高。凡发病往往比较凶险，变化快，危及生命。其中伴有发热者，多为感染性疾病所致；不发热者，多为非感染性疾病所致。小儿惊风以清热、豁痰、镇惊、熄风为治疗原则。

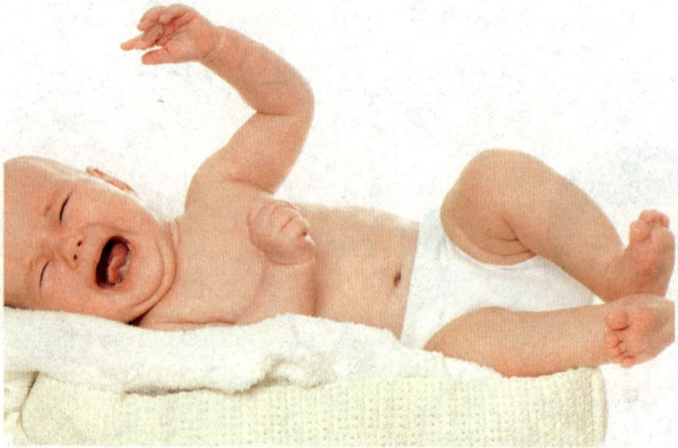

各类型惊风

1.急惊风：高热，面赤唇红，气急鼻煽，烦躁不安或神志不清，两目上翻，牙关紧闭，四肢抽搐。

2.慢惊风：两手握拳，抽搐无力，抽搐时作时止，面色苍白，嗜睡无神，有时睡眠中突发痉挛，伴四肢厥冷。

推拿镇惊熄风

1）叩掐人中

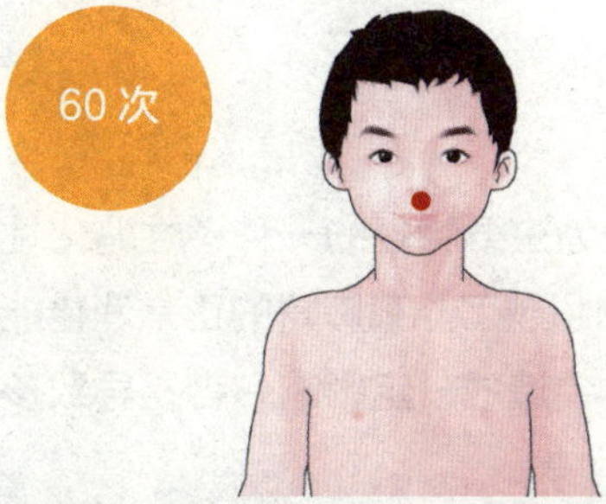

用拇指叩掐人中穴，以每秒钟 1 ~ 2 次的频率有节奏地叩掐。另一只手的拇指同时点压中冲穴，共 60 次。

2）叩掐合谷

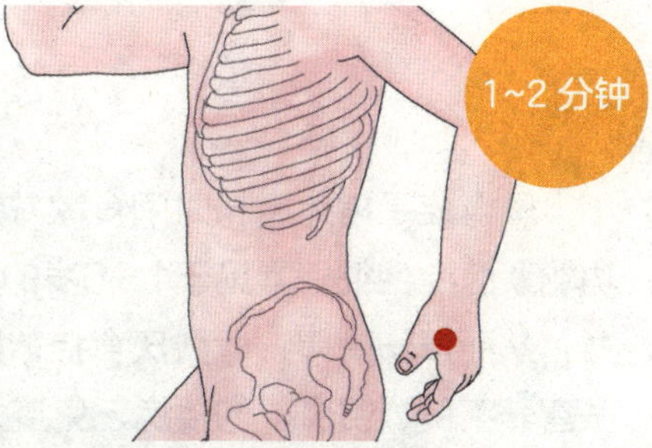

用拇指指腹叩掐合谷穴，以每秒钟 1 ~ 2 次的频率有节奏地叩掐。

3）点打委中

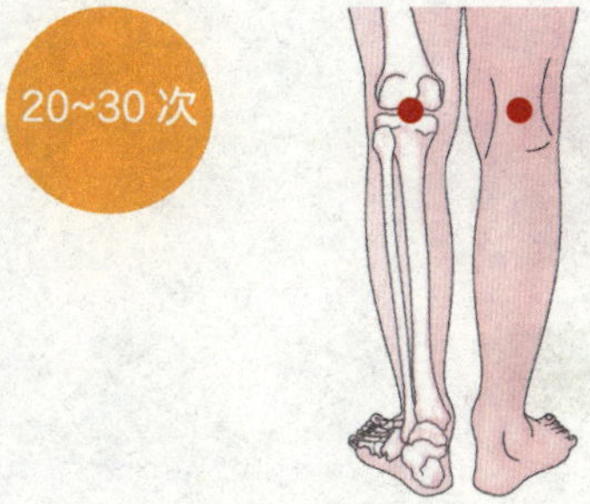

用示指、中指指腹点打委中穴。

4）揉按涌泉

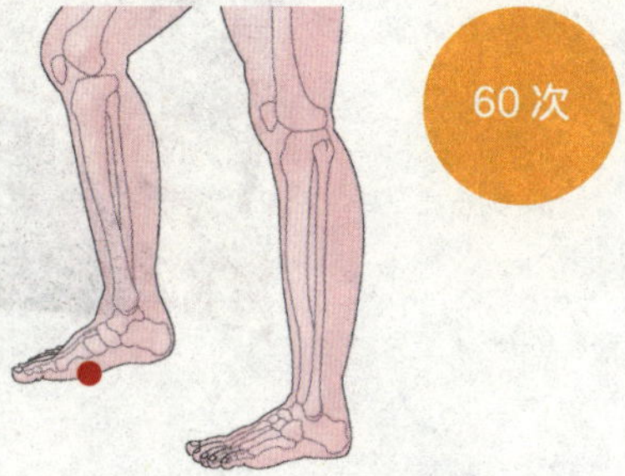

用拇指指腹揉按涌泉穴，力度适中。

家庭防护小贴士

孩子惊风时，家长可以这样做：把孩子平放在床上，头偏向一侧，防止口腔分泌物或呕吐物流入气管引起窒息。为孩子解松衣领裤带，以免影响呼吸。在孩子肩颈部垫小毛巾或小枕头，稍微抬高肩颈部，使头轻微后仰，可以防止舌根后倒，以通畅气道。去除口、鼻、咽部的分泌物或痰液。孩子牙关紧闭时不要强行撬开，以免损伤牙齿。

厌食

扫一扫
跟着视频学

厌食症是指儿童长时间食欲减退，以进食量减少为主要特征的一种慢性消化性功能紊乱综合征，常见于1~6岁的儿童。高营养食物超越了儿童脾胃的正常消化能力，从而损伤脾胃，导致厌食症。厌食对孩子的身体会造成一定影响，容易导致孩子营养不良、贫血、佝偻病、免疫力低下等。

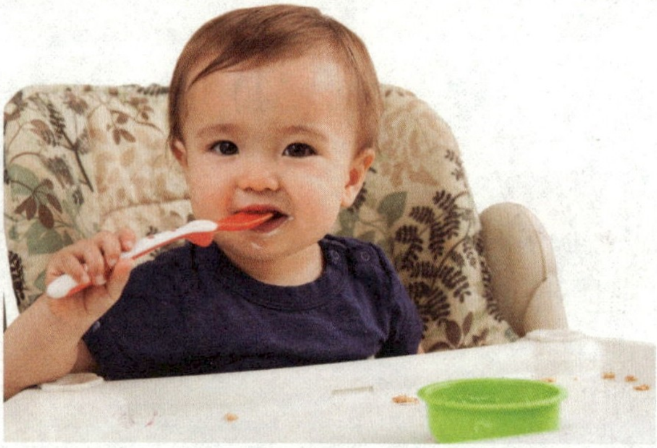

各类型厌食

1.脾失健运型：厌恶进食，饮食乏味，食少，或有胸脘痞闷、嗳气泛恶，偶尔多食后脘腹饱胀，大便不调，精神如常，舌苔薄白或白腻。

2.脾胃气虚型：不思进食，食不知味，食少，形体偏瘦，面色少华，精神欠振，或有大便溏薄夹不消化物，舌质淡，苔薄白。

3.脾胃阴虚型：不思进食，食少饮多，口舌干燥，大便偏干，小便色黄，面黄少华，皮肤失润，舌红少津，苔少或花剥。

推拿促进食欲

1）中脘推到神阙

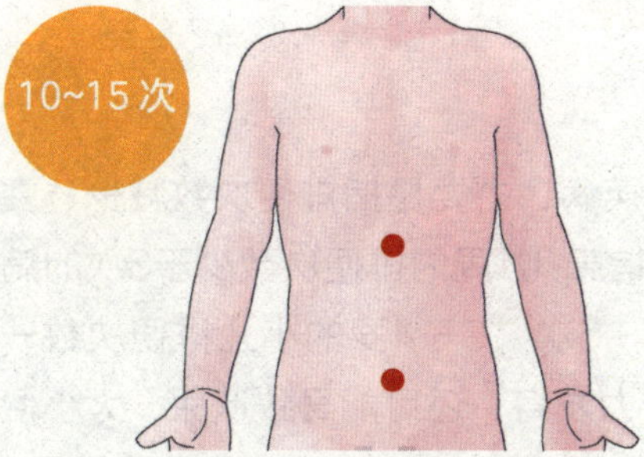

用拇指指腹从中脘穴一直推到神阙穴。

2）掌摩神阙

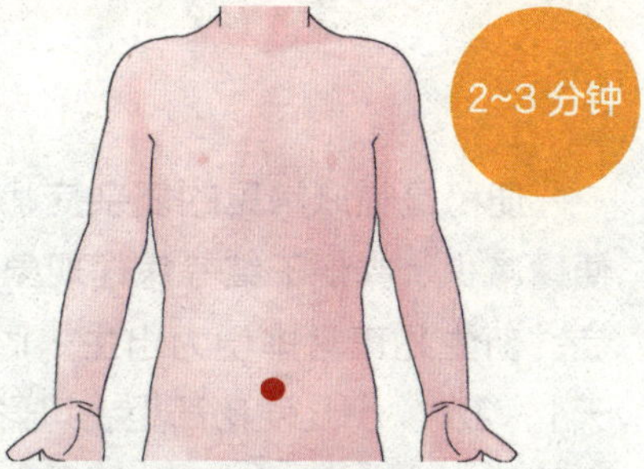

搓热双掌，用手掌以神阙穴为中心，围绕肚脐顺时针揉按。

3）点按足三里

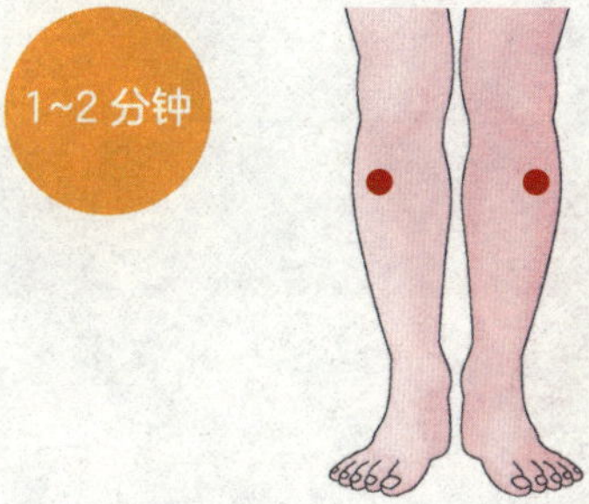

用拇指指腹点按足三里穴，至皮肤潮红、发热为度。

4）脾俞、胃俞推至膀胱俞

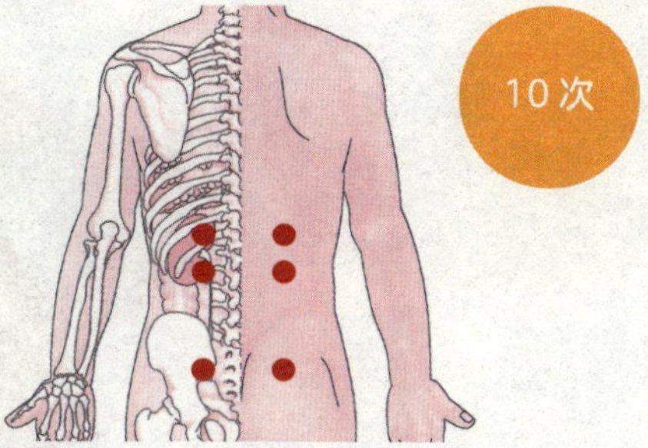

用拇指指腹从脾俞穴和胃俞穴开始往下推至膀胱俞穴。

家庭防护小贴士

要避免频繁地更换婴儿的乳食品种，添加辅食时宜遵从由少到多的原则，先从一小勺尝试，再逐步加量。家长要及时纠正孩子不良的饮食习惯，防止孩子偏食，切忌强制进食，骂而食之、打而食之或强行灌食都是错误的。

便秘

便秘是临床常见的复杂症状，而不是一种疾病，主要是指排便次数减少、粪便量减少、粪便干结等病理现象。小儿便秘是指患儿1周内排便次数少于3次的病症。新生儿正常排便为出生一周后一天排便4～6次，3～4岁的小儿排便次数一天1～2次。小儿便秘严重者可影响记忆力和智力发育，还可能导致遗尿、大小便失禁等病症。

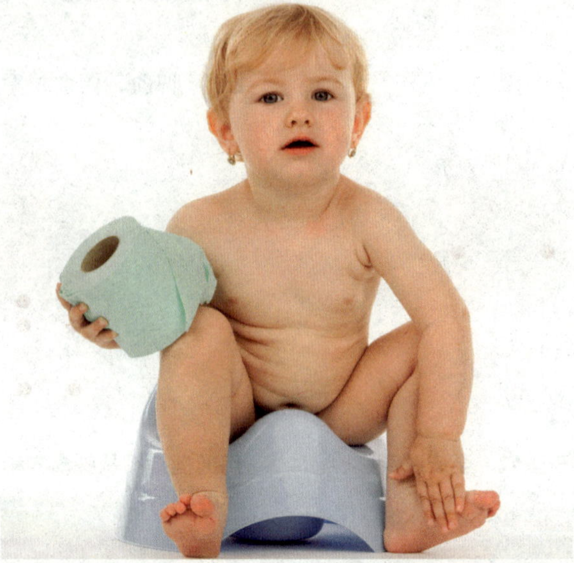

各类型便秘

1.实秘：大便干结、呈羊粪状，排便困难，数日不行，腹痛腹胀，烦躁，口干、口渴、口臭，舌红苔黄，重者肛裂出血。

2.虚秘：大便艰涩不畅，神疲乏力，面色苍白，唇淡，舌质淡，苔薄白，日久可引起脱肛。

推拿润肠通便

1) 点揉天枢

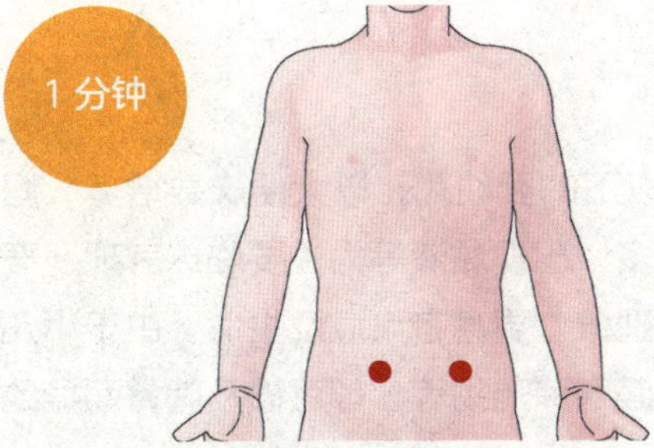

用拇指指腹点揉两侧天枢穴。

2) 摩腹

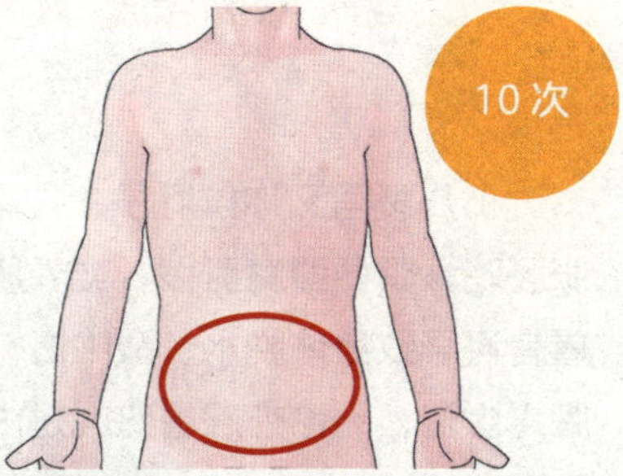

搓热双掌，放在小儿的腹部上，以肚脐为中心，围绕肚脐顺时针揉按。

3) 点揉足三里

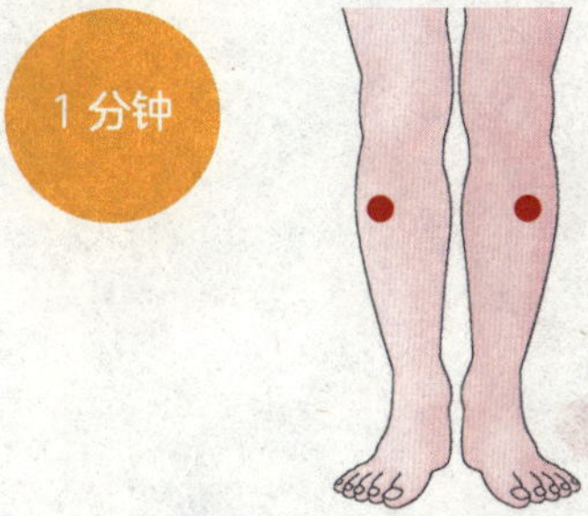

用拇指指腹点揉两侧足三里穴。

4) 清大肠经

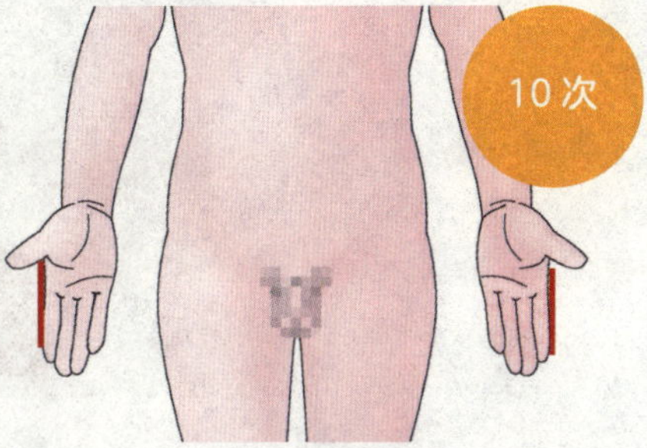

用拇指指腹从小儿的虎口直推向示指指尖。

家庭防护小贴士

纯奶粉喂养的孩子如果便秘得厉害，除了考虑换奶粉外，还要让孩子多补充水分。已经添加辅食的孩子，可以给孩子吃一些蔬菜粥或者水果泥，以促进肠蠕动，预防便秘。能够吃饭的孩子，则应多喝水，多食用一些粗纤维的蔬菜和水果，如火龙果、苹果、梨、芹菜、油菜等。

腹泻

扫一扫
跟着视频学

小儿腹泻又称拉肚子、拉稀，多见于2岁以下的婴幼儿，以大便次数增多、腹胀肠鸣、粪便酸腐臭秽，或粪质稀薄、水分增多、出现黏液等为主要临床表现。严重者可导致身体脱水、酸中毒、电解质紊乱等现象，更甚者可危及生命。由于小儿脾胃虚弱，无论外感暑热或是内伤乳食，或过服寒凉药物等，都可损及脾胃而导致腹泻。

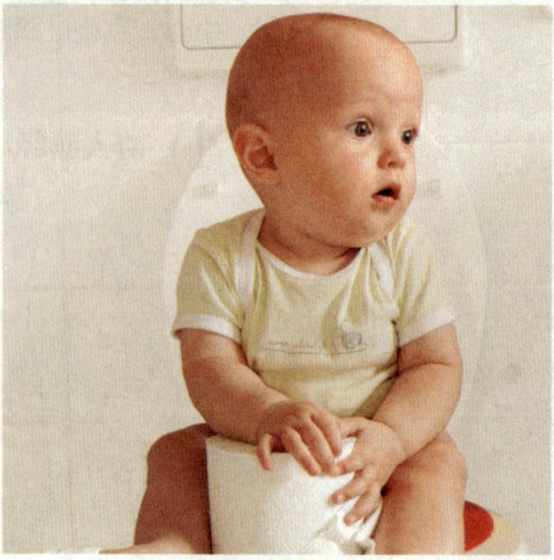

各类型腹泻

1.寒湿型：泻下稀薄清水，大便淡黄不臭，面色无光泽，目泡浮肿，肠鸣腹痛，口不渴，苔白，指纹淡红。

2.伤食型：近期有伤食史，泻下有不消化的食物，如蛋花或豆渣状便，腹胀腹痛，痛则欲泻，泻后痛减，大便次数多而量少，气味酸臭，嗳气吞酸，厌食，精神困倦，夜卧不安，手心发热或入夜发热，苔黄腻，指纹青紫，或沉滞。

3.脾虚型：腹泻日久，次数不一，大便多为水状或稀薄，但量不多，面色萎黄或苍白，额上、鼻根及眼泡青筋显露，囟门凹陷，食欲不振，小便色黄或如淘米水，舌苔薄腻，指纹淡红。

推拿健脾止泻

1) 摩腹

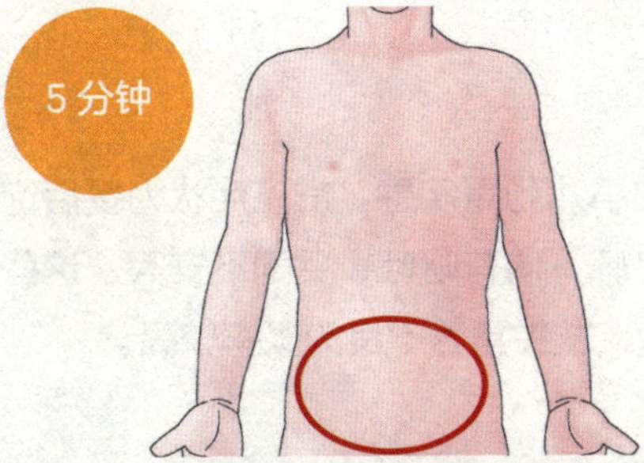

先顺时针方向再逆时针方向摩腹，腹部温热即可。

2) 揉按中脘、天枢

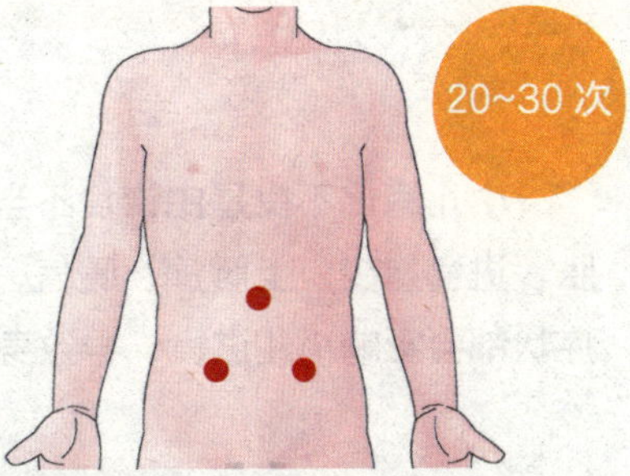

用拇指指腹以顺时针方向分别揉按中脘穴、天枢穴。

3) 揉按内劳宫

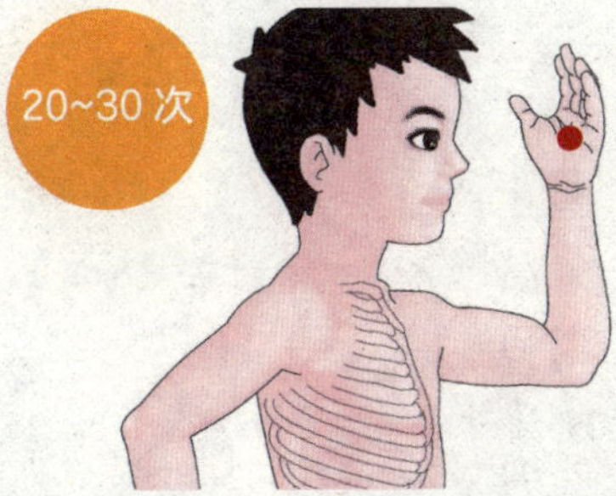

用拇指指腹以顺时针方向揉按内劳宫穴。

4) 掌揉脾俞、胃俞

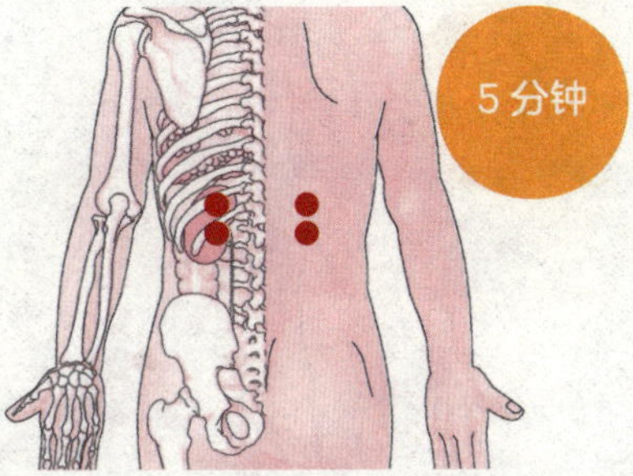

搓热双掌后顺时针揉按脾俞穴、胃俞穴，以透热为度。

家庭防护小贴士

家长平时要控制好孩子进食寒凉食品的量，如生冷瓜果每次食用不超过半个或一个。尽量不要带孩子外出就餐，外出就餐时尽量选择干净、正规的餐馆。对于婴幼儿期的孩子，每次大便后，宜用温水清洗臀部，平时要保持臀部皮肤清洁干燥，勤换尿布。孩子腹泻期间，家长可以坚持每天给孩子推拿来缓解。

消化不良

扫一扫
跟着视频学

小儿消化不良是由饮食不当或非感染引起的小儿肠胃疾患。常见症状为餐后饱胀、进食量少、上腹痛、嗳气、恶心、上腹灼热感，偶有呕吐、哭闹不安等。这些症状都会影响小儿进食，导致身体营养摄入不足，发生营养不良的概率较高。

推拿消食导滞

1）揉按中脘、天枢

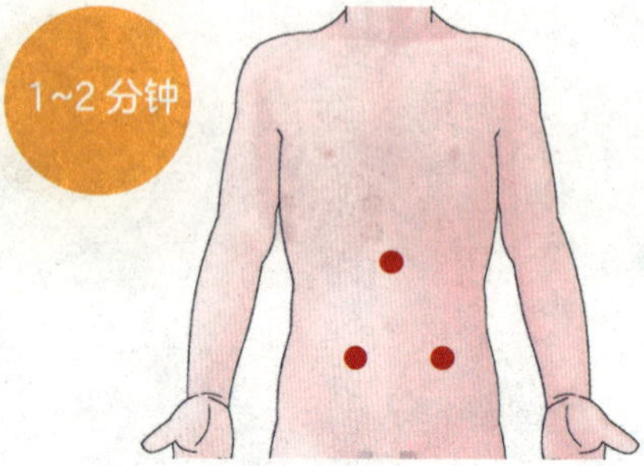

用拇指指腹依次揉按中脘穴、天枢穴。

2）掌揉神阙

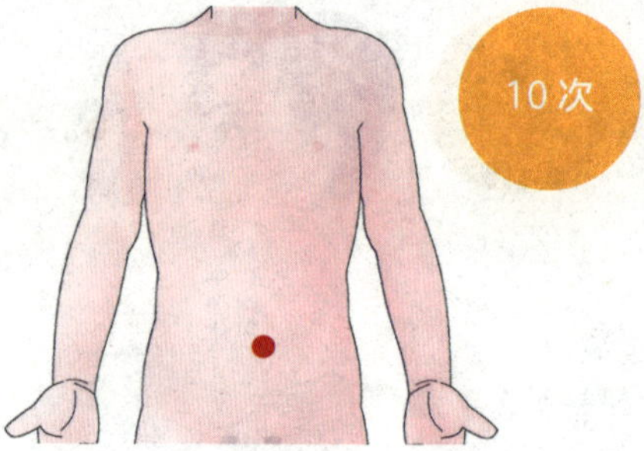

搓热双掌，用手掌围绕肚脐先顺时针再逆时针揉按。

3）揉按足三里、上巨虚、下巨虚

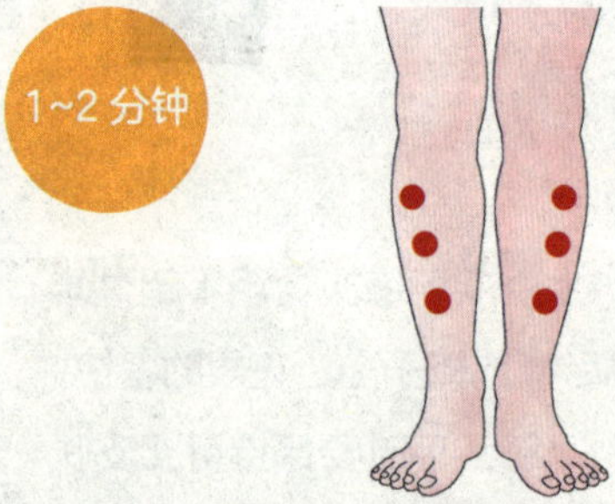

用拇指指腹依次揉按足三里穴、上巨虚穴、下巨虚穴，以皮肤潮红发热为度。

4）膀胱俞推至胃俞、脾俞

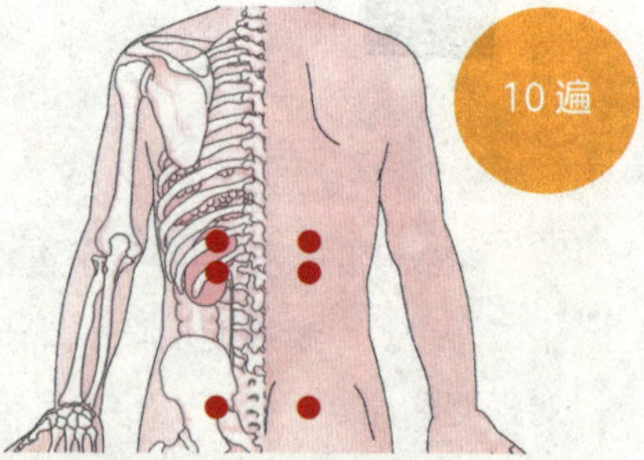

用拇指指腹从膀胱俞穴开始往上推至胃俞穴和脾俞穴。

疝气

扫一扫
跟着视频学

疝气，即人体组织或器官一部分离开了原来的部位，通过人体间隙、缺损或薄弱部位进入另一部位的状态。小儿疝气的症状常出现在腹股沟区，可以看到或摸到肿块，肿块在用手按压时、孩子安静时或平躺睡觉时会消失或忽隐忽现。小儿疝气多是因为咳嗽、打喷嚏、过度啼哭等原因引起的。

推拿消肿止痛

1) 摩腹

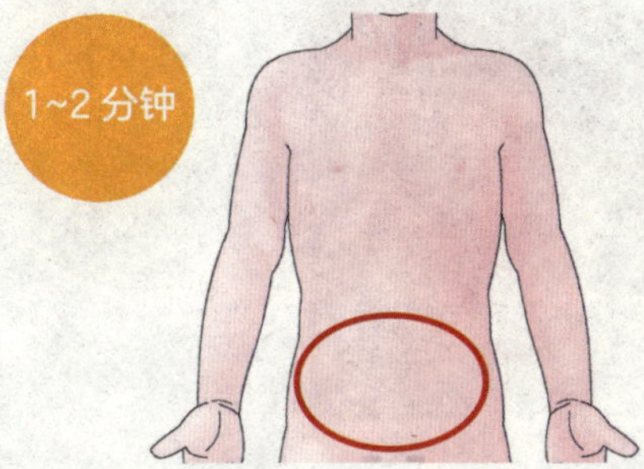

用右手掌心由腹部左侧向右侧做旋弧状揉捏，腹部温热即可。

2) 按压天枢、气海、气冲

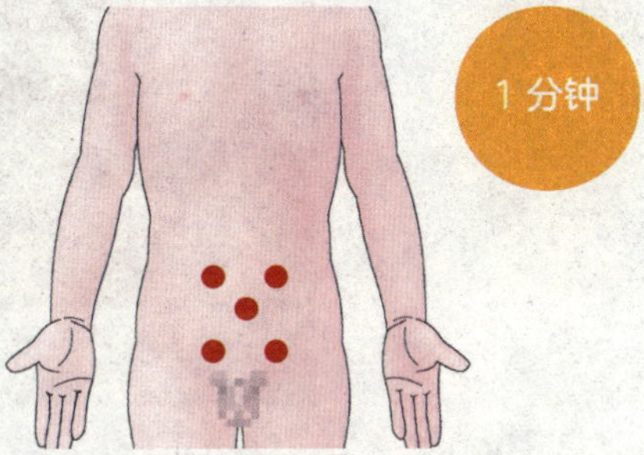

用手指指腹依次按压天枢穴、气海穴、气冲穴。

3) 捻揉脱出口

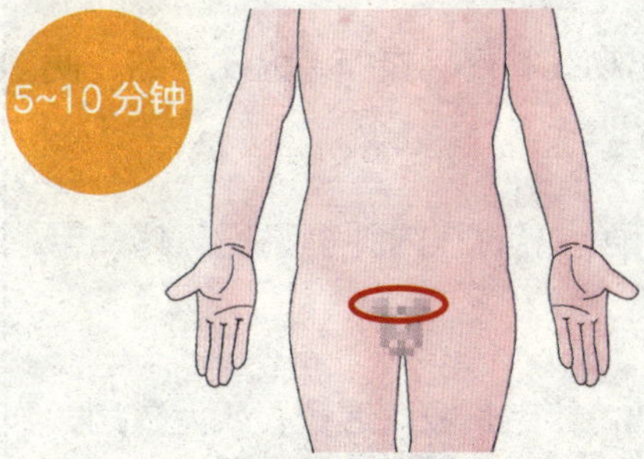

示指着力，在小儿腹腔下缘皮外环处反复捻揉，以促使其逐渐闭合。

4) 推擦八髎

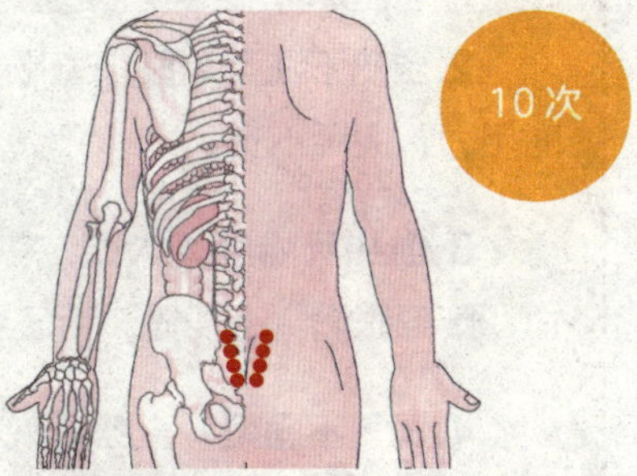

用掌心迅速搓热小儿的八髎穴，从下向上，力度不宜太重。

脱肛

扫一扫
跟着视频学

小儿脱肛是指小儿的直肠甚至部分结肠不在正常生理位置，移位而脱出肛门外的，一般多见于1～4岁的小儿。用力排便、剧烈咳嗽、呕吐、经常腹泻等后天因素都会引起脱肛。主要表现为初期排便时直肠黏膜脱出，便后自行复位；随着病情进展，身体抵抗力逐渐减弱，日久失治，直肠全部或部分乙状结肠突出，甚至咳嗽、负重、走路、下蹲时也会脱出，而且不易复位。

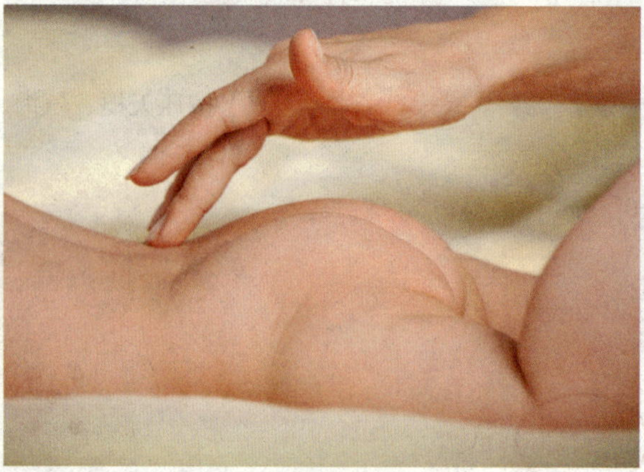

各类型脱肛

1.脾虚气陷型： 大便时肛内肿物脱出，轻重不一，色淡红，伴有肛门坠胀，便溏，大便带血，神疲乏力，食欲缺乏，舌质淡，苔薄白。

2.湿热下注型： 肛门直肠脱出不收，脱出物红肿疼痛作痒，大便干结，便时用力，哭闹不安。

3.血热肠燥型： 大便二三日一行，质干硬，便时肛内肿物脱出，疼痛带血，腹部胀满，小便赤，舌质红，舌苔黄燥。

4.肾气不固型： 直肠滑脱不收，肛门松弛，伴生长发育迟缓，久泻久痢，小便频，舌质淡，舌苔白。

推拿升阳提肛

1）揉按百会

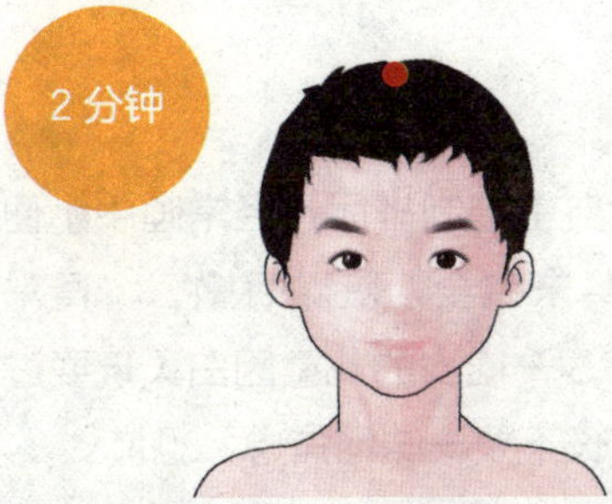

用拇指指腹揉按小儿的百会穴。

2）摩腹

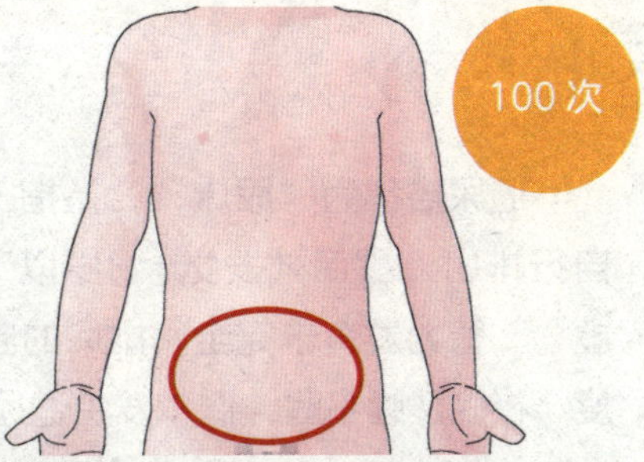

搓热双掌掌心，用手掌围绕肚脐眼，先顺时针揉按，再逆时针揉按，力度不可太重。

3）补脾经

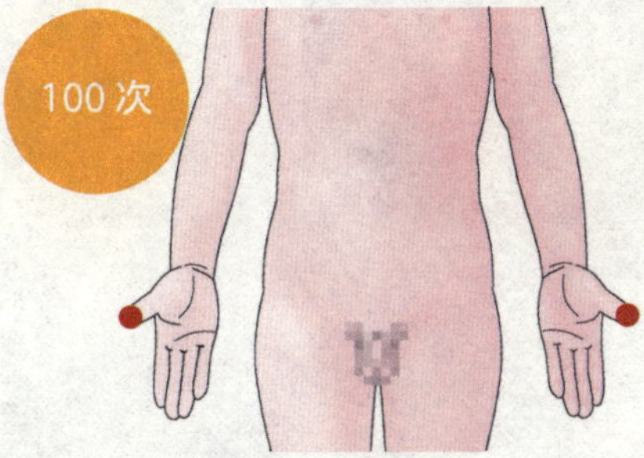

用拇指指腹从小儿的拇指指尖桡侧面向指根方向直推。

4）揉按长强

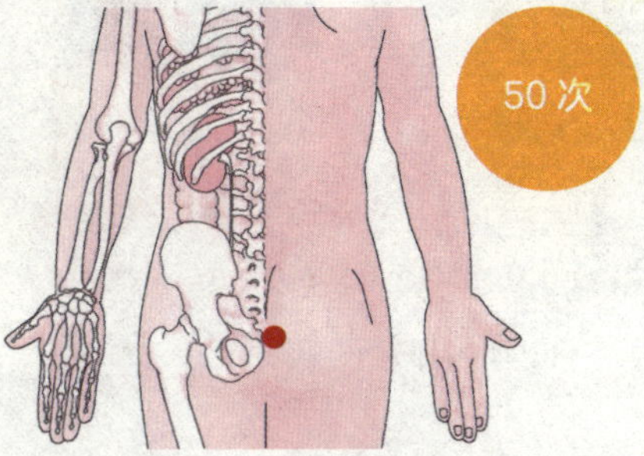

用拇指指腹揉按小儿的长强穴。

家庭防护小贴士

对于脱肛反复发作且又能便后自动回纳的孩子而言，改变排便时的体位可以改善脱肛的情况。家长可以抱着孩子使其以伸直大腿的姿势进行排便、让孩子采用卧位排便或让孩子坐在儿童专用马桶上排便，这样直肠不易脱出。

遗尿

扫一扫
跟着视频学

遗尿俗称为“尿床”，是指3岁以上的小儿不能自主控制排尿，经常睡中小便自行排出，醒后才发觉。3岁以下的孩子，身体发育未完全，脏腑娇嫩，“肾常虚”，智力发育未完全，排尿的自控能力尚未形成；3～12岁的儿童因白天玩耍过度，夜晚熟睡不醒，偶尔发生遗尿是正常的现象，家长不要一味地焦虑、恐慌。

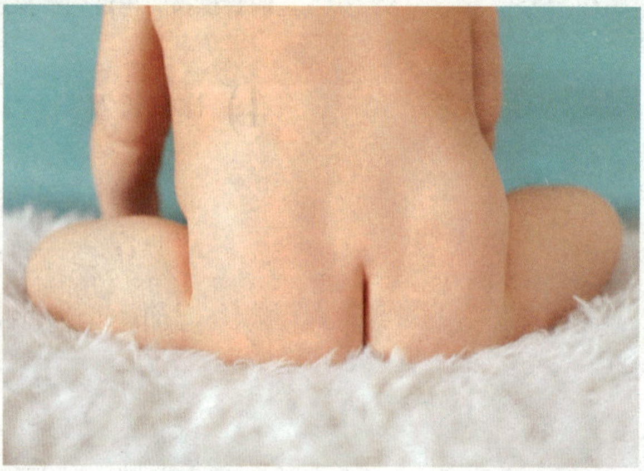

各类型遗尿

1.脾肺气虚型： 睡中遗尿，少气懒言，神倦乏力，面色少华，常自汗出，食欲缺乏，大便溏薄，舌淡，苔薄。

2.肝经湿热型： 睡中遗尿，小便黄、量少，小便味臊臭，性情急躁易怒，或夜间梦语磨牙，舌红，苔黄或黄腻。

3.肾气不固型： 睡中经常遗尿，甚者一夜数次，小便清而长，醒后方觉，神疲乏力，面白肢冷，腰腿酸软，智力较差，舌质淡，苔薄白。

推拿补肾益气

1) 揉按百会

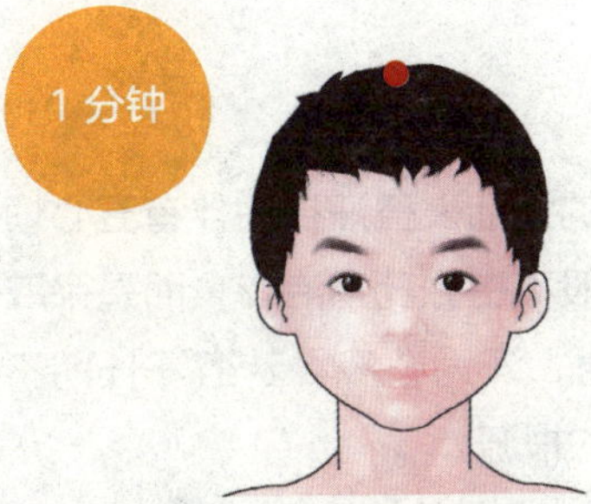

用拇指指腹揉按小儿的百会穴。

2) 掌揉气海、关元

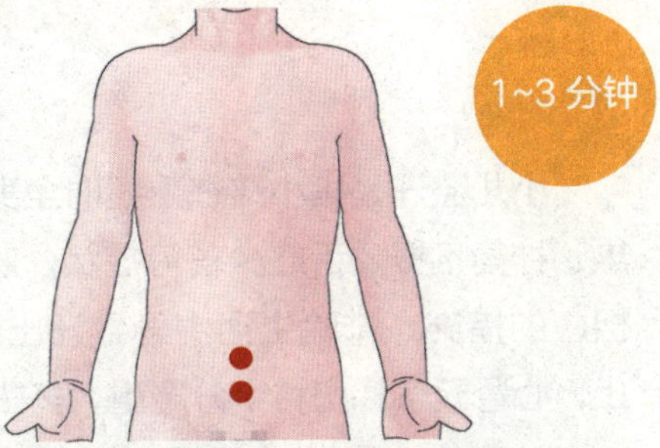

搓热掌心，用掌心顺时针揉按小儿的气海穴、关元穴，以皮肤潮红发热为度。

3) 推擦背部

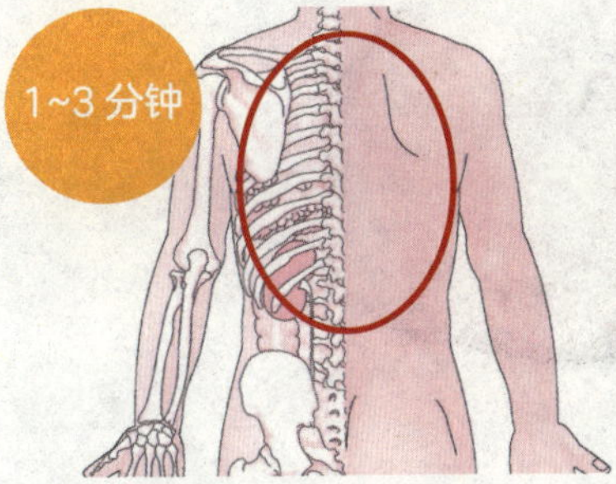

用掌心的力度自上而下推擦小儿的背部，以皮肤潮红发热为度。

4) 推按脾俞、肾俞、命门

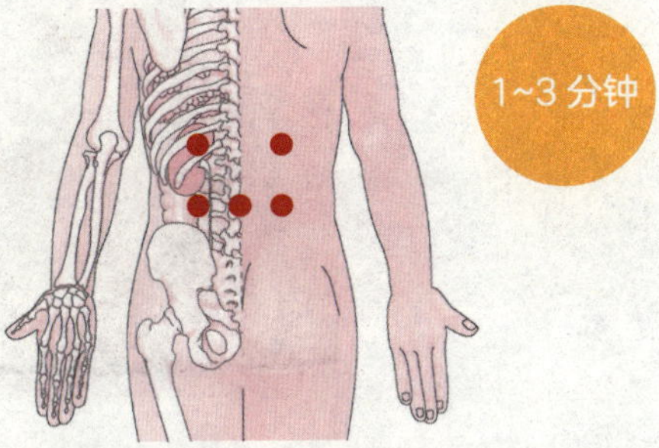

用大拇指推按小儿的脾俞穴、肾俞穴、命门穴，以皮肤潮红发热为度。

家庭防护小贴士

对于经常尿床的孩子，家长每晚要注意观察孩子尿床前的反应，比如有的孩子在睡梦中想排尿时会扭动身体，此时可以唤醒孩子起来排尿，或者挑选固定的时间，比如在孩子熟睡 3 ~ 5 个小时后将孩子唤醒排尿，这样持续一段时间之后孩子就会逐渐养成自主排尿的习惯。

盗汗

扫一扫
跟着视频学

小儿盗汗是指小孩在熟睡时全身出汗、醒则汗止的病症。盗汗往往伴有五心烦热、神萎不振、舌红少苔等症状。对于生理性盗汗一般不主张药物治疗，而是采取相应的措施，排除生活中导致汗出的因素。中医认为，汗为心液，若盗汗长期不止，心肾元气耗伤将十分严重，多主张积极治疗其病的根源。

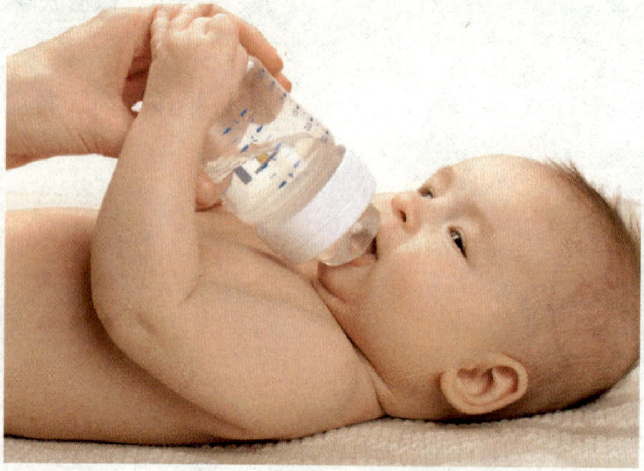

各类型盗汗

1.脾胃积热型：睡熟后汗出，衣被皆湿，饮食旺盛或减退，精神好，大便秘结，口气重，消瘦不怠。

2.阴虚内热型：睡中全身汗出，醒来即止，咽干口燥，唇舌红干，手足心热，口干，多饮不解渴，粪便干且呈粒状。

推拿滋阴敛汗

1) 清天河水

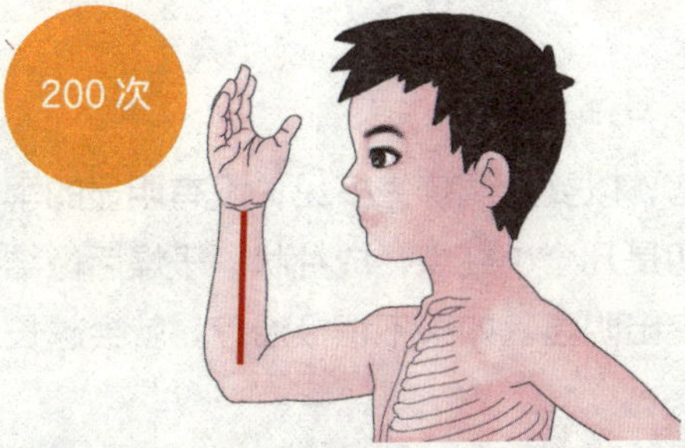

并拢示指和中指，用指腹自小儿的腕部推向肘部，以局部皮肤潮红为度。

2) 揉小天心

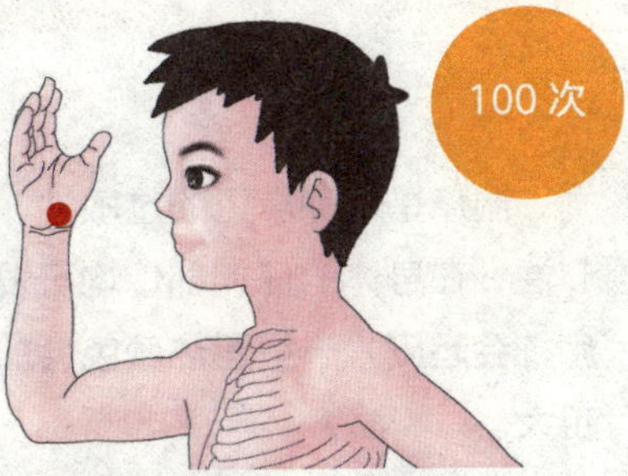

用拇指指腹揉小儿的小天心穴。

3) 补脾经

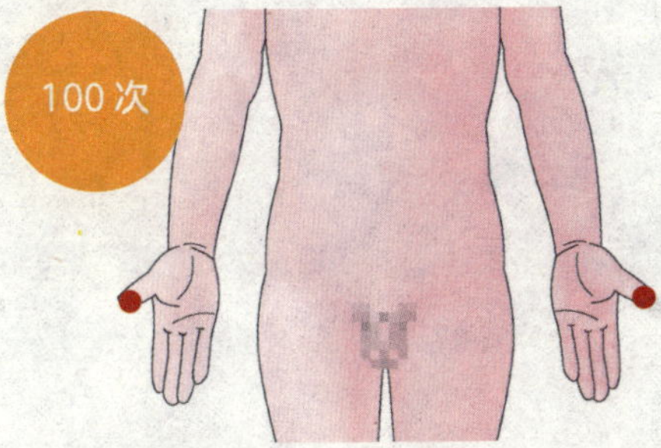

用拇指指腹，从小儿的拇指指尖桡侧面向指根方向直推。

4) 补肾经

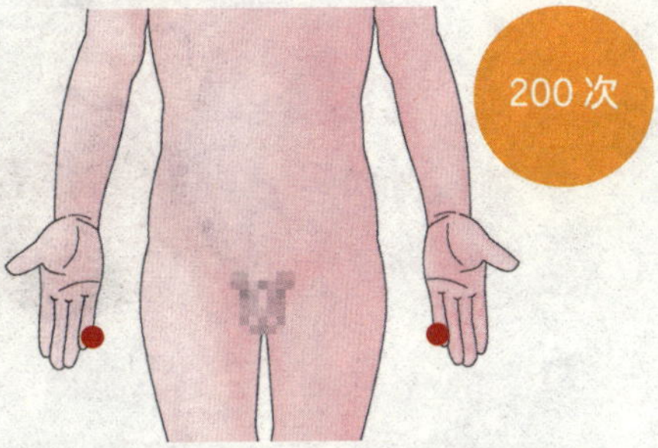

拇指螺纹面着力，在小儿的小指螺纹面旋推，以局部皮肤潮红为度。

家庭防护小贴士

孩子出虚汗一般在初睡时最多，可待孩子熟睡后适当减去身上的被子。发现孩子出汗较多时，可用柔软的毛巾将其头发、面部、身上的汗液拭干，并帮孩子侧翻身，防止身下存汗。

湿疹

扫一扫
跟着视频学

湿疹是一种常见的过敏性、炎症性皮肤病，以婴儿湿疹为多见，没有明显的季节性，在身体的任何部位均可发生。湿疹最初是几个小红点，成片状，干燥后像结痂，会起皮，一旦遇热颜色会加重，红点儿突出明显。如果不积极治疗，就会越长越大。

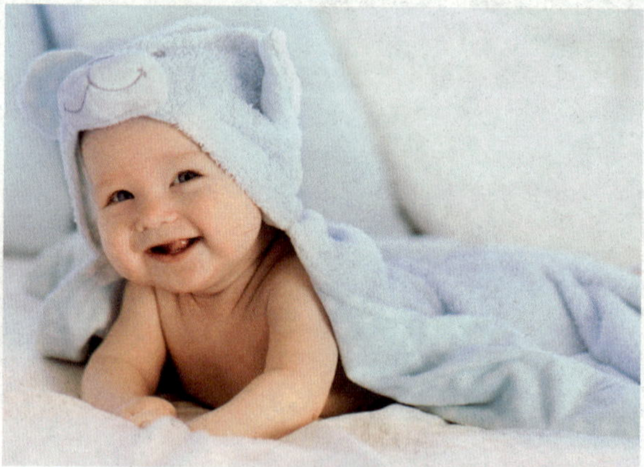

各类型湿疹

1.湿热型： 皮疹潮红、肿胀、渗液、结痂，常瘙痒、烦躁不安，小便赤，大便干结或烂，舌红、苔黄或腻。

2.脾虚型： 皮损暗红不鲜，时有少许水液渗出，部分干燥结痂，反复发作，或见面、足水肿，纳差便溏，舌淡、苔白而滑。

3.血燥型： 病程日久，皮损浸润肥厚，干燥脱屑，色素沉着或呈苔藓样改变，患部剧烈瘙痒，常反复急性发作，舌淡、苔薄白或净。

推拿清热止痒

1) 揉按曲池

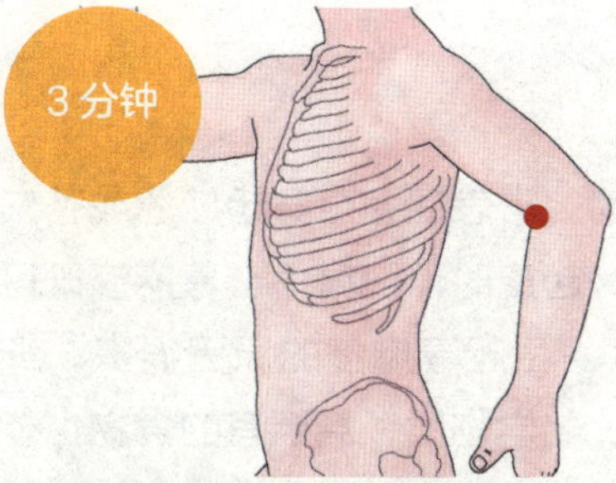

用拇指指腹揉按小儿的曲池穴。

2) 揉按板门

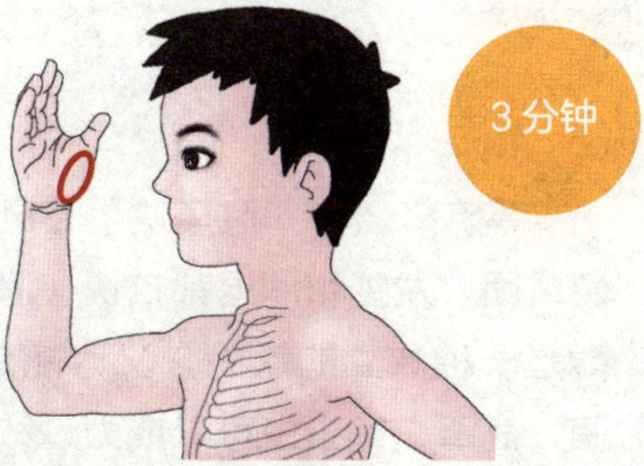

用拇指指腹揉按小儿的板门穴。

3) 揉按风市、血海

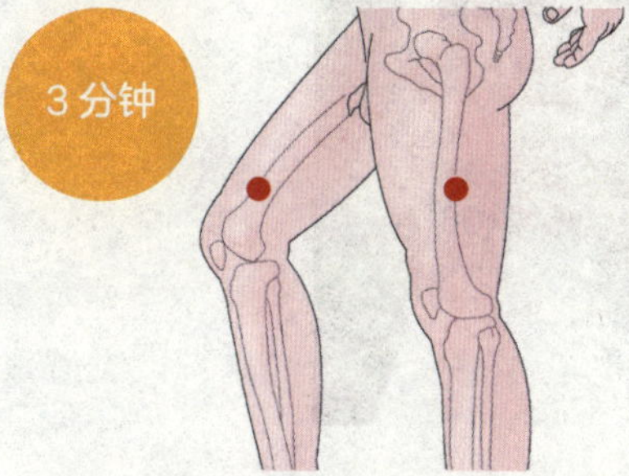

用拇指指腹揉按小儿的风市穴、血海穴。

4) 推擦脾俞、胃俞、三焦俞

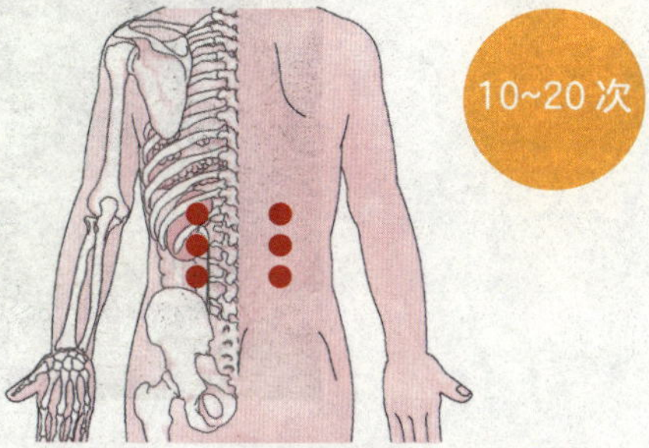

掌心搓热，从小儿的脾俞穴开始，一直用掌心的力量推至胃俞穴，再推至三焦俞穴。

家庭防护小贴士

给湿疹的孩子洗澡时要注意控制水温，以不超过 40℃为宜，避免使用刺激性强的肥皂和沐浴液，洗澡的时间最好不要超过 10 分钟，洗完立刻给孩子擦干身体，涂上婴幼儿用的保湿霜。孩子难以忍受湿疹的瘙痒时会控制不住地挠小红疹，家长们要注意给孩子勤洗手、勤剪指甲，减少孩子皮肤感染和抓伤自己的机会。

荨麻疹

扫一扫
跟着视频学

荨麻疹俗称“风疹块”“风疙瘩”“风包”等。常表现为全身起红色或苍白色风团，发生和消退都较快，消退后无任何痕迹，起疹时伴随瘙痒。荨麻疹既可能是一种独立的疾病，又可能是其他疾病的症状。引起荨麻疹的原因很多，细菌、病毒、寄生虫可以成为过敏原；花粉、灰尘、化学物质，甚至有的食物也能成为过敏原。

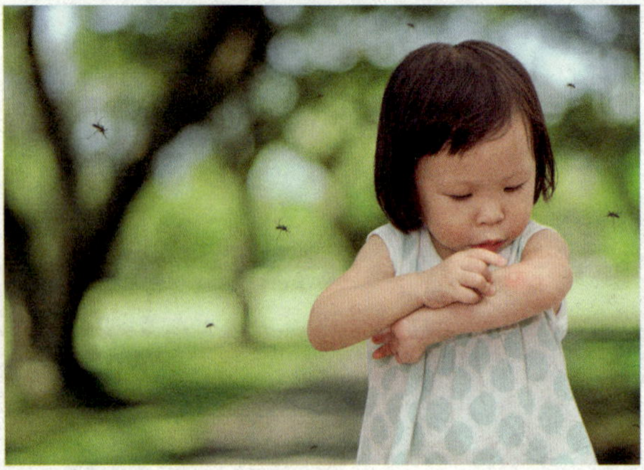

各类型荨麻疹

1.血虚受风型：皮疹反复发作，迁延日久，午后或夜间加剧，心烦易怒，口干不思饮，手足心热，舌红少苔或舌质淡。

2.心脾两虚型：素体虚弱，面色苍白，口唇质淡，失眠多梦，盗汗，常入夜起病，汗后发疹，皮疹色淡而痒。

3.风寒型：皮疹色淡红粉白，遇冷加重；或有无汗，头、身痛，口不渴症状；舌体胖，舌质淡，苔白。

推拿祛风止痒

1) 点揉风池

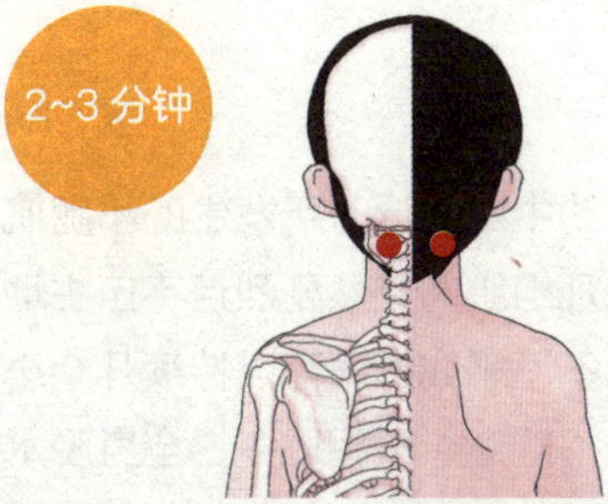

并拢拇指和示指，用两指指腹点揉小儿的风池穴。

2) 捏挤风门

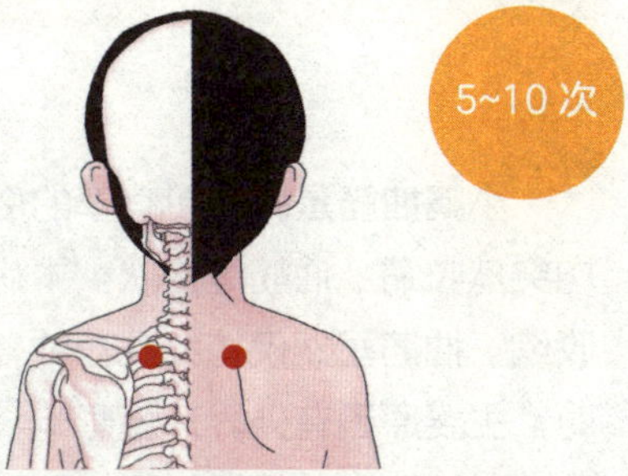

用单掌横擦小儿的风门穴，再用拇指、示指、中指捏挤小儿的风门穴。

3) 补脾经

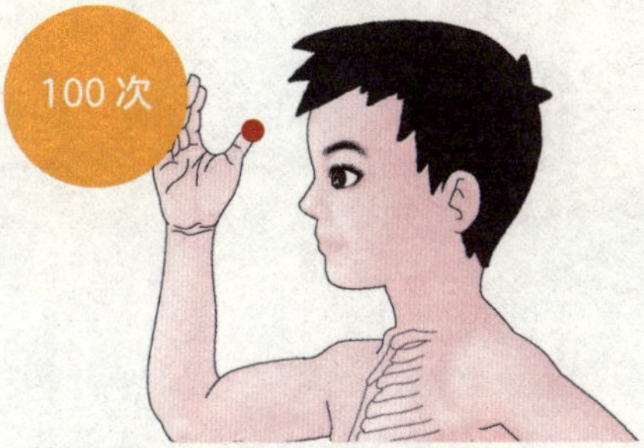

将拇指屈曲，循小儿的拇指桡侧缘由指尖向指根方向直推。

4) 捏拿血海

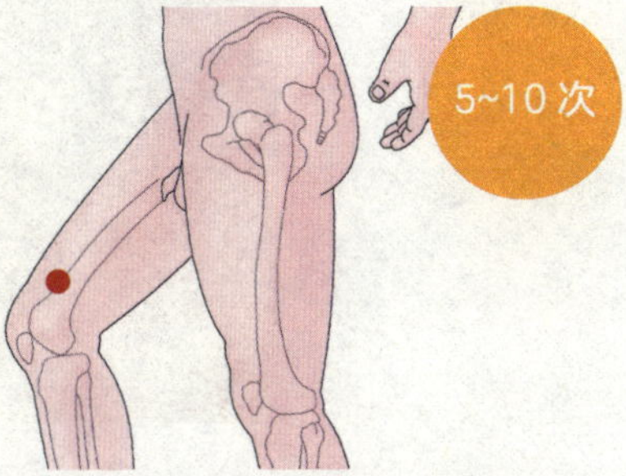

用拇指和示指、中指对称地捏拿小儿的血海穴。

家庭防护小贴士

孩子痒得厉害时可以外涂炉甘石洗剂等药水，以减缓瘙痒。家长要把孩子的指甲剪短，防止孩子抓破皮肤引起感染。另外，家长还可以用其他方法分散患儿的注意力，不要让他总注意皮肤瘙痒，如用新玩具吸引孩子的注意力，或与孩子一起做游戏等。

小腿抽筋

小腿抽筋是腓肠肌痉挛的俗称，是指在剧烈的运动中或游泳时所发生的小腿肌肉突然收缩、抽筋等症状。本病常表现为腿部一组或几组肌肉突然剧烈且不自主地收缩。抽筋虽然仅持续几分钟，但是发作过后肌肉的不适感或触痛可以持续几个小时。主要原因有外界环境影响、过度疲劳、睡眠姿势不舒适、睡眠过多、全身脱水失盐、缺钙、动脉硬化等。

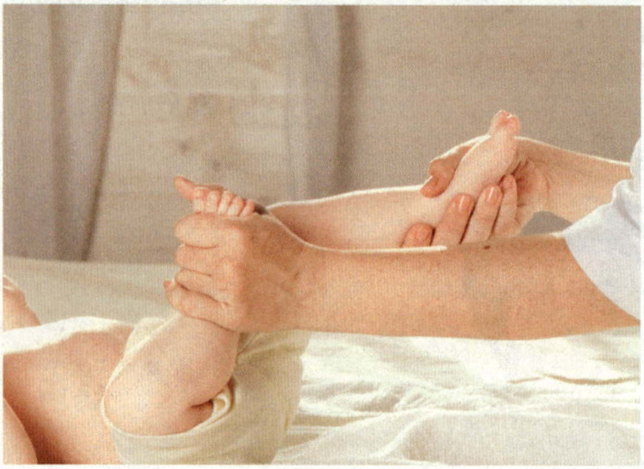

各类型小腿抽筋

1.寒滞经脉型： 小腿或脚趾抽筋，剧痛，肌肉僵硬，痛处发冷，得温痛减，口不渴，舌苔薄白。

2.寒湿阻络型： 肢冷沉重，经常发生小腿及脚趾抽筋，疼痛，或有足踝浮肿，得温痛减，舌苔白腻。

3.肝郁血虚型： 小腿及脚趾肌肉僵直、抽痛、麻木，常伴有头晕头痛，精神抑郁，胸胁胀闷，面色萎黄，唇甲淡白，舌质淡。

4.气血两虚型： 小腿或脚趾抽筋疼痛，屈伸不利，神疲乏力，少气懒言，失眠多梦，唇甲淡白，舌淡。

推拿舒缓经络

1) 拿揉小腿

1~3 分钟

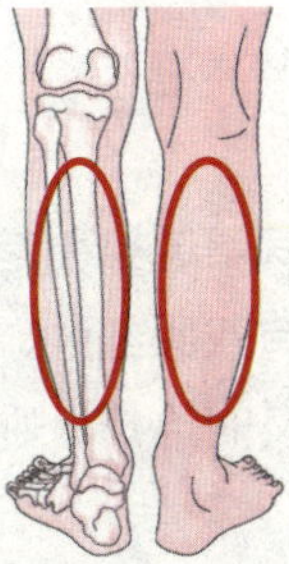

以拇指和其余四指相对，拿揉小儿的小腿肚，自上向下反复操作。

2) 揉按承山、承筋

1~3 分钟

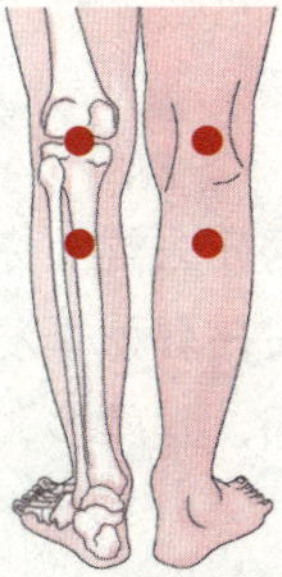

用拇指指腹由轻到重揉按小儿的两侧承山穴、承筋穴。

3) 掌摩小腿

1~3 分钟

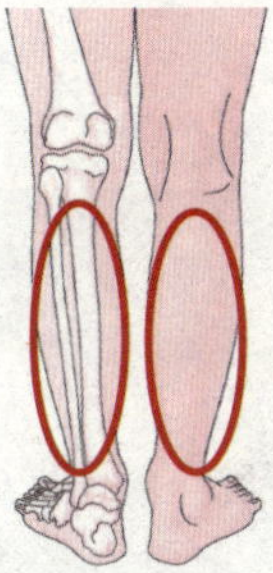

用大鱼际或掌根，置小儿的患侧小腿肚处，轻轻揉摩，使局部肌肉放松。

4) 拍打足三里

5~10 次

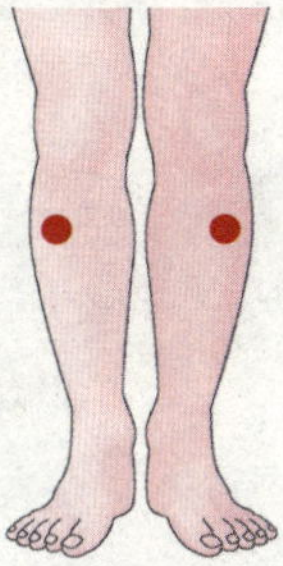

一只手扶住小儿的小腿肚，另一只手的手掌成空心拳拍打小儿的足三里穴。

家庭防护小贴士

孩子睡觉时，家长要为其盖好被子。如果孩子睡觉时喜欢翻来覆去或者踢被子等，可以给他穿上长裤睡觉。孩子在游泳前家长要督促其做好热身，游完泳或洗完澡后要及时将身上的水擦干并穿上衣服。

红眼病

扫一扫
跟着视频学

小儿红眼病在医学上称为急性结膜炎，是由细菌或病毒感染引起的，主要通过接触传染，一般在夏秋季发病率比较高。主要临床表现有双眼红肿、眼睑肿胀、发痒、怕光、流泪、眼屎多，一般不影响视力。但如果不及时治疗，则有可能转变成慢性结膜炎。

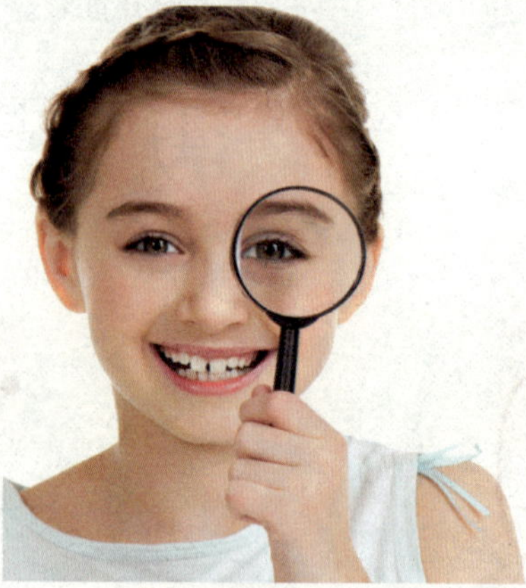

各类型红眼病

1.风热上攻型：眼红，痒痛交作，畏光流泪，怕热，目中干涩有异物感，且眼分泌物黄白而黏结。

2.火毒炽盛型：一眼或双眼满目发红，甚至出现小出血点，眼睑肿势明显，眼痛、头痛，眼分泌物多而黏结，或流淡血水，眼中灼热、怕光。

3.肺阴不足型：眼干涩不爽，发痒，眨眼频频，不耐久视，睑内红赤，黑睛可有细点星翳，反复难愈，伴干咳少痰，咽干，便秘，舌红少津。

4.脾胃湿热型：胞睑重坠，眼内干涩隐痛，发痒，眼角常有白色泡沫样眼屎，睑内红赤间夹小泡，可伴口黏或口臭，大便不爽，小便赤而短，舌红，苔黄腻。

推拿明目止痛

1) 揉按风池

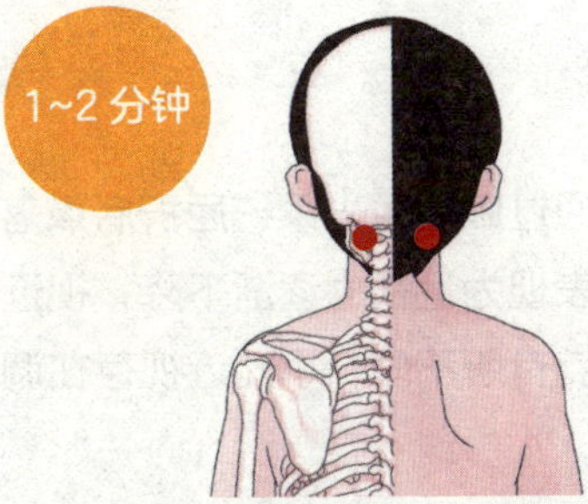

手掌略张开，拇指指面置于小儿的风池穴，用拇指揉按风池穴，再沿颈部施以抹法。

2) 揉按太阳

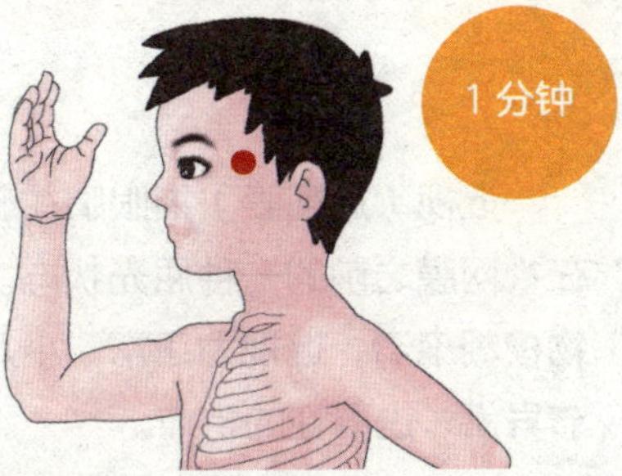

并拢示指和中指，用二指指腹揉按小儿的太阳穴。

3) 清肝经

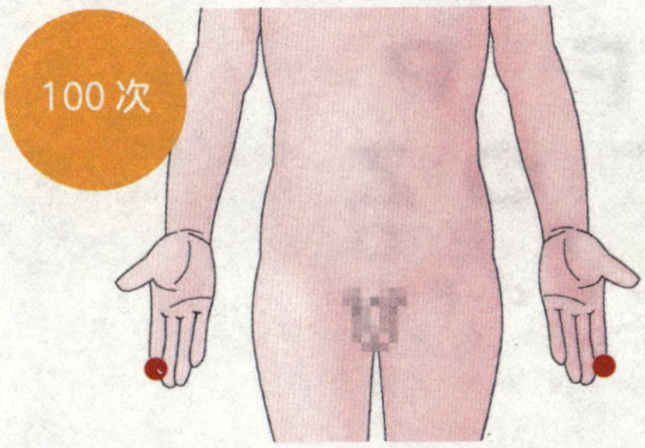

用拇指指腹由小儿的示指掌面末节指纹推向指尖。

4) 推按太冲

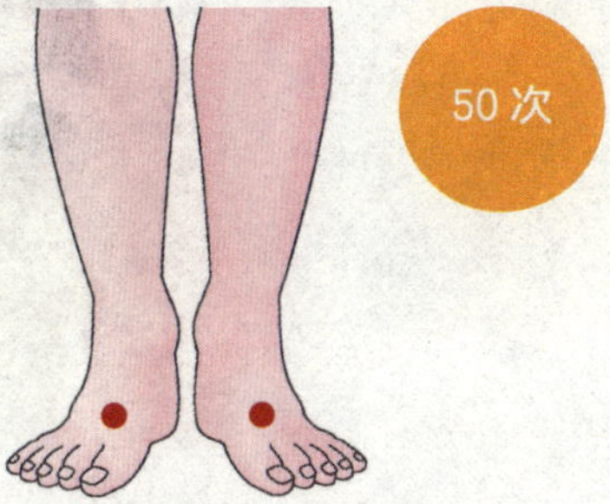

用示指指腹推按小儿的太冲穴。

家庭防护小贴士

孩子一旦患上红眼病应进行适当隔离，暂时不要去幼儿园，更不要到车站、理发店、浴池等人流密集的公共场所。不要让其他孩子接触患病者的毛巾、洗脸盆、学习用具等，不小心接触后要用肥皂水彻底清洗双手。

近视

扫一扫
跟着视频学

近视（近视眼）指眼睛在调节放松时，平行光线通过眼的屈光系统屈折后点落在视网膜之前的一种屈光状态。轻度或中度近视主要表现为远视力逐渐下降，视远物模糊不清，近视力正常。小儿近视与成人近视的特点有所不同，小儿近视存在调节异常、进展性的特点。

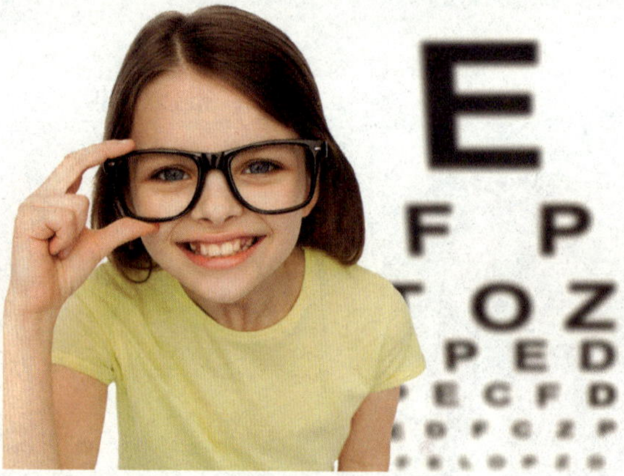

各类型近视

1.脾胃虚弱型：远看东西时模糊，近看清楚，久视会疲劳，失眠多梦。

2.眼眶胀痛型：远看东西时模糊，近看清楚，眼睛干涩，眼眶胀痛。

3.肝肾两虚型：视近怯远，眼前黑花渐生。全身可有头晕耳鸣，失眠多梦，腰膝酸软，脉细。

4.心阳不足型：视近清楚，视远模糊。全身无明显不适，或面色苍白，心悸神疲，舌淡。

推拿安神明目

1) 揉按睛明

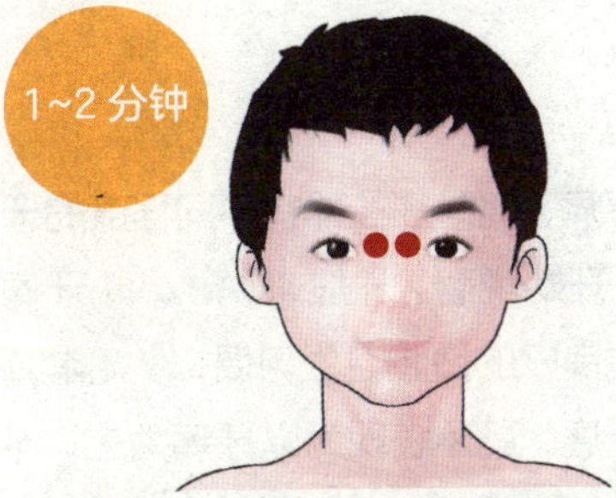

用中指指腹揉按小儿的睛明穴，按定睛明穴做定点旋揉，再由轻到重点按睛明穴，不可触及眼球。

2) 揉按太阳

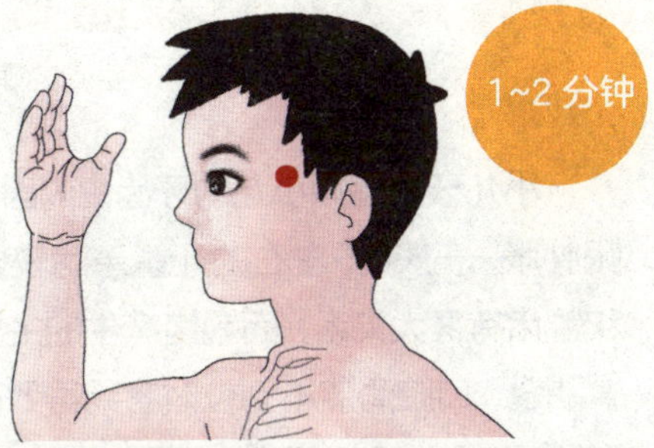

用拇指指腹揉按小儿的太阳穴，以局部皮肤潮红为度。

3) 点按攒竹、鱼腰、丝竹空

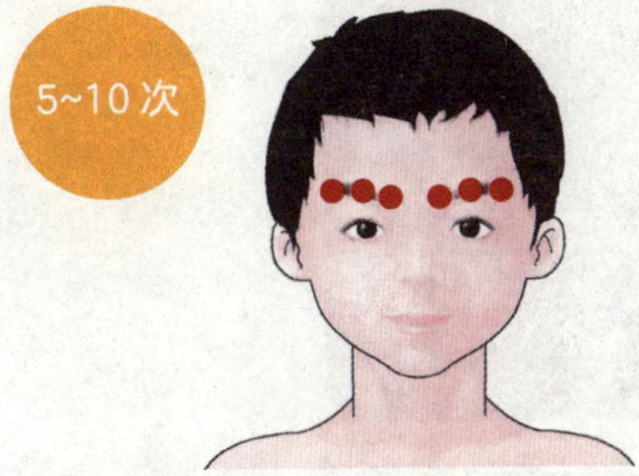

用示指指腹依次点按小儿的攒竹穴、鱼腰穴、丝竹空穴。

4) 揉按光明

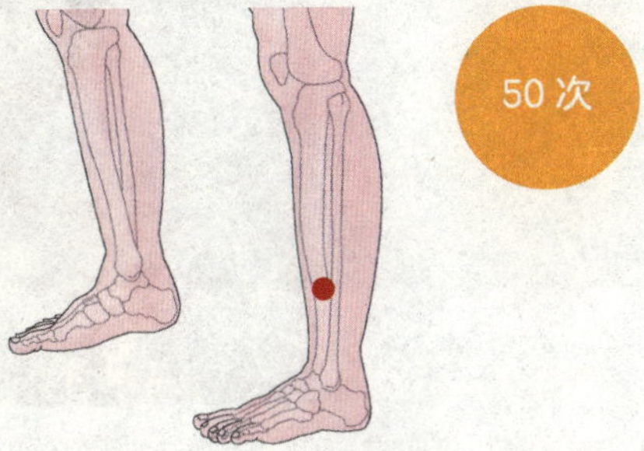

用拇指指腹以顺时针方向揉按小儿的光明穴。

家庭防护小贴士

家长要督促孩子保持正确的读书、写字姿势，不要趴在桌子上或扭着身体，书本和眼睛应保持大约 33 厘米的距离。孩子写字、读书时要有合适的光线，光线最好从左边照射过来。不要在太暗或者太亮的光线下看书、写字。家长可以教导孩子写字不要过小、过密，写字时间不要过长。

牙痛

扫一扫
跟着视频学

小儿牙痛是指小儿的牙齿由内因或外因而引起的疼痛，痛时往往伴有不同程度的牙龈肿胀，一般6岁左右的儿童患病较多，因为此时乳牙开始脱落。一般来说，小儿牙痛和龋齿有很大关系，而龋齿产生的主要原因是没有养成良好的口腔卫生习惯，小儿常喜食甜食，口腔清洁不到位时容易导致龋齿，从而导致牙痛。具体表现为以牙痛为主，伴有牙龈肿胀，咀嚼困难，口渴口臭，时痛时止，遇冷热刺激时疼痛，面颊部肿胀等。

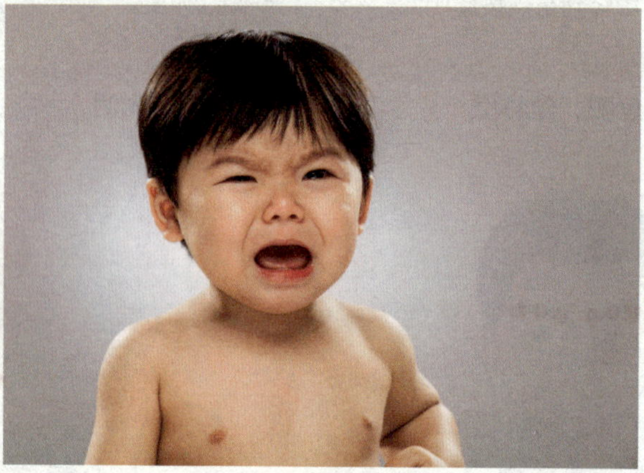

各类型牙痛

1.胃火型：牙龈疼痛，牵引头脑。或牙龈发红肿胀，肿连唇舌腮颊，口渴，口气热臭，大便秘结，小便黄。

2.虚火型：牙齿微痛，午后加重，牙龈微红肿，久则龈肉萎缩，咽干咽痛，腰腿酸痛。

3.风寒型：牙龈疼痛，初起轻微，逐渐痛甚，热饮舒适，遇风或饮冷疼痛加剧，遇风怕冷，口不渴，舌质淡红，苔薄白。

4.风火型：牙齿胀痛，受热或食辛辣之物疼痛加重，患处得冷痛减，牙龈红肿，不能咀嚼食物，腮肿而热，口渴，舌质红，苔薄白。

推拿祛火止痛

1）揉按合谷

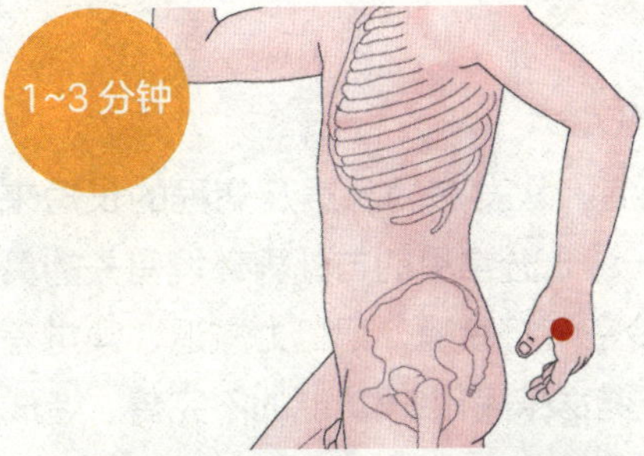

用拇指指腹顺时针揉按小儿的两侧合谷穴。

2）点按颊车、下关

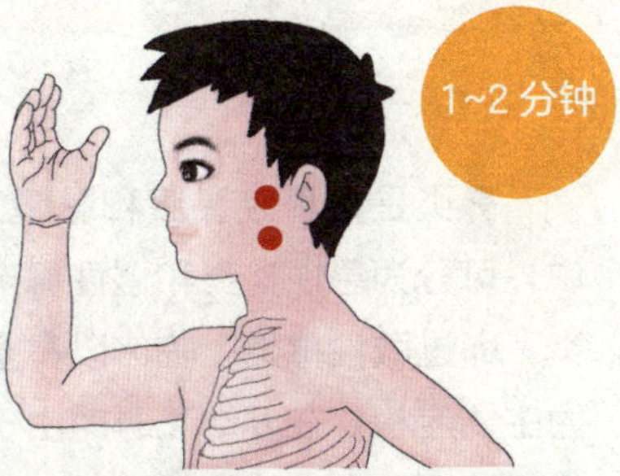

用示指和中指的指腹点按小儿的颊车穴、下关穴，先以柔和的力度放松，再慢慢地点按。

3）点按足三里、内庭、太溪

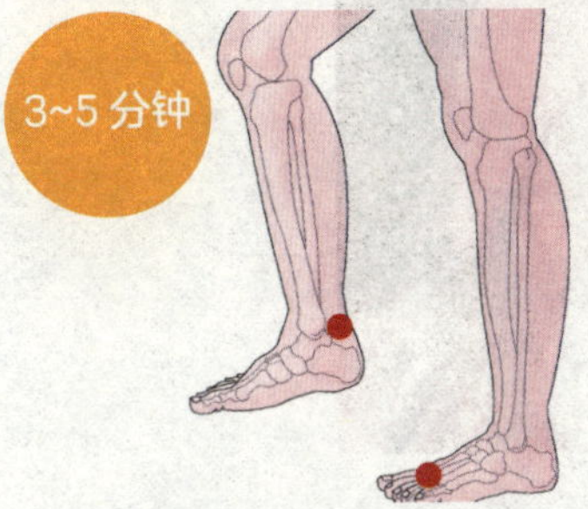

用拇指指腹依次点按小儿的足三里穴、内庭穴、太溪穴。

4）提拿肩井

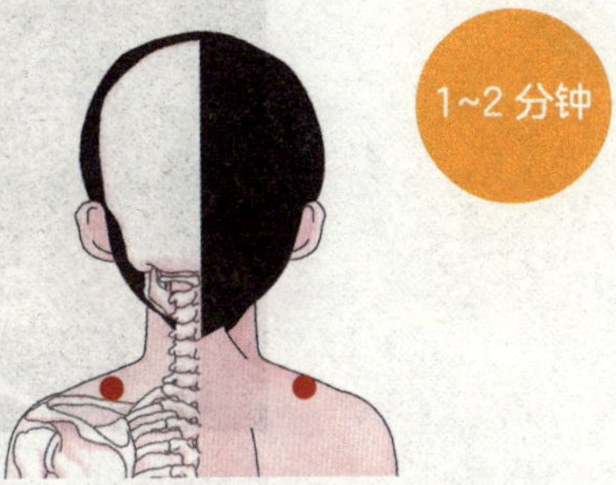

拇指和示指、中指组成钳状，提拿小儿的肩井穴，手法要轻柔。

家庭防护小贴士

孩子乳牙一旦萌出，在哺乳或进食后，家长应把纱布套于示指上，帮助清洁牙面。幼儿 3 岁后应开始学习刷牙，家长要用心引导孩子保持口腔卫生，让孩子养成早晚刷牙、饭后漱口的习惯。刷牙时可从一个方向或从不同的方向、角度，尽量把刷毛伸进牙缝并与牙面紧贴，这样才能全面清洁牙齿。

鼻炎

鼻炎是指鼻腔黏膜和黏膜下组织出现的炎症，从发病的急缓及病程的长短来说，可分为急性鼻炎和慢性鼻炎。另外，还有一种十分常见的与外界环境有关的鼻炎，即过敏性鼻炎，临床以鼻塞、流鼻涕、遇冷空气打喷嚏、记忆力减退、嗅觉差为主要症状。在婴幼儿时期由于机体各器官的形态发育和生理功能的不完善，造成小儿抵抗力和对外界适应力较差，因此小儿更容易患鼻炎。

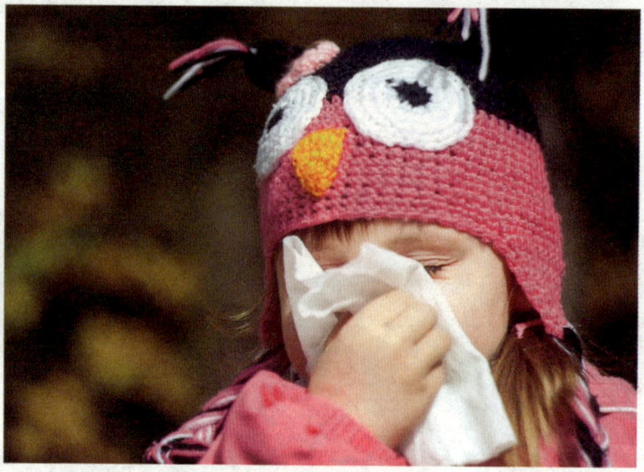

各类型鼻炎

1.脾肺气虚型：鼻塞较重，嗅觉迟钝，平时头痛、头晕，四肢无力，食欲缺乏，大便溏薄。

2.风寒犯肺型：喷嚏多，鼻塞，并伴有发热、恶风、恶寒、头痛等。

3.肾气亏虚型：鼻塞不通，喷嚏连作，伴有神疲乏力、畏寒肢冷、头晕、耳鸣等。

推拿助通鼻窍

1) 按压攒竹、印堂

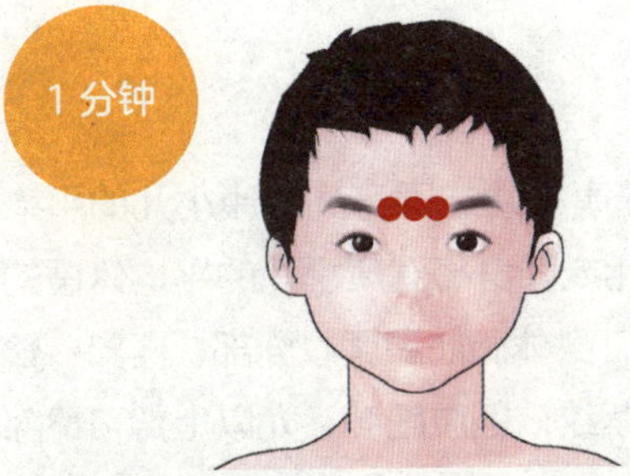

用拇指指腹依次按压小儿的攒竹穴、印堂穴。

2) 推擦迎香

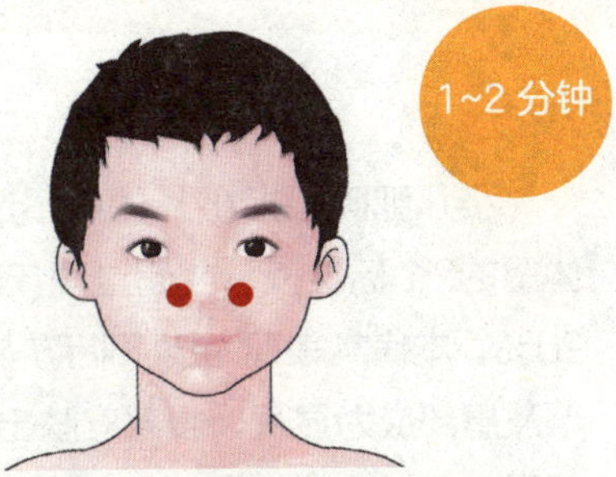

用拇指指腹从小儿的鼻梁两侧至迎香穴，从上向下推擦，以局部产生热感为止。

3) 补肺经

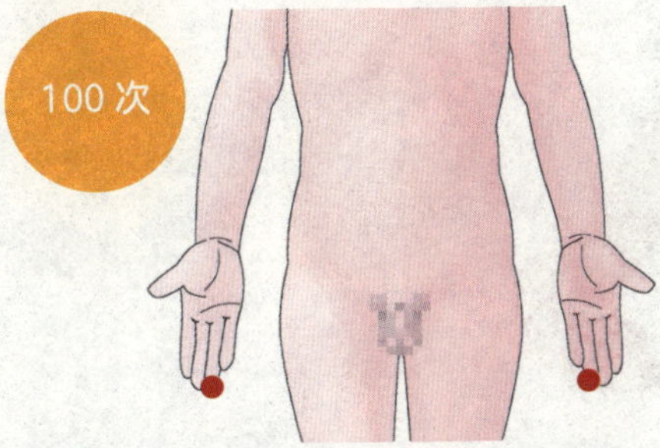

用拇指指腹从小儿的无名指指尖往指根处直推。

4) 拿揉风池

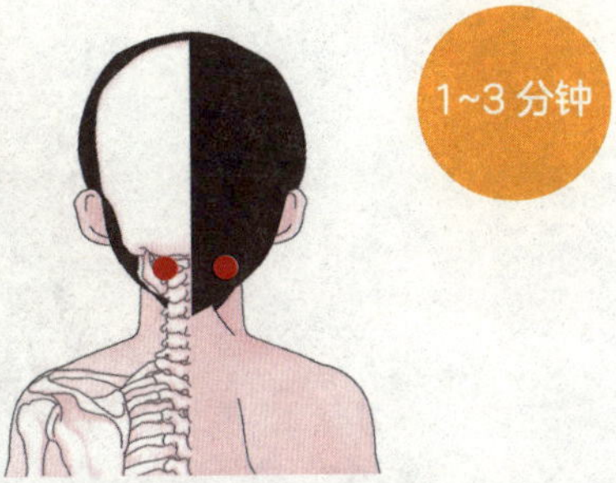

拇指和其余四指相对，拿揉小儿双侧的风池穴。

家庭防护小贴士

家长要经常开窗通风，保持空气清新流动，去除尘螨。室内装修及装饰尽量使用环保材料。平时要尽量不让孩子接触易产生过敏的食物或物品。日常多给孩子喝白开水，以利于缓解鼻炎症状。如果鼻腔分泌物过多，可以用热水、蒸汽雾化熏鼻，家长还可以经常用生理盐水给孩子洗鼻。

肥胖

扫一扫
跟着视频学

小儿肥胖是指小儿体重超过同性别、同年龄健康小儿或同身高健康小儿的平均体重的2个标准差；或超过同年龄、同性别健康小儿或同身高健康小儿的平均体重的20%。本病常表现为皮下脂肪丰满，分布比较均匀，身体脂肪积聚以乳部、腹部、臀部及肩部最为显著，腹部皮肤出现白纹、粉红色或紫纹；四肢肥胖，尤以上臂和臀部明显。

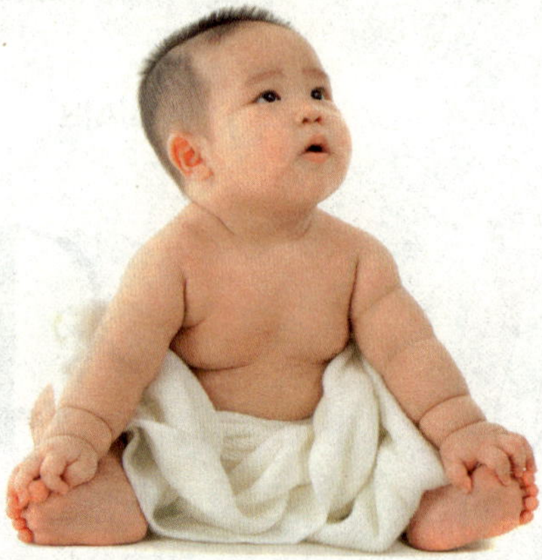

各类型肥胖

1.脾虚湿盛型：形体肥胖，肢体困重，少气懒言，倦怠乏力，嗜卧，纳呆呕恶，大便溏薄；甚则肢冷畏寒，舌体胖大，苔白腻，质淡，边有齿痕。

2.湿热内停型：头身重困，肢体浮肿，胸闷腹胀，纳呆脘痞，渴不欲饮，小便赤、不利，舌苔黄腻。

3.脾肾两虚型：神疲乏力，纳少，面浮肢肿，大便稀软；甚则形寒肢冷，小便频数，舌胖质淡，边有齿痕，苔白或滑。

推拿瘦身降脂

1) 环摩关元

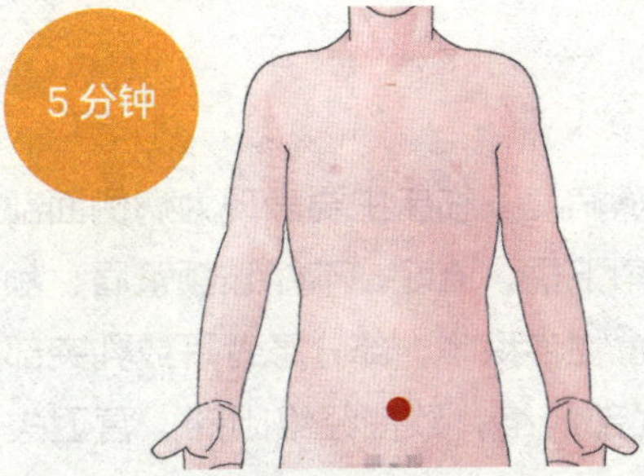

用手掌以环形摩擦小儿腹部的关元穴及周围，然后搓揉小儿四肢。

2) 揉按足三里

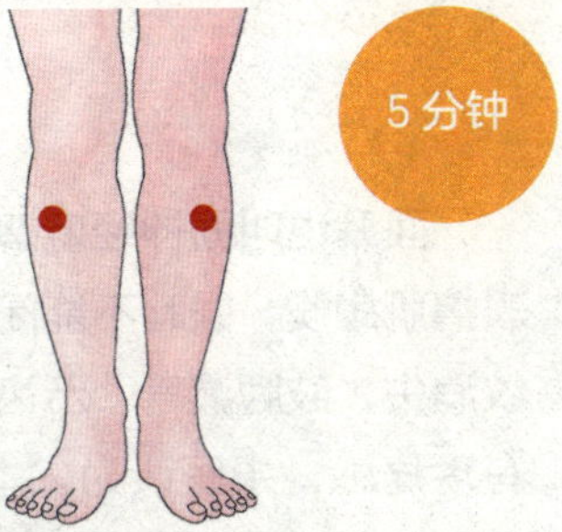

用拇指指腹揉按小儿的足三里穴，力度微重，以局部有酸胀感为宜。

3) 揉按丰隆

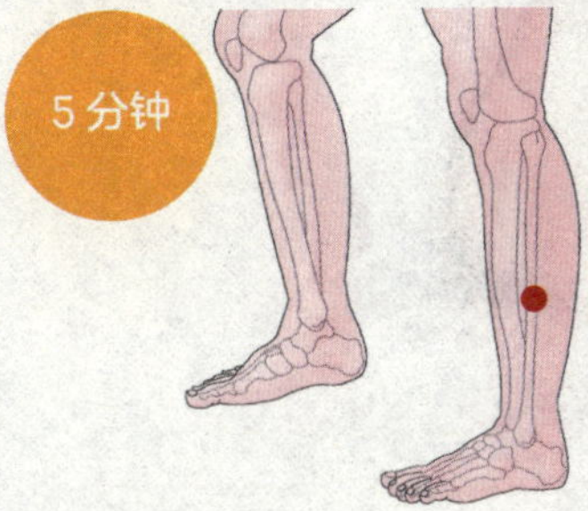

用拇指指腹揉按小儿的丰隆穴，力度适中。

4) 叩击背部

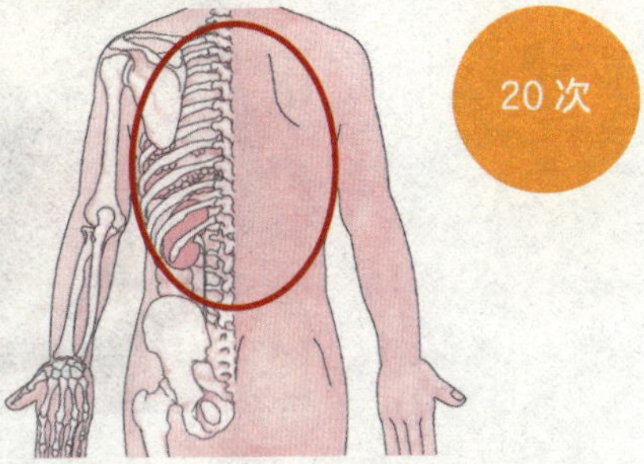

手掌成空心状，叩击小儿背部，力度适中，从上向下叩击。

家庭防护小贴士

婴儿时期，妈妈最好能坚持母乳喂养，按照婴幼儿实际需要量进行适度喂养，在出生后前 4 个月内避免喂固体或半固体食物和奶糕、米粉等淀粉类食物。学龄前期，家长首先要引导孩子养成良好的进食习惯，不要偏食甜食、高脂、高热量食物；其次，要让孩子养成参加各种体力活动、劳动的习惯。

面瘫

扫一扫
跟着视频学

面瘫也叫面神经麻痹，俗称“吊线风”“歪嘴病”。临床主要表现为病侧面部表情肌瘫痪，眼睑不能闭合，鼻唇沟变平坦，口角下垂，流涎，不能皱额蹙眉，额纹消失，鼓腮漏气，示齿困难，口腔齿颊间常有食物存积等，部分患者耳或乳突部有疼痛感。中医认为，本病多由风寒之邪侵袭面部经络，致使经络阻滞、营卫失调、气血不和、经脉失养所致。

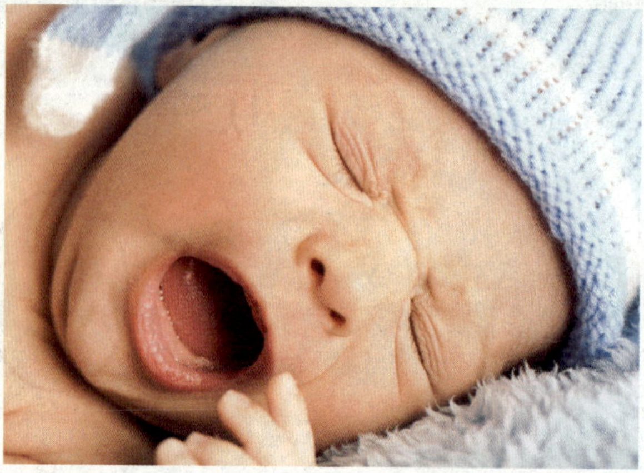

各类型面瘫

1.气血两虚型：口眼㖞斜，神疲乏力，容易感冒，气短，汗出，纳差，便溏，苔薄。

2.风寒外袭型：突然口眼㖞斜，面紧拘急；或瞬目流泪，畏风无汗，舌淡红，苔薄白。

3.风热侵袭型：突然口眼㖞斜，面部松弛无力；或咽喉疼痛，舌红，苔薄黄。

4.脾虚湿盛型：口眼㖞斜，兼见脘腹胀满，渴不欲饮，肢体困重，舌红苔黄腻。

推拿活血通络

1) 掐揉风池

2~3 分钟

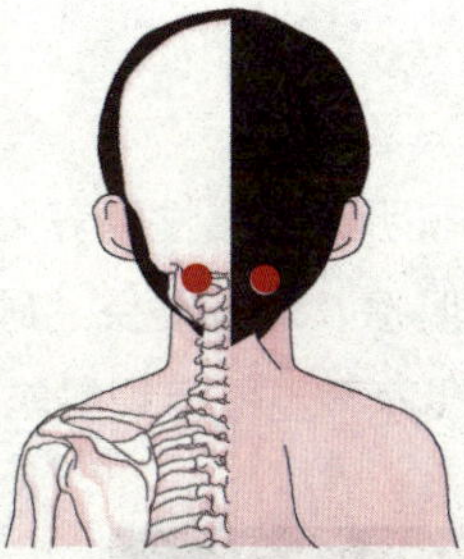

将拇指指腹放于小儿的风池穴上，其余四指附于小儿同侧面部，以适当力度掐揉。

2) 揉按阳白、四白

3~5 分钟

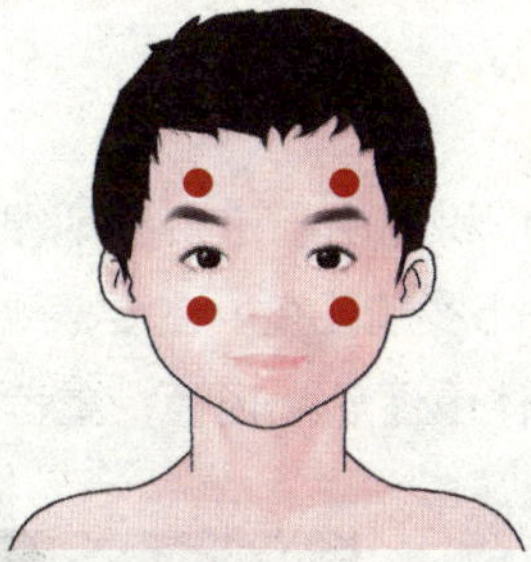

将拇指指腹放于小儿前额部阳白穴和四白穴上，依次揉按。

3) 揉按下关

30~50 次

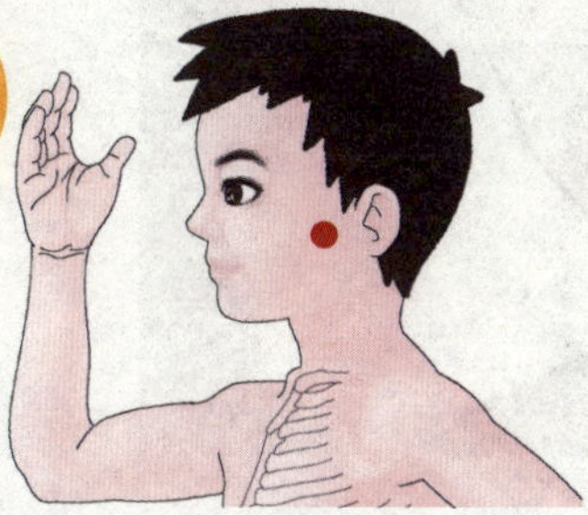

并拢示指和中指，用两指指腹揉按小儿头部侧面的下关穴。

4) 揉按颊车、地仓

2 分钟

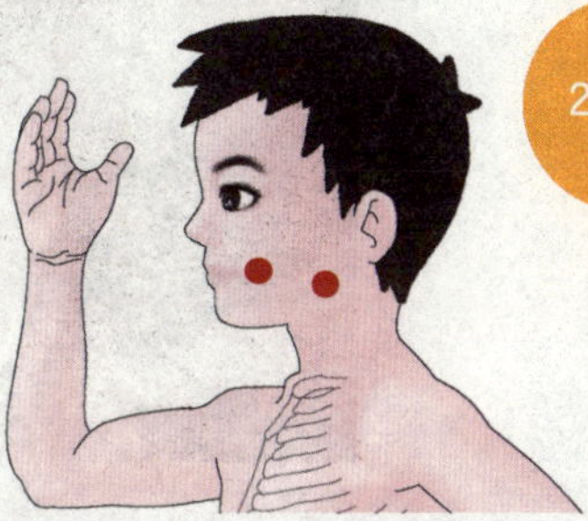

并拢示指和中指，以顺时针方向揉按小儿的颊车穴、地仓穴。

家庭防护小贴士

家长应避免用冷水给孩子洗脸，要用温水洗脸。孩子有面瘫症状后可用毛巾浸热水后湿敷患侧颜面，也可用热水袋热敷面部，但应注意防止烫伤。遇到风雨天气，要做好孩子面部的保暖；在寒冷的天气外出时要戴口罩；夏天不要让电扇和空调直吹身体，尤其是孩子的头面部。

疳积

扫一扫
跟着视频学

小儿疳积是由于进食不规律或多种疾病因素影响所致的慢性营养障碍性疾病，常见于1~5岁的儿童。主要表现为疲乏无力、面黄肌瘦、烦躁爱哭、睡眠不安、食欲不振、体重逐渐减轻等，重者可影响智力发育。喂养不当是疳积最常见的病因。

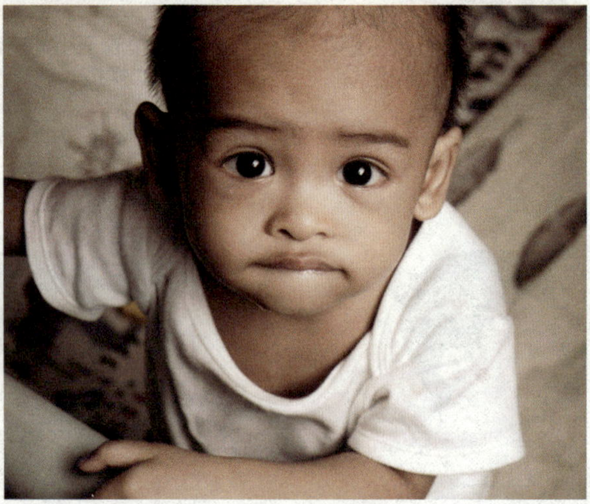

各类型疳积

1.积滞伤脾型： 形体消瘦，体重不增，腹胀，食欲缺乏，精神缺乏，乏力，大便常有恶臭。

2.气血两亏型： 面色萎黄或发白，毛发稀疏，精神萎靡，四肢不温，大便溏稀。

推拿消积理脾

1）补脾经

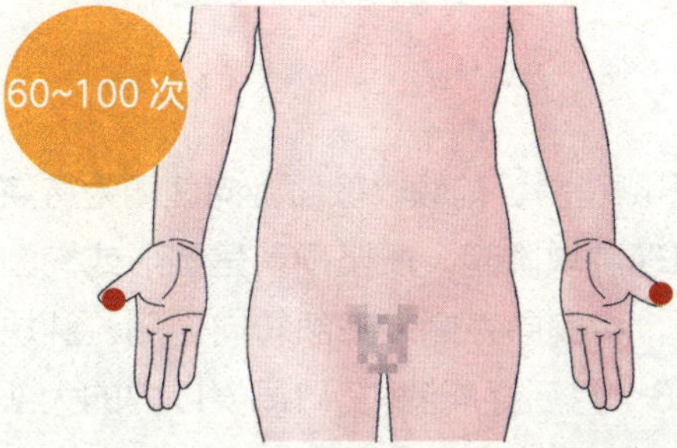

用大拇指指腹自小儿的拇指指尖往指根方向直推。

2）推揉板门

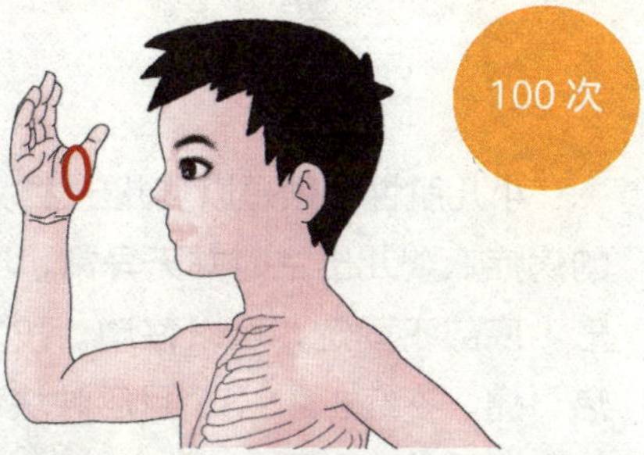

用拇指指腹在小儿手掌大鱼际中心揉按板门穴 10 秒，然后微用力自小儿拇指指根大鱼际处向腕横纹处直推。

3）清大肠经

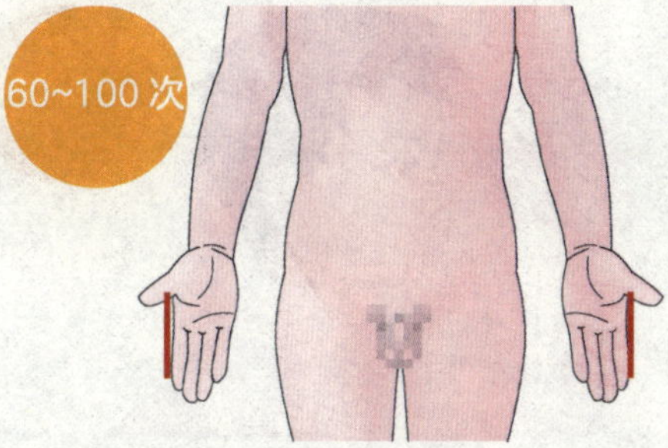

用示指指腹，从小儿的虎口沿桡侧缘直推至示指尖，由下至上反复推拿。

4）点按足三里

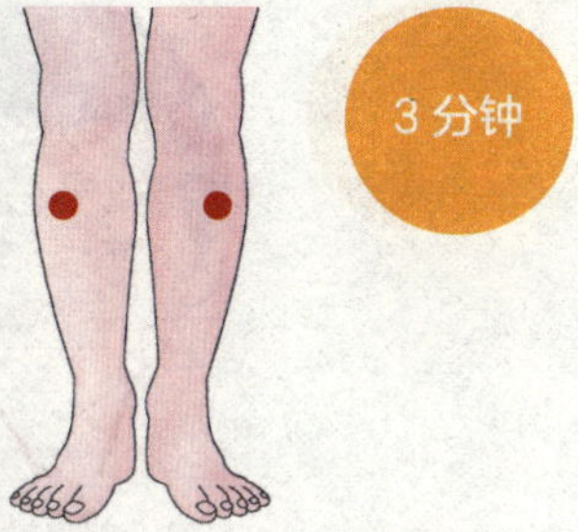

用拇指指腹点按小儿的足三里穴，以局部皮肤潮红、发热为度。

家庭防护小贴士

平时要控制孩子食用肥甘厚腻食品的量，注意荤素搭配、营养均衡，多食用不同种类的高质量食物。断乳的孩子要及时添加辅食。对于偏食、挑食的孩子，家长应及早干预或调整其饮食，保证营养的摄入。孩子生病时，家长不要纵容孩子的喜好而调整饮食，要根据疾病的饮食原则进行调理，饮食要清淡。

肌性斜颈

扫一扫
跟着视频学

小儿肌性斜颈是以婴儿出生以后以头向患侧歪斜、前倾，颜面旋向健侧为特点的病症。婴儿出生时并无异常，约10天后出现肿块隆起，质坚硬，呈圆形或椭圆形，底部不固定，可以移动。按之小儿哭闹，头偏向患侧，下颌转向健侧。肿块热、痛、不红。2～3个月后肿块逐渐缩小，6个月后逐渐消失。1周岁以内的大部分患儿可采用非手术治疗，超过1岁治疗效果不好。

推拿通络消肿

1）揉按胸锁乳突肌

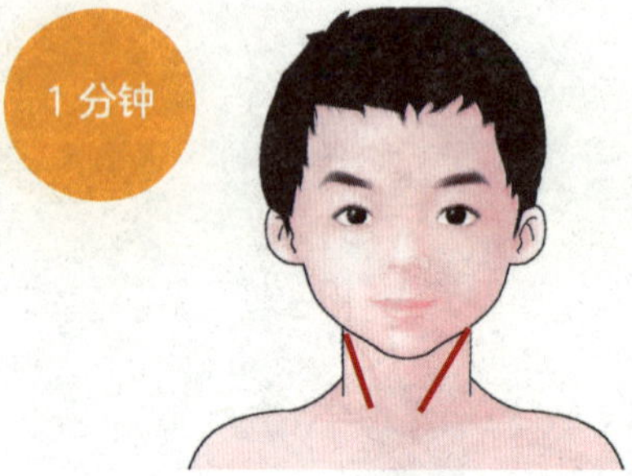

用拇指、示指、中指三指夹住小儿的胸锁乳突肌，力度适中地揉按。

2）拿捏桥弓

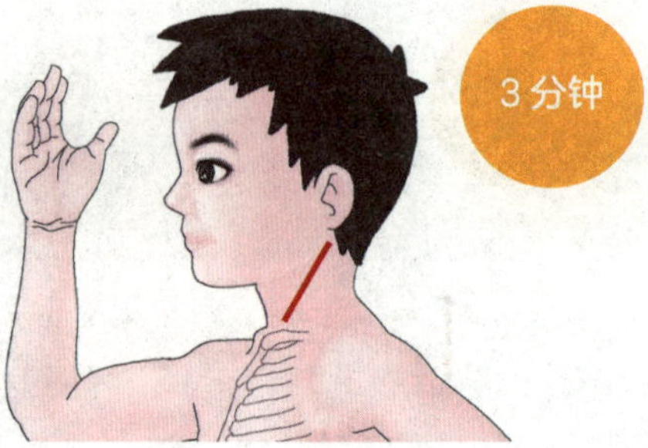

用拇指、示指、中指三指拿捏小儿胸锁乳突肌中部的桥弓穴。

3）掌摩患侧

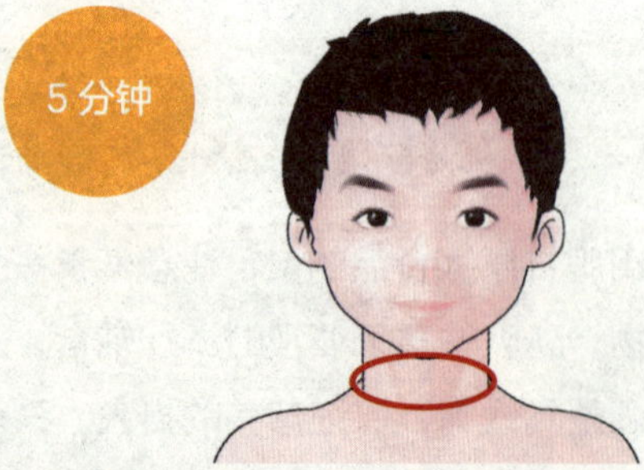

用手掌心轻摩小儿患侧胸锁乳突肌附近的肌肉，以局部皮肤潮红为度。

多动症

扫一扫
跟着视频学

小儿多动调皮，不等同于多动症。多动症的孩子往往表现为：婴儿期爱哭闹、烦躁、睡眠差，小动作过多，情绪不稳定，无法长时间集中注意力，在精细动作上有障碍，如拿线穿针眼很困难，不适当地奔跑、爬上爬下、虐待动物、反应迟钝、学习成绩不好等。小儿多动症是儿童时期最常见的行为障碍，通常于6岁前起病，很多患儿症状可持续到青春期，明显影响学业和身心健康。

推拿安神定志

1）揉按百会、太阳

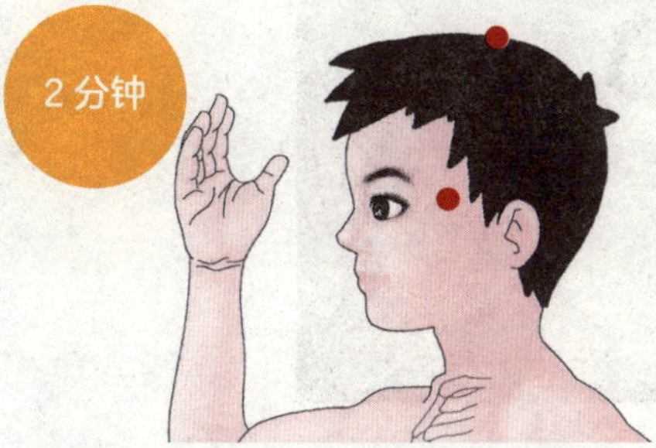

用拇指指腹揉按小儿的百会穴、太阳穴。

2）揉按内关、神门

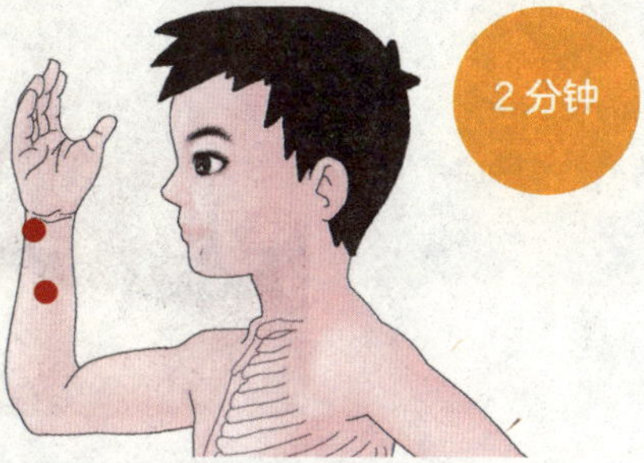

用拇指指腹揉按小儿的内关穴、神门穴。

3）捏脊

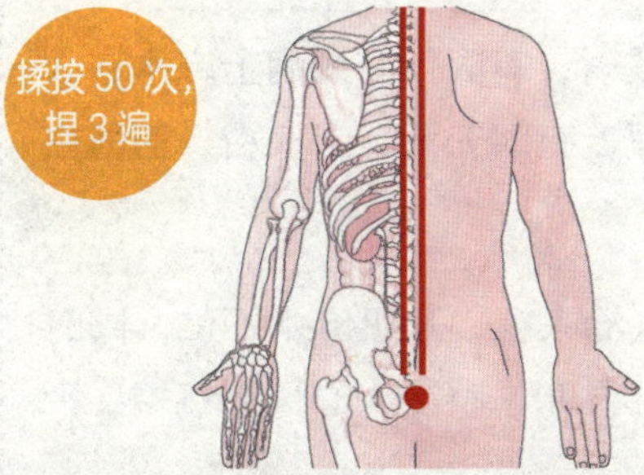

用拇指指腹揉按小儿的长强穴，同时使用捏法，自下而上捏背，每捏 3 次将皮提一下。

4）推按心俞、肾俞

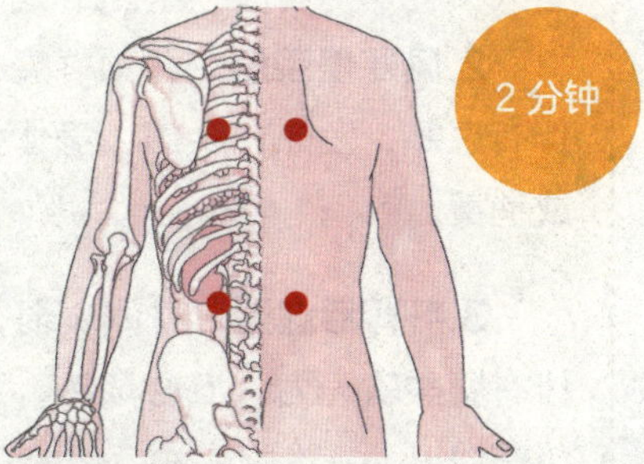

用拇指指腹推按小儿的心俞穴、肾俞穴。

落枕

扫一扫
跟着视频学

小儿落枕在临床上并不多见，但是它的发病机制却与成人基本相似。小儿落枕常由感受寒凉、睡姿不良等所致，以颈项强痛和转侧不利为主症。一般表现为起床后感觉颈后部、上背部疼痛不适，以一侧患病者为多，有两侧俱痛者，也有一侧重、一侧轻者；由于身体由平躺改为直立，颈部肌群力量改变，可引起进行性加重，甚至累及肩部及胸背部。

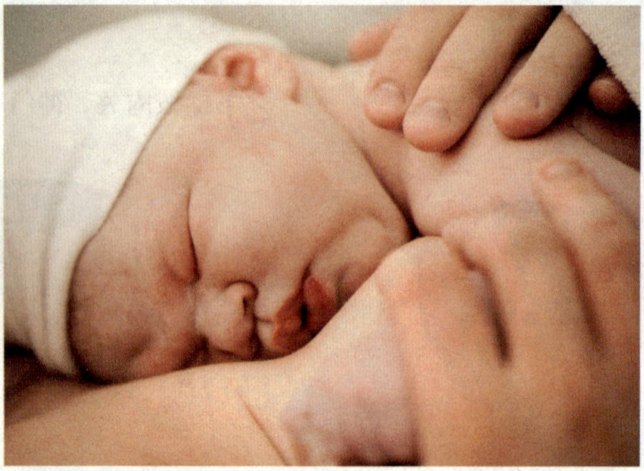

各类型落枕

1.颈筋受挫型：睡姿不良或过度疲劳者，睡醒后突然颈部刺痛，转侧不利，稍有活动疼痛加剧，颈部有固定压痛点，舌紫或有瘀斑，苔薄白。

2.风寒侵袭型：颈项疼痛，疼痛多一侧放射，有时伴有颈肩上麻木；或伴有恶寒、发热、头痛、身体疼痛，有时有汗，有时无汗。舌淡白，苔薄白或稍黄。

3.肝肾亏虚型：身体衰弱，或颈部疼痛久治未愈，颈肌麻木不仁，同时伴有腰酸软无力。五心烦热，身体重着疼痛，畏寒，肢冷，心悸，气短，舌淡苔白。

推拿理筋止痛

1）推按风池、肩井

5 分钟

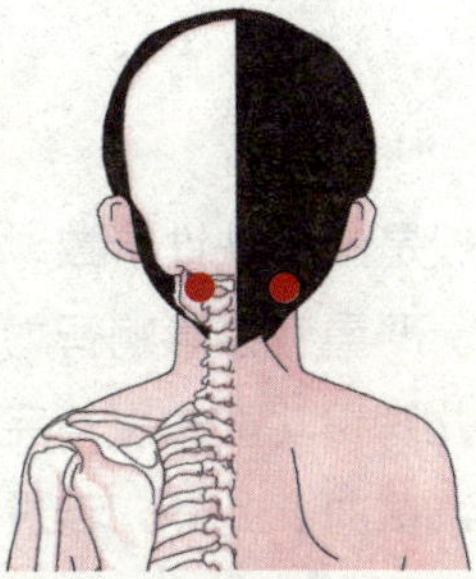

用拇指指腹从小儿的风池穴到肩井穴来回推按。

2）拿捏颈部

1~3 分钟

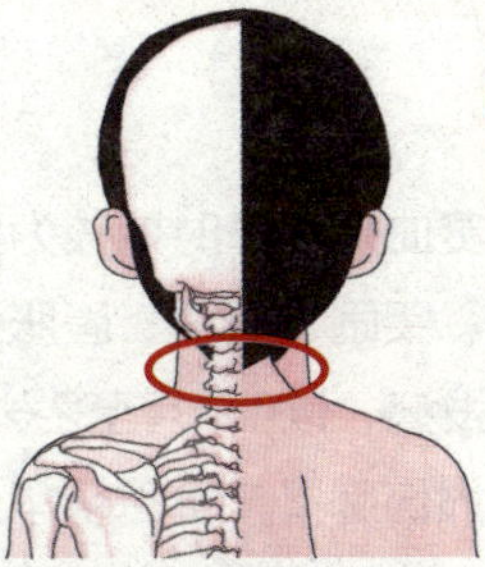

在小儿患侧痉挛的胸锁乳突肌、斜方肌处用滚法及拿捏施术，手法要轻。

3）点按列缺、外关

2~3 分钟

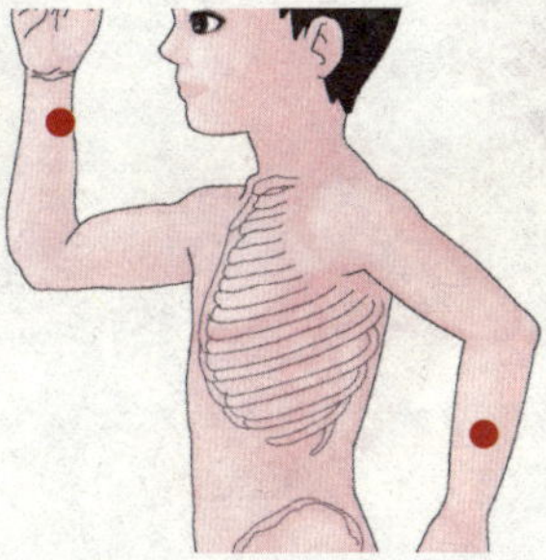

用拇指指腹点按小儿的列缺穴、外关穴。

4）点按悬钟

5~10 次

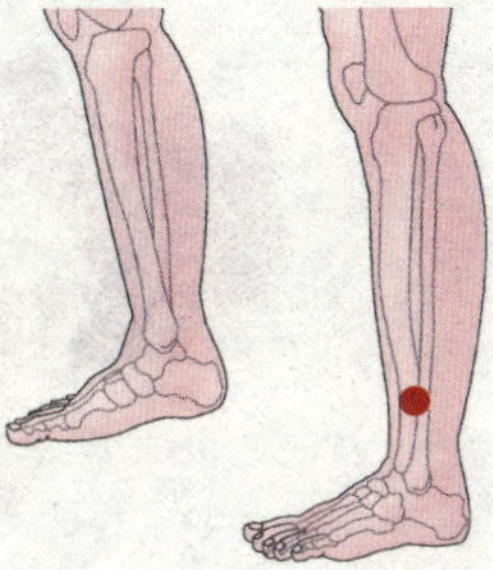

用拇指指腹点按小儿的悬钟穴。

家庭防护小贴士

孩子最佳的睡眠姿势是向右侧卧，腿稍曲。右侧卧位能减轻很多脏器的压迫感，让肌肉得到最大程度的放松，睡眠质量比较高。孩子的枕头要选择轻便、透气的，不宜选择体积过大的，尤其不要图方便，给孩子用大人的枕头。枕头要软硬适中，既能固定孩子的头部，又不伤害孩子未发育完全的骨骼和肌肉。

贫血

扫一扫
跟着视频学

小儿贫血是儿童时期较为常见的一种症状，一般是由于缺铁所致，临床表现为烦躁不安、哭闹、厌食、腹胀、营养不良和易感冒，严重者会影响智力发育。任何年龄均可发病，以6个月至2岁小儿患病最多见。小儿脾胃功能未发育完全，饱餐或过饥均会损伤脾胃，水谷精华无法运化成气血，导致贫血。此外，若进食充足，但脾胃的吸收功能较弱，也会贫血。

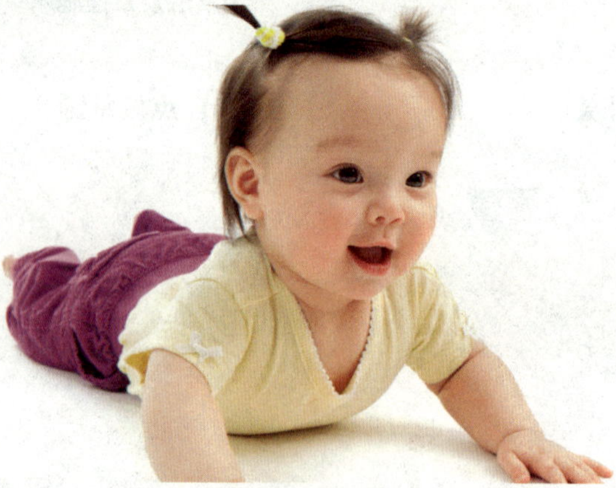

各类型贫血

1.脾虚型： 面色萎黄或苍白，神疲乏力，食少便溏，舌质淡，苔薄腻。

2.心脾两虚型： 面色苍白，倦怠乏力，头晕，心悸，失眠，少气懒言，食欲缺乏，毛发干脱，指甲裂脆，舌质淡胖，苔薄。

3.脾肾阳虚型： 面色萎黄或苍白无华，形寒肢冷，唇甲淡白，周身水肿，甚则可有腹水，心悸，气短，耳鸣眩晕，神疲，肢软，大便溏薄或有五更泻，小便清长，舌质淡或有齿痕。

推拿益气补血

1) 揉按中脘

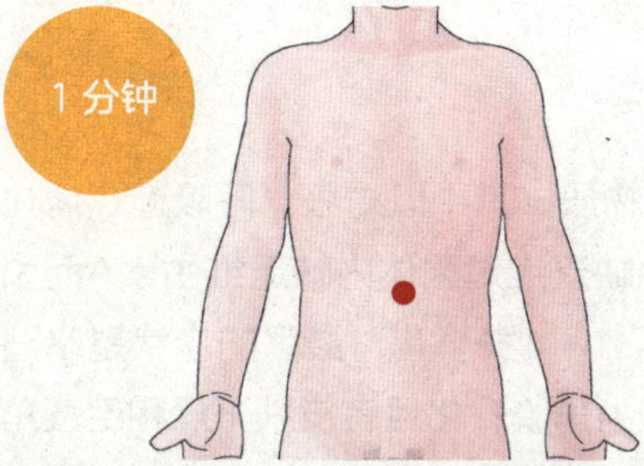

用示指、中指和无名指三指指腹揉按小儿的中脘穴。

2) 点按足三里、三阴交

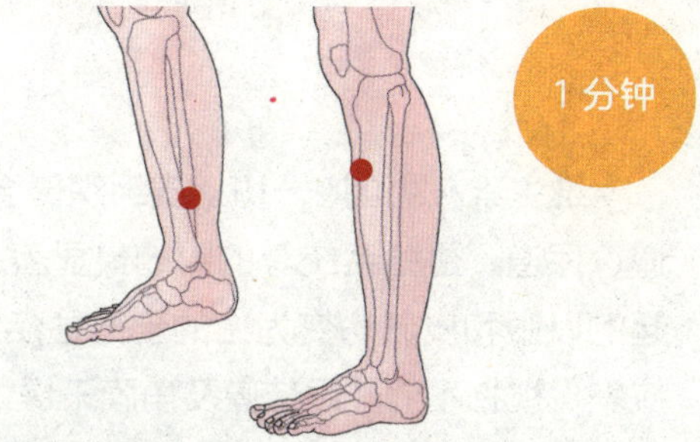

用拇指指腹依次点按小儿的足三里穴、三阴交穴。

3) 补脾经

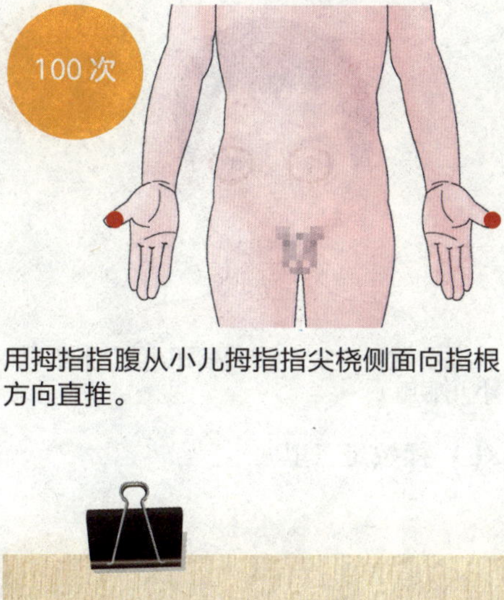

用拇指指腹从小儿拇指指尖桡侧面向指根方向直推。

4) 揉按脾俞、胃俞

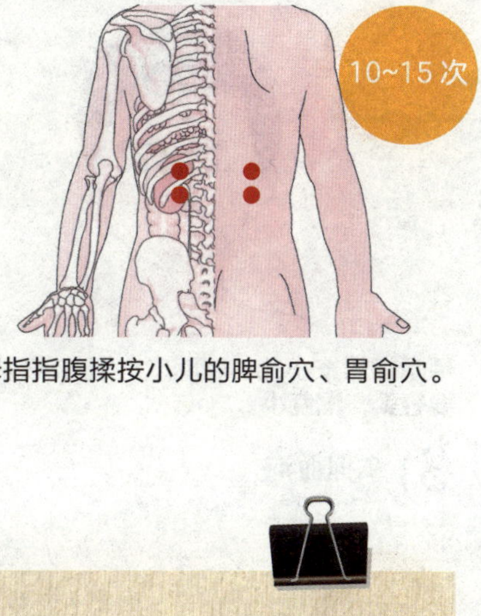

用拇指指腹揉按小儿的脾俞穴、胃俞穴。

家庭防护小贴士

家长要注意及时添加辅食，如刚添加蛋黄时可先喂食 1 小勺，再增加到 1/4 个，以后逐渐增加到 1 个，菜泥、肉末、肝泥等也先从 1 小勺开始逐渐添加。再大些的孩子可以多喂食富含铁的食物，如动物内脏、牛肉、菠菜、豆制品、黑木耳、红枣泥等，并纠正偏食习惯。

维生素 A 缺乏症

扫一扫
跟着视频学

维生素A是维持一切上皮组织健全所必需的物质，其中以对眼、呼吸道、消化道、尿道、生殖系统等的影响最显著。维生素A缺乏症是因体内缺乏维生素A而引起的以眼和皮肤病变为主的全身性疾病，多见于1～4岁小儿。最早的症状是暗适应差、视物不清、眼结膜及角膜干燥，以后发展为角膜软化且有皮肤干燥和毛囊角化、增生、脱屑等症状，故又称夜盲症、干眼病、角膜软化症。

推拿提高免疫力

1) 揉按睛明、攒竹

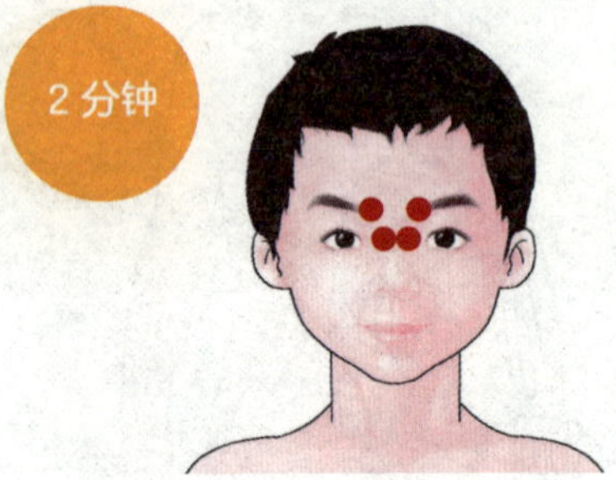

用示指揉按小儿的睛明穴、攒竹穴。动作要轻柔，幅度小。

2) 抹眼眶

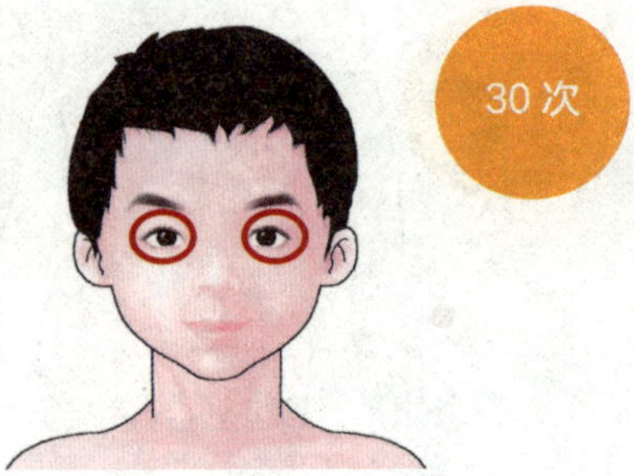

并拢示指、中指、无名指和小指四指，抹小儿眼眶。

3) 拿捏血海

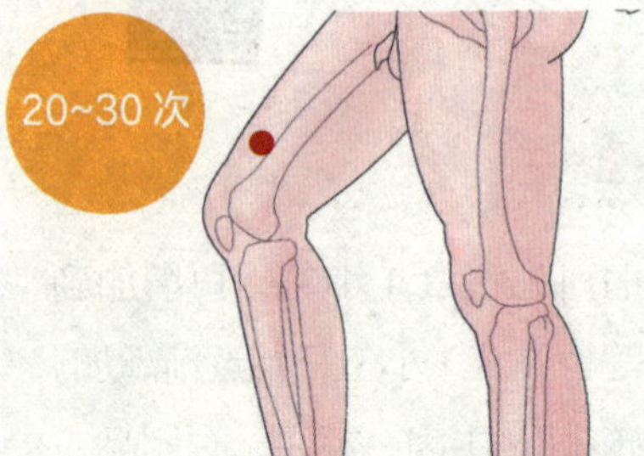

拇指、示指、中指相对成钳状，拿捏小儿的血海穴。

4) 揉按足三里

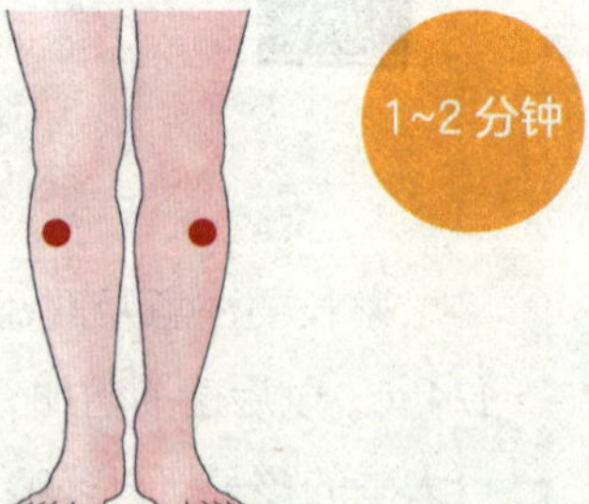

并拢示指和中指，顺时针方向揉按小儿的足三里穴。

脑炎后遗症

扫一扫
跟着视频学

小儿脑炎后遗症是小儿脑炎治疗后残留的神经、精神方面的症状，以病毒性脑炎最为常见。该病病情轻重不等，轻者可治愈，严重者可危及生命。由于病毒的种类不同，脑炎的表现也多种多样。通常表现为不同程度的头痛、呕吐、精神面色不好、困倦嗜睡等症状。

推拿疏经活络

1）推按大椎

1 分钟

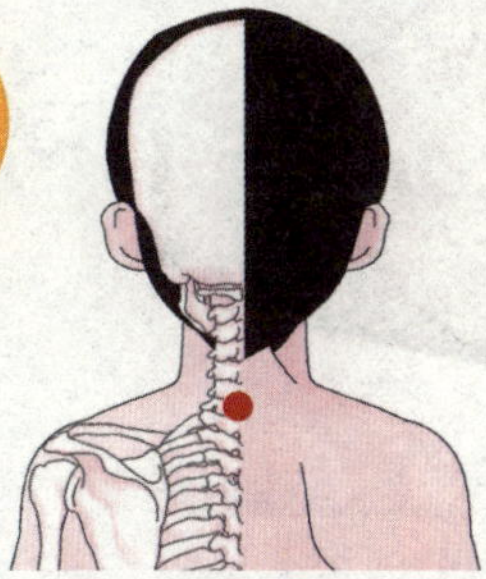

用大鱼际推按小儿的大椎穴，来回迅速搓热。

2）点按风府

1 分钟

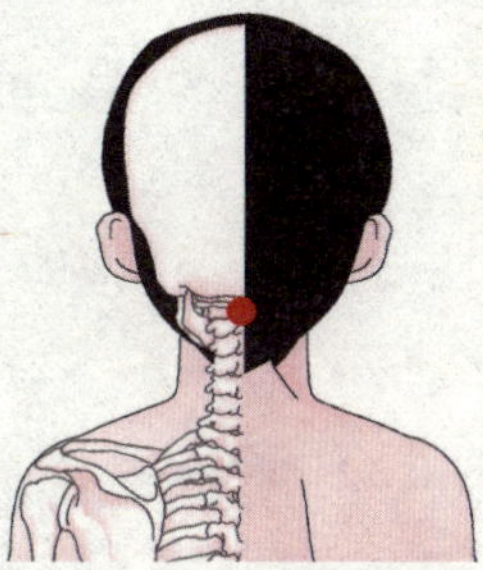

用拇指指腹点按小儿的风府穴，力度由轻至重。

3）推按天门、神庭

10~15 次

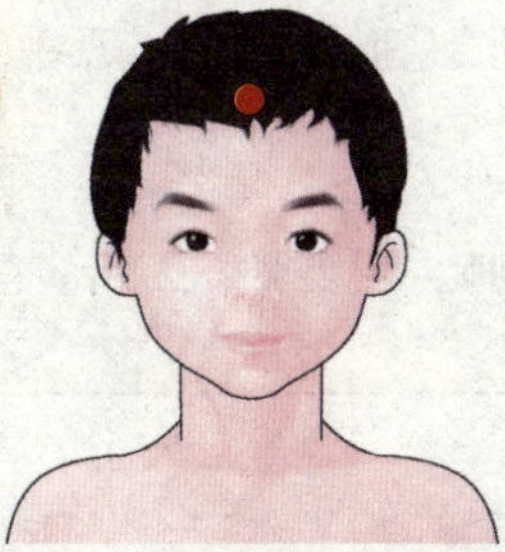

用拇指指腹从小儿的天门穴一直推按到神庭穴。

4）点按翳风

1 分钟

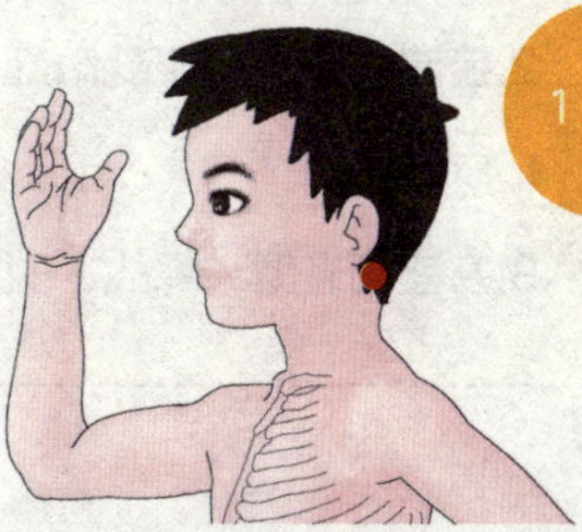

用中指指腹点按小儿的翳风穴，力度由轻至重。

冻疮

扫一扫
跟着视频学

小儿冻疮是由于低温刺激体表血管，促使局部血液循环不良发生瘀血而造成局部组织损伤。小儿在冬季或早春季节最容易患冻疮，常见于手背、脚跟、手指、脚趾、小腿、鼻头等部位。皮肤暴露于寒冷、潮湿的环境是发生冻疮的主要原因。

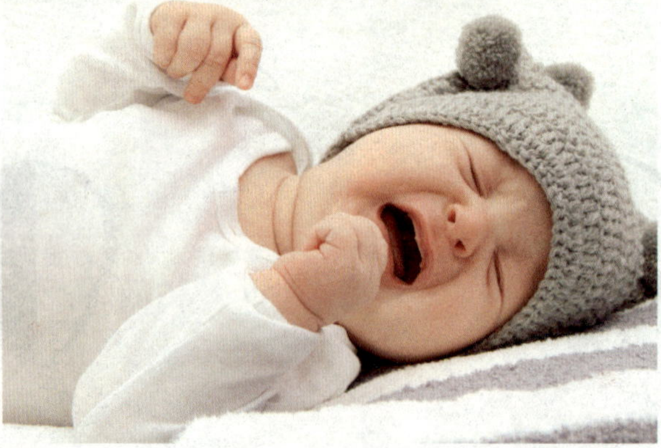

各类型冻疮

1.寒凝血瘀型：形寒肢冷，颜色苍白，继而红肿，有灼痛或瘙痒，麻木；或出现水疱、肿块；皮色紫暗，感觉迟钝或消失，舌淡苔白。

2.瘀滞化热型：患处暗红肿胀；甚则灼茹腐溃，脓水淋漓；恶寒，发热，口干，舌红，苔黄。

3.寒盛阳衰型：寒战，四肢厥冷，倦怠，嗜睡，呼吸微弱，舌淡苔白。

推拿温经活血

1）揉按关元

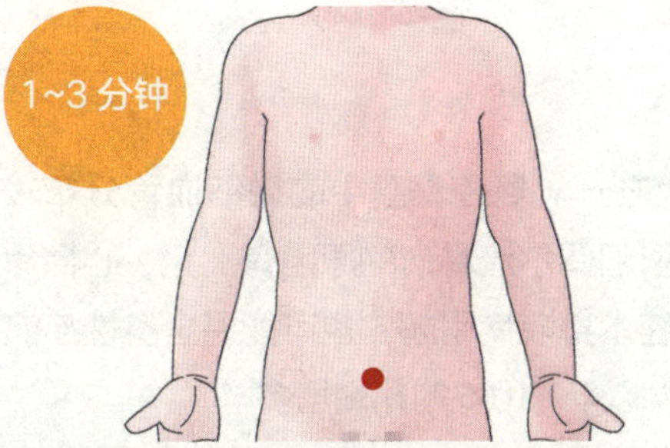

双手搓热掌心，用手掌的力揉按小儿的关元穴，力度不宜太重，以发热为度。

2）揉按外关、合谷

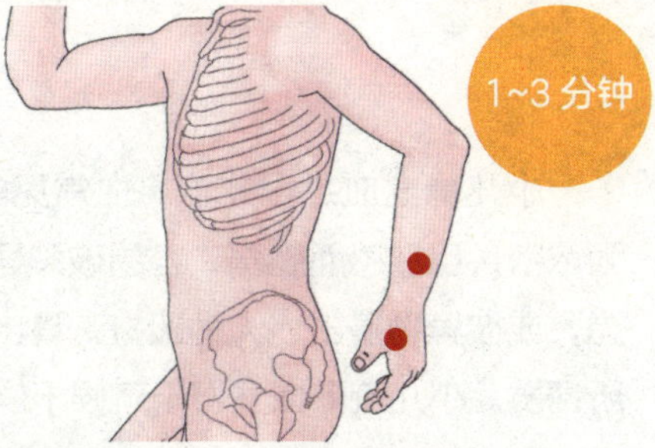

用拇指指腹揉按小儿的外关穴、合谷穴。

3）点按翳风、迎香

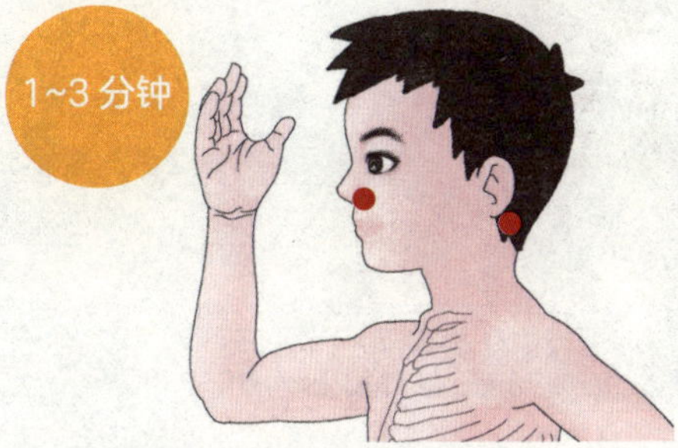

用中指点按小儿的翳风穴、迎香穴。

4）按压足三里

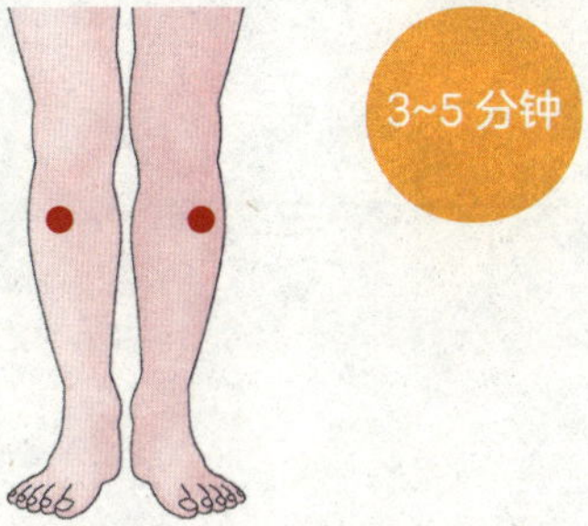

示指弯曲，用指关节按压小儿的足三里穴。

家庭防护小贴士

冬季严寒时，家长应注意保护孩子皮肤暴露处，出门时给孩子戴上口罩、手套、防风耳罩等，不要让孩子过久地停留在室外。当孩子从户外回到室内时，不要立即烤火或用热水浸泡肢体，而应让肢体自然复温。

流鼻血

扫一扫
跟着视频学

小儿鼻出血是小儿流鼻血常见的临床症状之一。鼻腔黏膜中的微细血管分布较为浓密，且敏感而脆弱，容易破裂导致出血。引起偶尔流鼻血的原因有上火、心情焦虑，或被异物撞击、人为殴打。鼻出血可由鼻腔本身疾病引起，也可能是全身性疾病所诱发。小儿流鼻血多发于气候干燥的季节，尤以4～10岁的儿童居多。

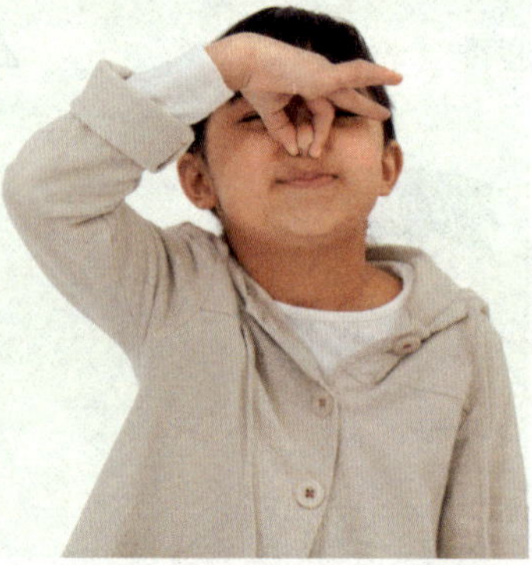

各类型流鼻血

1.胃热炽盛型： 出血量多，血色深红，鼻肌膜色红干燥，可见出血点。伴有烦渴引饮，或齿龈肿胀，大便秘结，小便短赤，舌质红，苔黄。

2.肺经热盛型： 鼻血点滴而出，色鲜红，量不多，鼻腔干燥，可伴有咳嗽痰黄，口干身热。鼻肌膜色红或在易出血部位见有糜烂，舌质红，苔薄白而干。

3.肝火上逆型： 出血较多，色深红，时作时止，来势骤急；伴有烦躁不安，头痛，眩晕，耳鸣，口苦咽干，胸胁胀满，面红目赤，舌质红，苔黄。

4.脾不统血型： 鼻血渗出，淋漓难止，血色淡红，出血量可多可少，但其势较缓，兼见面色不华，神倦懒言，头昏眼花，食少便溏，舌淡，苔薄。

推拿祛火止血

1) 揉按百会

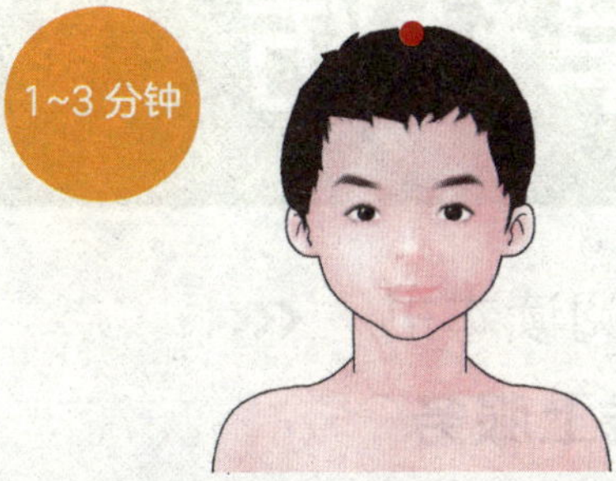

用拇指指腹揉按小儿的百会穴，有酸麻胀痛的感觉即可。

2) 点按迎香

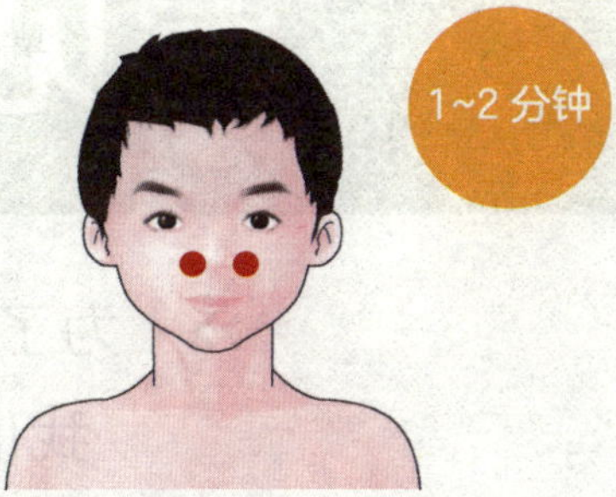

用中指指腹点按小儿的迎香穴，力度由轻到重。

3) 揉按合谷

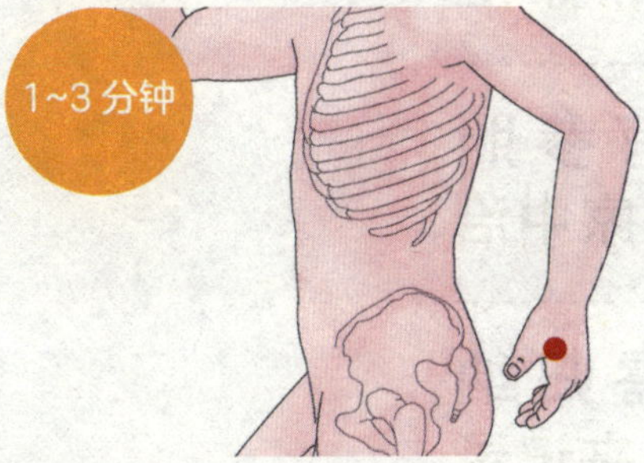

用拇指指腹揉按小儿的合谷穴。

4) 揉按太冲

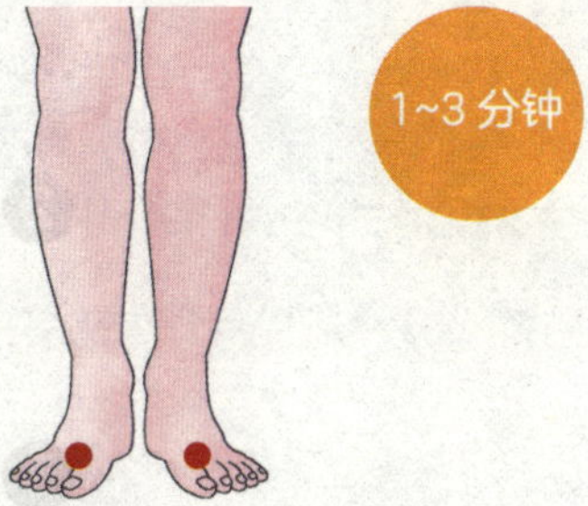

用拇指指腹揉按小儿的太冲穴，力度由轻到重。

家庭防护小贴士

孩子流鼻血时要注意及时止血，以免引起并发症。家长要保持冷静，让孩子坐直，头略前倾，将流入口腔的鼻血吐出，以免刺激胃部导致呕吐。对于轻度鼻出血，家长可以用拇指捏紧并压迫孩子的鼻翼片刻、用冷毛巾擦拭孩子的后颈部及额头或用纸巾蘸冷水按摩孩子的鼻梁。若紧急止血后无效，建议家长及时带孩子去医院治疗。

小儿推拿跟着学
常见疾病早预防

»»» 为了帮助你更好地阅读本书 «««

我们**提供**了以下**线上服务**

1. 视频跟学懂技巧
   【推拿手法】帮你忙

2. 身体不适有参照
   【常见疾病】家中治

3. 心得体会需归纳
   【读书笔记】来记录

微信扫码